主编◉周雪林 周 明

周雪林临床经验系列丛书

周雪林

经方心悟

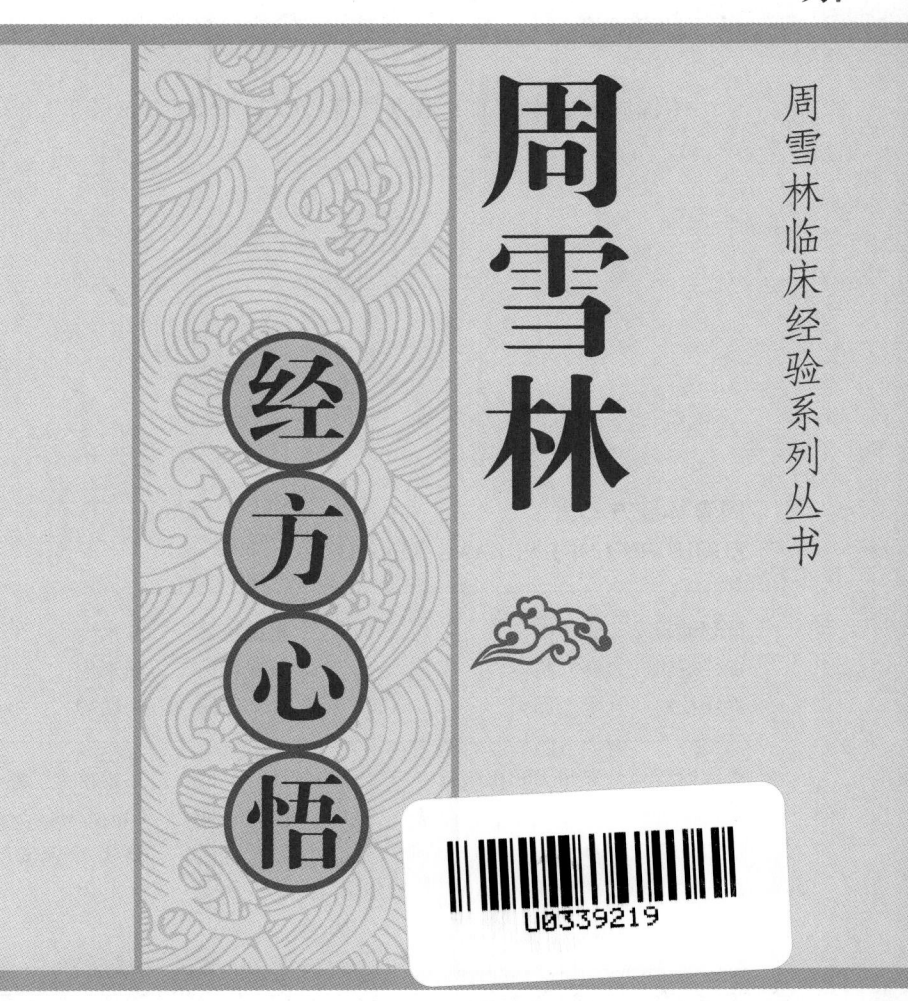

U0339219

郑州大学出版社

图书在版编目（CIP）数据

周雪林经方心悟 ／ 周雪林，周明主编. -- 郑州：郑州大学出版社，
2024.4

ISBN 978-7-5645-9980-5

Ⅰ.①周… Ⅱ.①周…②周… Ⅲ.①经方 - 临床应用 - 经验
Ⅳ.①R289.2

中国国家版本馆 CIP 数据核字（2023）第 203756 号

周雪林经方心悟
ZHOU XUELIN JINGFANG XINWU

策划编辑	张　霞		封面设计	苏永生
责任编辑	薛　晗		版式设计	苏永生
责任校对	董　珊		责任监制	李瑞卿

出版发行	郑州大学出版社		地　　址	郑州市大学路 40 号（450052）
出 版 人	孙保营		网　　址	http://www.zzup.cn
经　　销	全国新华书店		发行电话	0371-66966070
印　　刷	辉县市伟业印务有限公司			
开　　本	710 mm×1 010 mm　1／16			
印　　张	23.25		字　　数	418 千字
版　　次	2024 年 4 月第 1 版		印　　次	2024 年 4 月第 1 次印刷

书　　号	ISBN 978-7-5645-9980-5		定　　价	138.00 元

作者名单

主　编　周雪林　周　明

副主编　曾　斌　王森雨

编　委　（按姓氏笔画排序）

王迪玄　王迪君　孙　婷

李　伦　李　音　李文胜

杨　宇　吴　婷　沈　聪

宋丽杰　张　超　郭　丛

郭会斌　郭常印　唐　迪

常　柯　彭少龙

前言

　　医圣张仲景的《伤寒杂病论》,系统全面地总结了东汉以前的医学成就,是我国第一部理法、方药完备的医学典籍,是中医学的四大经典之一,是每个中医工作者的必读书和案头书。该书所载的方剂,用药精当、配伍严谨、疗效确切,后世尊称为"经方"。千百年来,历代医家广泛应用于临床,拯黎救赢,活人无数。

　　我的先祖父和先父都是当地名医,他们都博通医籍经典,尤精于《伤寒论》《金匮要略》,擅用经方治病疗疾,多获奇效。我自幼接受中医文化的熏陶,对中医产生了浓厚的兴趣,立志长大后做一名医生,像父辈们一样,悬壶济世,治病救人。国家恢复高考政策后,1979年我如愿考入河南中医学院(现河南中医药大学),通过几年的勤奋学习,牢固地掌握了中医学理论知识,为日后的临床工作打下了坚实的基础。走上工作岗位后,我师从经方名家、国医大师、中国中医科学院学部委员唐祖宣,老师对经方的研究,学术造诣很高,擅长温阳法治疗周围血管病等疑难病症。老师活用经方,妙用经方,尊古不泥古,其用药精简,加减灵活,临床疗效卓著。老师研究经方,深得其精髓,启迪着我探索与研究经方。在临床实践中,我充分发挥中医优势,学习西医之长,运用中医药抢救、治疗急危重症患者。每遇疑难怪症,必从《伤寒论》《金匮要略》中解疑答难,用经方加减治疗,效若桴鼓。工作之余,我孜孜不倦地研读《伤寒论》《金匮要略》,日复一日,历经数十年,感悟颇深,随笔写下了几十万字的读书及运用经方的心得体会,也有了编撰《周雪林经方心悟》的初步想法。在各级领导的关怀与大力支持下,本人不揣浅陋,对手稿重新整理汇编,历时三载,几易其稿,始成本书,以期对后学者运用经方提供可以借鉴的思路与经验。

　　《周雪林经方心悟》分为以下几个部分。

　　【原文】本书所引《伤寒论》原文,以明赵开美本《伤寒论》为底本,并参照刘渡舟教授等所著《伤寒论校注》,按方剂相关条文顺序予以编录。本书所引《金匮要略》原文,以1988年人民卫生出版社出版、何任教授主编的《金匮要略校注》为依据,按方剂相关条文顺序予以编录。

1

【方药】方中药物排列顺序及用量均以《伤寒论》和《金匮要略》原文为准。药物剂量换算学界标准不一,故药物用量未予换算。

【功用】简要概括方剂功用,便于理解与记忆。

【方解】撷取古代先贤与近现代名家的方论精华,梳理经方组方思路、用药规律、服药原则。

【临证运用】展示历代先贤运用经方的宝贵经验,拓展了经方的应用范围。

【临证心悟】本人40年学用经方的心得总结。

由于编者水平有限,书中疏漏之处在所难免,恳切希望各位中医同道给予批评斧正。

周雪林

2023 年 5 月 16 日

目录

上篇 《伤寒论》部分

桂枝汤类方 ································· 001
　桂枝汤方 ································· 001
　桂枝加附子汤方 ··························· 006
　桂枝加桂汤方 ····························· 008
　桂枝去芍药汤方、桂枝去芍药加附子汤方 ······· 010
　桂枝加厚朴杏子汤方 ······················· 012
　小建中汤方 ······························· 013
　桂枝加芍药、生姜各一两,人参三两新加汤方 ····· 015
　桂枝甘草汤方 ····························· 016
　茯苓桂枝甘草大枣汤方 ····················· 017
　桂枝麻黄各半汤方、桂枝二麻黄一汤方、桂枝二越婢一汤 ··· 018
　桂枝去桂加茯苓白术汤方 ··················· 022
　桂枝去芍药加蜀漆牡蛎龙骨救逆汤方 ··········· 023
　桂枝甘草龙骨牡蛎汤方 ····················· 025
　桂枝加葛根汤方 ··························· 026
　桂枝加芍药汤方、桂枝加大黄汤方 ············· 027

麻黄汤类方 ································· 030
　麻黄汤方 ································· 030
　麻黄杏仁甘草石膏汤方 ····················· 032
　大青龙汤方 ······························· 034
　小青龙汤方 ······························· 036
　麻黄细辛附子汤方 ························· 039
　麻黄附子甘草汤方 ························· 045

葛根汤类方 ································· 047
　葛根汤方 ································· 047

葛根芩连汤方 ……………………………………………… 050

葛根加半夏汤方 …………………………………………… 052

柴胡汤类方 …………………………………………………… 053

小柴胡汤方 ………………………………………………… 053

大柴胡汤方 ………………………………………………… 062

柴胡桂枝汤方 ……………………………………………… 066

柴胡加龙骨牡蛎汤方 ……………………………………… 070

柴胡桂枝干姜汤方 ………………………………………… 072

柴胡加芒硝汤方 …………………………………………… 075

栀子汤类方 …………………………………………………… 076

栀子豉汤方、栀子甘草豉汤方、栀子生姜豉汤方 ……… 076

栀子干姜汤方 ……………………………………………… 078

栀子厚朴汤方 ……………………………………………… 079

栀子柏皮汤方 ……………………………………………… 079

承气汤类方 …………………………………………………… 080

大承气汤方 ………………………………………………… 080

小承气汤方 ………………………………………………… 087

调胃承气汤方 ……………………………………………… 091

桃核承气汤 ………………………………………………… 094

抵当汤方 …………………………………………………… 098

抵当丸方 …………………………………………………… 100

十枣汤方 …………………………………………………… 101

大陷胸汤方 ………………………………………………… 104

大陷胸丸方 ………………………………………………… 107

小陷胸汤方 ………………………………………………… 108

白散方 ……………………………………………………… 111

麻子仁丸方 ………………………………………………… 112

泻心汤类方 …………………………………………………… 115

生姜泻心汤方 ……………………………………………… 115

甘草泻心汤方 ……………………………………………… 117

半夏泻心汤方 ……………………………………………… 121

大黄黄连泻心汤方 ………………………………………… 127

附子泻心汤方 ……………………………………………… 131

黄连汤方 …………………………………………………… 133

黄芩汤方、黄芩加半夏生姜汤方 ………………………… 135

干姜黄芩黄连人参汤方 ·· 138

旋覆代赭汤方 ·· 139

厚朴生姜半夏甘草人参汤方 ································ 142

白虎汤类方 ·· 143

白虎汤方 ·· 143

白虎加人参汤方 ·· 147

竹叶石膏汤方 ·· 150

五苓散类方 ·· 154

五苓散方 ·· 154

猪苓汤方 ·· 157

茯苓甘草汤方 ·· 159

四逆汤类方 ·· 161

四逆汤方 ·· 161

四逆加人参汤方 ·· 166

通脉四逆汤方 ·· 168

干姜附子汤方 ·· 170

白通汤方 ·· 171

白通加猪胆汁汤方 ··· 172

茯苓四逆汤方 ·· 174

四逆散方 ·· 176

当归四逆汤方、当归四逆加吴茱萸生姜汤方 ········· 180

理中丸类方 ·· 185

理中丸方 ·· 185

真武汤方 ·· 192

附子汤方 ·· 194

甘草附子汤方 ·· 197

桂枝附子汤方、桂枝附子汤方去桂加白术汤方 ······· 200

茯苓桂枝白术甘草汤方 ····································· 203

芍药甘草附子汤方 ··· 206

桂枝人参汤方 ·· 207

杂法方类方 ·· 209

赤石脂禹余粮汤方 ··· 209

炙甘草汤方 ·· 211

甘草干姜汤方、芍药甘草汤方 ···························· 214

茵陈蒿汤方 ·· 218

麻黄连轺赤小豆汤方 ……………………………………………… 221

麻黄升麻汤方 ……………………………………………………… 222

瓜蒂散方 …………………………………………………………… 224

吴茱萸汤方 ………………………………………………………… 227

黄连阿胶汤方 ……………………………………………………… 229

桃花汤方 …………………………………………………………… 232

半夏散及汤方 ……………………………………………………… 234

猪肤汤方 …………………………………………………………… 236

甘草汤方、桔梗汤方 ……………………………………………… 238

苦酒汤方 …………………………………………………………… 240

乌梅丸方 …………………………………………………………… 242

白头翁汤方 ………………………………………………………… 246

牡蛎泽泻散方 ……………………………………………………… 248

蜜煎导方、猪胆汁方 ……………………………………………… 249

下篇　《金匮要略》部分

痉湿暍病方 ……………………………………………………… 253

　　栝蒌桂枝汤方 …………………………………………………… 253

　　麻黄加术汤方 …………………………………………………… 254

　　麻黄杏仁薏苡甘草汤方 ………………………………………… 255

　　防己黄芪汤方 …………………………………………………… 256

百合狐惑阴阳毒病方 …………………………………………… 257

　　百合知母汤方 …………………………………………………… 257

　　滑石代赭汤方 …………………………………………………… 258

　　百合鸡子汤方 …………………………………………………… 258

　　百合地黄汤方 …………………………………………………… 259

　　栝楼牡蛎散方 …………………………………………………… 261

　　百合滑石散方 …………………………………………………… 261

　　赤小豆当归散方 ………………………………………………… 262

　　升麻鳖甲汤方、升麻鳖甲汤去雄黄蜀椒方 …………………… 263

疟病方 …………………………………………………………… 264

　　鳖甲煎丸方 ……………………………………………………… 264

　　白虎加桂枝汤方 ………………………………………………… 266

　　蜀漆散方 ………………………………………………………… 266

中风历节病方 ································· 267

    防己地黄汤 ································· 267

    桂枝芍药知母汤方 ························· 268

    乌头汤方 ································· 269

血痹虚劳病方 ································· 270

    黄芪桂枝五物汤方 ························· 270

    桂枝加龙骨牡蛎汤方 ······················· 271

    黄芪建中汤方 ····························· 272

    肾气丸方 ································· 273

    薯预丸方 ································· 274

    酸枣汤方 ································· 275

    大黄䗪虫丸方 ····························· 276

肺痿肺痈咳嗽上气病方 ······················· 277

    甘草干姜汤方 ····························· 277

    射干麻黄汤方 ····························· 278

    皂荚丸方 ································· 279

    厚朴麻黄汤方 ····························· 280

    泽漆汤方 ································· 280

    麦门冬汤方 ······························· 281

    葶苈大枣泻肺汤方 ························· 282

    越婢加半夏汤方 ··························· 283

    小青龙加石膏汤方 ························· 284

奔豚气病方 ································· 285

    奔豚汤方 ································· 285

胸痹心痛短气病方 ··························· 286

    栝楼薤白白酒汤方 ························· 286

    栝楼薤白半夏汤方 ························· 287

    枳实薤白桂枝汤方、人参汤方 ················· 288

    茯苓杏仁甘草汤方、橘枳姜汤方 ··············· 289

    薏苡附子散方 ····························· 290

    乌头赤石脂丸方 ··························· 291

腹满寒疝宿食病方 ··························· 292

    厚朴七物汤方 ····························· 292

    附子粳米汤方 ····························· 293

    厚朴三物汤方 ····························· 293

大建中汤方 ………………………………………………………………… 294

大黄附子汤方 ……………………………………………………………… 295

赤丸方 ……………………………………………………………………… 296

大乌头煎方 ………………………………………………………………… 297

当归生姜羊肉汤方 ………………………………………………………… 298

乌头桂枝汤方 ……………………………………………………………… 299

五脏风寒积聚病方 …………………………………………………… 301

旋覆花汤方 ………………………………………………………………… 301

甘草干姜茯苓白术汤方 …………………………………………………… 302

痰饮咳嗽病方 ………………………………………………………… 303

甘遂半夏汤方 ……………………………………………………………… 303

木防己汤方、木防己去石膏加茯苓芒硝汤方 …………………………… 304

泽泻汤 ……………………………………………………………………… 305

厚朴大黄汤方 ……………………………………………………………… 306

小半夏汤方 ………………………………………………………………… 306

己椒苈黄丸方 ……………………………………………………………… 307

小半夏加茯苓汤方 ………………………………………………………… 308

桂苓五味甘草汤方 ………………………………………………………… 309

苓甘五味姜辛汤方 ………………………………………………………… 310

桂苓五味甘草去桂加姜辛夏汤方 ………………………………………… 311

苓甘五味加姜辛半夏杏仁汤方 …………………………………………… 311

苓甘五味加姜辛半杏大黄汤方 …………………………………………… 312

消渴小便不利淋病方 ………………………………………………… 314

栝楼瞿麦丸方 ……………………………………………………………… 314

蒲灰散方、滑石白鱼散方、茯苓戎盐汤方 ……………………………… 315

水气病方 ……………………………………………………………… 316

越婢加术汤方 ……………………………………………………………… 316

越婢汤方 …………………………………………………………………… 317

麻黄附子汤方 ……………………………………………………………… 318

芪芍桂酒汤方 ……………………………………………………………… 319

桂枝加黄芪汤方 …………………………………………………………… 319

桂枝去芍药加麻辛附子汤方 ……………………………………………… 321

枳术汤方 …………………………………………………………………… 321

黄疸病方 ……………………………………………………………… 322

硝石矾石散方 ……………………………………………………………… 322

栀子大黄汤方 …………………………………………………… 323

茵陈五苓散方 …………………………………………………… 324

大黄硝石汤方 …………………………………………………… 325

惊悸吐衄下血胸满瘀血病方 …………………………………… 326

半夏麻黄丸方 …………………………………………………… 326

柏叶汤方 ………………………………………………………… 327

黄土汤方 ………………………………………………………… 328

泻心汤方 ………………………………………………………… 329

呕吐哕下利病方 …………………………………………………… 330

猪苓散方 ………………………………………………………… 330

大半夏汤方 ……………………………………………………… 331

大黄甘草汤方 …………………………………………………… 331

茯苓泽泻汤方 …………………………………………………… 332

半夏干姜散方 …………………………………………………… 333

生姜半夏汤方 …………………………………………………… 334

橘皮汤方 ………………………………………………………… 334

橘皮竹茹汤 ……………………………………………………… 335

疮痈肠痈浸淫病方 ………………………………………………… 336

薏苡附子败酱散方 ……………………………………………… 336

大黄牡丹汤方 …………………………………………………… 337

趺蹶手指臂肿转筋阴狐疝蛔虫病方 …………………………… 338

甘草粉蜜汤方 …………………………………………………… 338

妇人妊娠病方 ……………………………………………………… 339

桂枝茯苓丸方 …………………………………………………… 339

胶艾汤方 ………………………………………………………… 341

当归芍药散方 …………………………………………………… 342

干姜人参半夏丸方 ……………………………………………… 343

当归贝母苦参丸方 ……………………………………………… 344

葵子茯苓散方 …………………………………………………… 345

当归散方 ………………………………………………………… 346

白术散方 ………………………………………………………… 347

妇人产后病方 ……………………………………………………… 348

枳实芍药散方 …………………………………………………… 348

下瘀血汤方 ……………………………………………………… 349

竹叶汤方 ………………………………………………………… 350

竹皮大丸方 ……………………………………………… 351

白头翁加甘草阿胶汤方 ……………………………… 352

妇人杂病方 ………………………………………… 352

半夏厚朴汤方 ………………………………………… 352

甘麦大枣汤方 ………………………………………… 353

温经汤方 ……………………………………………… 354

大黄甘遂汤方 ………………………………………… 356

参考文献 …………………………………………… 357

上篇 《伤寒论》部分

桂枝汤类方

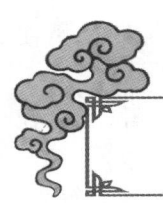 **桂枝汤方**

【原文】

太阳中风,阳浮而阴弱,阳浮者,热自发,阴弱者,汗自出,啬啬恶寒,淅淅恶风,翕翕发热,鼻鸣干呕者,桂枝汤主之。(12)

太阳病,头痛,发热,汗出,恶风,桂枝汤主之。(13)

太阳病,下之后,其气上冲者,可与桂枝汤,方用前法。若不上冲者,不得与之。(15)

太阳病三日,已发汗,若吐、若下、若温针,仍不解者,此为坏病,桂枝不中与之也。观其脉证,知犯何逆,随证治之。桂枝本为解肌,若其人脉浮紧,发热汗不出者,不可与之也。常须识此,勿令误也。(16)

太阳病,初服桂枝汤,反烦不解者,先刺风池、风府,却与桂枝汤则愈。(24)

服桂枝汤,大汗出,脉洪大者,与桂枝汤如前法。若形似疟,一日再发者,汗出必解,宜桂枝二麻黄一汤。(25)

太阳病,外证未解,脉浮弱者,当以汗解,宜桂枝汤。(42)

太阳病,外证未解,不可下也,下之为逆,欲解外者,宜桂枝汤。(44)

太阳病,先发汗不解,而复下之,脉浮者不愈。浮为在外,而反下之,故令不愈。今脉浮,故在外,当须解外则愈,宜桂枝汤。(45)

病常自汗出者,此为荣气和,荣气和者,外不谐,以卫气不共荣气谐和故尔。以荣行脉中,卫行脉外。复发其汗,荣卫和则愈,宜桂枝汤。(53)

病人脏无他病,时发热自汗出而不愈者,此卫气不和也,先其时发汗则愈,宜桂枝汤。(54)

伤寒不大便六七日,头痛有热者,与承气汤。其小便清者,知不在里,仍在表也,当须发汗。若头痛者,必衄,宜桂枝汤。(56)

伤寒发汗已解,半日许复烦,脉浮数者,可更发汗,宜桂枝汤。(57)

伤寒,医下之,续得下利清谷不止,身疼痛者,急当救里;后身疼痛,清便自调者,急当救表。救里宜四逆汤,救表宜桂枝汤。(91)

太阳病,发热汗出者,此为荣弱卫强,故使汗出。欲救邪风者,宜桂枝汤。(95)

伤寒大下后,复发汗,心下痞,恶寒者,表未解也。不可攻痞,当先解表,表解乃可攻痞。解表宜桂枝汤,攻痞宜大黄黄连泻心汤。(164)

阳明病,脉迟,汗出多,微恶寒者,表未解也,可发汗,宜桂枝汤。(234)

病人烦热,汗出则解,又如疟状,日晡所发热者,属阳明也。脉实者,宜下之;脉浮虚者,宜发汗。下之与大承气汤,发汗宜桂枝汤。(240)

太阴病,脉浮者,可发汗,宜桂枝汤。(276)

下利腹胀满,身体疼痛者,先温其里,乃攻其表,温里宜四逆汤,攻表宜桂枝汤。(372)

吐利止,而身痛不休者,当消息和解其外,宜桂枝汤小和之。(387)

【方药】

桂枝_{三两,去皮}　芍药_{三两}　甘草_{二两,炙}　生姜_{三两,切}　大枣_{十二枚,擘}

上五味,㕮咀三味。以水七升,微火煮取三升,去滓,适寒温,服一升。服已须,啜热稀粥一升余,以助药力。温覆令一时许,遍身漐漐微似有汗者益佳,不可令如水流漓,病必不除。若一服汗出病差,停后服,不必尽剂。若不汗,更服依前法。又不汗,后服小促其间。半日许,令三服尽。若病重者,一日一夜服,周时观之。服一剂尽,病证犹在者,更作服。若汗不出,乃服至二三剂。禁生冷、黏滑、肉面、五辛、酒酪、臭恶等物。

【功用】

解肌祛风,调和营卫。

【方解】

方以桂枝为主药而得名,后人誉为群方之首。方中桂枝辛温,温通卫阳而解肌祛风;芍药苦酸微寒,酸能收敛,寒走营阴,故为敛阴和营。桂枝、芍药相伍,相辅相成以调和营卫。生姜辛温,佐桂枝辛甘化阳,且能降逆止呕,因脾胃为营卫生化之源,故用大枣味甘,益脾和胃,助芍药益阳和营。炙甘草味甘性温,补益中气,调和诸药,伍桂枝、生姜可化阳,配芍药、大枣,能化阴。诸药配伍,共成解肌祛风、调和营卫之剂,主治太阳中风证。桂枝汤为辛温解表轻剂,以调和营卫为主,此外还有调和气血、调和脾胃、调和阴阳的功效,凡营卫不和之病证皆可选用,并非仅限于外感的太阳中风证。

桂枝汤的煎服法与药后护理，方后注说明甚详，历来为诸家所重视，兹综述于以下几个方面。

（1）药后啜粥：其目的是"以助药力"，益胃气以充汗源，助药力，易于酿汗，祛邪而不伤正。徐灵胎曰："桂枝本不能发汗，故须助以热粥。"《黄帝内经》云："谷入于胃，以传于肺，肺主皮毛，汗所从出，啜粥充胃气，以达于肺也。"

（2）温覆助汗：温覆能助卫阳，利于汗出，但不宜覆盖太多，以免汗出过多，损伤正气，以达到遍身微似有汗者最佳。

（3）获效停服：一剂分3次服，刚服药1次，得微汗而病愈，即应停服，不必尽剂，以免过汗伤正。

（4）未效守方：服药后未能出汗，只要病情没有变化，可二次服药，若仍未发汗，则缩短给药时间，可在半天左右时间服完3次药，若病重者昼夜服药，若汗不出者，可连服二三剂，并加强观察和护理。

（5）服药忌口："禁生冷、黏滑、肉面、五辛、酒酪、臭恶等物"，以防伤胃恋邪，影响疗效。

【临证运用】

1. 后世医家对本方的应用

（1）明代王堂以桂枝汤随证加减化裁，有桂枝加川芎防风汤治发热自汗出而不恶寒的柔痉；桂枝加芍药汤治寒热大作等阳盛阴虚之疟证；桂枝加芍药防风防己汤治发热脉沉细之太阴腹痛。

（2）《伤寒来苏集》以桂枝汤治自汗、盗汗、虚疟、虚痢。

（3）《临证指南医案》叶天士运用桂枝汤，应用范围颇为广泛，认为不论风寒、温热及各种杂病，凡是病机具有卫阳受伤，营气虚寒，或在里的阴阳不和，在外的营卫失调等者可以用本方化裁治疗。如治阴虚风温，用桂枝汤加杏仁宣肺外，更加花粉以生津清热；又如阳伤饮结之咳嗽，叶氏以桂枝汤温阳，或加杏仁苦降以肃肺，或加茯苓、薏苡仁淡渗以利饮，或加半夏辛燥以祛痰。

（4）吴鞠通《温病条辨》用桂枝汤化裁治风寒、温热多种外感病。

（5）陈亦人曰："本方应用范围除外感风寒，营卫不和证以外，广泛用于多种疾病，主要有：无名低热，久治不愈者；顽固自汗，服益气固表无效者；头汗，本方加桑叶；慢性功能性腹泻；虚寒性胃痛、痉挛性腹痛；血管性头痛、关节炎、原发性坐骨神经痛；面神经麻痹，本方加僵蚕、蝉蜕；荨麻疹、皮肤瘙痒证、小腿溃疡；妊娠恶阻；过敏性鼻炎，本方加葶苈子、蝉蜕；鼻无嗅觉，本方加石膏。"

（6）黄廷佐说：本方除用于外感风寒之表证外，对于杂病、病后、妊娠、产后等见时发热，自汗出，微恶风，属营卫不和者，均可应用。

（7）顾武军将其运用规律概括为"调和营卫，不论有表无表"，即既可治外感之营卫不和，也可治内伤之营卫不和；"扶正祛邪，不在有汗无汗"，有汗是用桂枝汤之常，但虚寒之证亦有无汗而用桂枝汤者，即所谓"须识无汗亦用桂枝也"，此其变；"调和脾胃，不分内外感"，指出用桂枝汤治疗脾胃疾病，无问内伤外感，凡属虚寒者，皆有较好疗效。

（8）刘渡舟认为运用桂枝汤应注意桂枝和芍药的用量，方中桂枝辛甘发散，解肌祛风，温经通阳。芍药酸苦微寒，滋阴敛营，固护营阴。两药相伍，于发汗之中有敛汗之旨，于和营之中又有调卫之功，但其药量在本方中应等量使用，若桂枝量大于芍药，则名桂枝加桂汤，用治奔豚；若芍药量大于桂枝，则名桂枝加芍药汤，用治太阴病腹满时痛，可见仲景方药量变化亦当予以注意。刘氏还指出"太阳中风的正治之方是桂枝汤，但桂枝汤并不仅用于太阳中风证……本方不论外感内伤均可使用，既可治外感所致的营卫不和，又可治疗内伤所致营卫失调……略予加减，不仅可治疗太阳中风的许多兼证，而且又可治疗他经的一些病症。可以说是左右逢源，作用范围极广。本方既体现了仲景治病从调和阴阳着手的学术思想，也体现了伤寒与杂病其论而不可截然分开的学术观点，故柯韵伯称其为'群方之魁'。"

2. 现代应用

（1）呼吸系统疾病：常用于普通感冒、流行性感冒、呼吸道炎症等。凌氏用桂枝汤治疗夏令感冒47例，均在服药2～3剂后病愈。黄氏认为桂枝汤适用于风寒型感冒诸证，疗效好坏的关键在于是否有汗及其汗的多少而辨证用药：如汗出不彻、恶寒较重、四肢疼痛者，宜重用桂枝，并酌加羌活、桑枝；如汗多或自汗，宜重用芍药、甘草，减轻桂枝、生姜的用量，酌加黄芪、白术、防风；如头痛甚，加白芷、藁本；干呕甚者，宜重用生姜、白芍，酌加姜半夏、陈皮。桂枝汤对体温有双向调节作用，既能退热降温，又能散寒升温，如姚氏等用桂枝汤加味治疗内伤发热24例，结果痊愈16例，好转4例，总有效率为91.67%。

（2）消化系统疾病：桂枝汤治疗消化系统疾病比较广泛，临证以脘腹不适或疼痛时作、纳呆、舌质淡、苔白、脉弱等为辨证要点。现代临床发现，桂枝汤对大肠功能有双向调节作用，既能治脾虚运化不利之久利，又能治气郁、结肠痉挛引起的便秘。如冯氏用桂枝汤加味治疗太阴病兼表证之泄泻。

（3）循环系统疾病：桂枝汤及其类方能治疗心血管疾病已被临床所证实。桂枝汤对心率、血压有双向调节作用，既能治心动过速，又能治心动过缓；慢性病后期或产后气血亏虚引起的低血压及中气不足、阴阳失去维系的高血压,常可用之。临证以畏寒、心悸、胸闷、气短、舌质淡暗、苔白、脉缓等为辨证要点,各种器质性心脏疾病所致的胸闷、怔忡、心脏神经症及受恐吓后的心悸等,只要符合辨证要点者,皆可用桂枝汤类治疗。如王济华等将冠心病辨证分为营病为主、卫病为主、营卫同病3型,运用桂枝汤加减治疗冠心病,疗效颇佳。

(4)运动系统疾病:颈肌劳损、肩肌损伤、急性腰背扭伤、慢性腰肌劳损、腰椎病、梨状肌综合征、骨关节炎、肩周炎、慢性滑膜炎及肢体麻木疼痛等病症,只要具有肌肉、关节酸、冷、痛、麻的特点,即可用桂枝汤或加味治疗。如刘氏用桂枝汤(加姜黄、羌活、桑枝)治疗肩周炎30例,痊愈20例,总有效率为93%。

(5)神经系统疾病:临床上多用桂枝汤加味及其类方治疗遗精、梦交、阳痿、失眠、多寐、健忘、脱发、癫痫、偏瘫、交感神经紧张症、耳聋等神经系统疾病。如刘氏用桂枝汤加石菖蒲治愈1例神经性耳聋。

(6)内分泌系统疾病:经常性自汗、盗汗、头汗、半身汗(偏沮)、非黄疸性黄汗及无汗症等,皆可用桂枝汤或加味治疗,桂枝汤既能发汗,又能止汗,对汗液有双向调节作用;临证以汗出异常、舌质淡红、苔白、脉弱或缓为辨证要点。如魏氏治疗酒后当风淋雨所致的半身汗出症病人,用桂枝汤加煅龙牡、浮小麦,调和营卫,使气血周流,风湿之邪外出,而汗证自愈。

(7)妇科疾病:桂枝汤或加味可用于下列病症。月经病(寒滞痛经、经行后期、经行头痛、经行身痒、经行浮肿、崩漏等)、妊娠病(妊娠恶阻、水肿、癥闭、低热、滑胎等)、产后病(产后发热、自汗、身痛、恶露不绝、乳汁自出等)、术后病(人工流产或绝育术后低热)、绝经期综合征及白带阴痒等。张氏提出,桂枝汤治疗妇科病的应用指征是,必须在正气素弱,或脾胃、气血、营卫、阴阳失调,或外感风寒之邪导致营卫不和的基础上症见自汗、恶风(恶风寒)、发热(热不甚高)、舌质淡红、苔薄白,可供临床参考。

(8)儿科疾病:小儿厌食、营养不良、遗尿、夜尿、多动症、地图舌、过敏性紫癜,只要符合饮食不佳、身体虚法、面色无华、舌淡苔白、脉弱的辨证要点者,即可用桂枝汤加味治疗。夏氏用桂枝汤治疗小儿地图舌38例,1个疗程(1周)后地图舌消失21例,有效率为71%,取桂枝汤调和营卫、平衡阴阳、敷布阳气之功。

(9)皮肤科:以桂枝汤为主治疗多形性红斑、湿疹、皮肤瘙痒、冬季皮炎、冻疮、蛇皮癣、过敏性紫癜等多种皮肤病的疗效已被国内外所公认,临证以营卫不和,郁而生邪,或邪乘虚客于营卫等病机特征为审证要点。如马氏等用桂枝汤加味治疗老年性皮肤瘙痒31例,结果痊愈19例,好转9例,无效3例。

(10)其他:虚劳综合征、眩晕、变应性鼻炎、无脉症、痿证、奔豚、慢性阑尾炎、浅层点状角膜炎等,只要符合桂枝汤证的病因病机特点者,即可用之。

【临证心悟】

桂枝汤在《伤寒论》和《金匮要略》中,除作为太阳中风证的主方外,还可用于阳明病、少阳病、太阴病兼有表证而证似太阳中风及里虚寒而表未解者,以及妊娠恶阻和产后中风。历代中医先贤的临床实践充分证明该方是一首秘阴和阳、内和脾胃、外调营卫、解肌祛风、温通降浊、扶正祛邪的方剂,不论外感内伤,不拘何科何病,凡符合桂枝汤证"荣弱卫强"之病机者,皆可放胆用之。临证应用桂枝汤还应注意剂量与煎服法,同时兼顾体质、宿疾、兼证等,灵活加减。

三因制宜用方心悟:①桂枝汤证并非寒冷季节所独有,夏季天气炎热,汗出当风或进出空调环境,则易为风寒之邪所中,故前贤曹颖甫称桂枝汤为"夏令好冷饮而得表证者第一方",实属经验之谈。②病机相符,桂枝汤秦岭淮河以北地区四季皆可用,秦岭淮河以南地区冬春较为适宜,春末及夏至以前,可酌加黄芩适量,夏至后可酌加知母、石膏、升麻适量。③应用桂枝汤时,多以汗出为应用指征之一,但年老体弱之人及婴幼儿,因阴津相对不足,其没有汗出者,亦可加减应用。

桂枝汤禁例

(1)……桂枝本为解肌,若其人脉浮紧,发热汗不出者,不可与之也。常须识此,勿令误也。(16 下)

本条指出太阳伤寒证禁用桂枝汤。

(2)若酒客病,不可与桂枝汤,得之则呕,以酒客不喜甘故也。(17)

本条以酒客为例,提示内蕴湿热证者禁用桂枝汤。

(3)凡服桂枝汤吐者,其后必吐脓血也。(19)

本条提示里热盛者禁用桂枝汤。

按:此 3 条为桂枝汤之禁忌证,提示我们用方之规矩,但此 3 类证候并非绝对不可用,宜灵活参看。此 3 类证候为主证时,断不可用,为次证或兼证时,则可通过增减药量或药味及合方等方式来化天堑为通途。

桂枝加附子汤方

【原文】

太阳病,发汗,遂漏不止,其人恶风,小便难,四肢微急,难以屈伸者,桂枝加附子汤主之。(20)

【方药】

桂枝_{三两,去皮}　　芍药_{三两}　　甘草_{三两,炙}　　生姜_{三两,切}　　大枣_{十二枚,擘}
附子_{一枚,炮,去皮,破八片}

上六味,以水七升,煮取三升,去滓,温服一升。本云,桂枝汤今加附子。将息如前法。

【功用】

扶阳解表。

【方解】

本方即桂枝汤加炮附子,方中桂枝汤调和营卫,解肌祛风;炮附子温经复阳,固表止汗,以冀邪去阳回,汗止液复。

【临证运用】

1. 后世医家对本方的应用

(1)《本事方》载:许叔微治一士,得太阳病,因发汗,汗出不止,恶风,小便涩,足挛屈而不伸,脉浮而大。浮为风,大为虚,用桂枝加附子汤,三啜而汗止。复佐以甘草芍药汤,促其得伸。

(2)《备急千金要方》载:治产后风虚,大汗不止,小便难,四肢微急,难发屈伸,即本方加用附子二枚。

(3)《叶氏录验方》载:虚劳救汗汤治阳虚自汗,即此方。

(4)《方极》载:治桂枝汤证而恶寒,或肢节微痛者。

2. 现代应用

(1)陈氏用桂枝加附子汤加桔梗、杏仁、藿香、佩兰梗、当归治流行性感冒,证属营卫不和、卫阳不固者,4剂病愈。陶氏以该方治愈破伤风1例。吴氏以该方加党参、黄芪治疗怕冷恶风症(白细胞减少)获效。桑氏治疗结核性脑膜炎汗出不止、昼夜不休病人1例,以该方获愈。杜氏以该方加党参、白术、五味子治愈自主神经功能失调,每至下半夜4时即汗出淋漓,醒后汗止,身冷伴心悸气短病人1例。林氏报道以该方加厚朴、苍术、延胡索、川楝子、丹参治疗乙型病毒性肝炎(简称乙肝)、早期肝硬化,症见胁痛、头项强痛、腰背酸痛、下肢冷痛、难以屈伸、身重,辨证为营卫不和、寒湿留滞病人1例,用此方调治半年,疗效巩固。本方在妇科也多有应用,张氏介绍以本方治疗阳气虚弱、卫外失职、冲任不固之崩漏获愈。

(2)陈亦人谓:"本方应用范围如下。①卫阳虚漏汗证。②妇人阳虚崩漏带下,加阿胶、艾叶。③原发性坐骨神经痛。④心阳虚之视力下降,瞳孔有蓝雾而影响视力。⑤因长期持续在冷气设备的房间中工作而致的'冷房病',加茯苓、白术。"

(3)张氏共收集到桂枝加附子汤临床医案 119 例,根据不同症状实际出现频次多少排列,依次为:汗出 79 例,恶风寒 76 例,肢体凉冷 42 例,神疲体倦 34 例,面色不华 32 例,发热 26 例,纳呆少食 25 例,头痛 25 例,身疼痛 19 例,小便不利 18 例,肢体拘挛 17 例,心悸 15 例,其余均在 14 例以下。出现频次最高的前 5 种症状可作为本方临床辨证时的主要指标,即汗出、恶风寒、肢体凉冷、神疲体倦和面色不华。汗出与恶风寒两症在本方证中的发生率与其他方证相比都是最高的,反映了本方确以治疗汗出为主,也反映了本方所治之汗出与阳气虚弱密切相关,而肾阳虚弱又为阳虚的主要根源,故本方加附子以温补肾阳。

【临证心悟】

临床实践体会,本方可广泛运用于风湿性心脏病、冠心病、偏瘫、血栓闭塞性脉管炎等病症,临证以营卫不调、卫虚不固为辨证要点。

汗漏不止是汗液的不断少量外渗,乃阳虚不能固摄所致,推而广之,凡一切津液由于阳虚不摄而渗出,诸如溢乳、二便泄漏不止、妇女漏经、带下等,皆可用本方治疗。

煎法要诀:治投病机,调剂配伍易为医者和病家所重视,煎服方法往往易被忽略,医者无嘱,病者多煎一次服一次,这样不能达到预期的效果,更有因煎服之误而中毒者亦屡见不鲜。于临床中嘱其先煎附子 1 h,后内诸药,三煎兑于一起分 3 次服,饭前服,服后吃饭,虽不采用啜热粥法,而采用进食法,亦能起到一定效果。这样大剂频服,附子虽有大毒,亦不会引起中毒。

桂枝加桂汤方

【原文】

烧针令其汗,针处被寒,核起而赤者,必发奔豚。气从小腹上冲心者,灸其核上各一壮,与桂枝加桂汤,更加桂二两也。(117)

【方药】

桂枝五两,去皮　芍药三两　生姜三两,切　甘草二两,炙　大枣十二枚,擘

上五味,以水七升,煮取三升,去滓,温服一升。本云,桂枝汤今加桂满五两。所以加桂者,以能泄奔豚气也。

【功用】

温通心阳,平冲降逆。

【方解】

本方以桂枝汤为基础,加重桂枝药量而成。桂枝能解肌祛风,通利血气,平冲降逆,今加重桂枝药量,变祛风解肌之方而为温通降逆之剂。方中桂枝合甘草,辛甘化阳,温通心阳,以折阴寒上逆之势;生姜、大枣调中补气,中土健运,则断绝下焦冲逆之途;芍药和营,通利血脉,以复心君所主。如是则阴阳协和,心阳温煦有常,则下焦阴寒无从上逆,而奔豚自止矣。

【临证运用】

(1)《方极》载:桂枝加桂汤,治本方证(谓桂枝汤证)而上冲剧者。

(2)《方机》载:上冲甚者,桂枝加桂汤主之。若有胸拘急硬满之证者,则桂枝汤不宜与焉。凡上冲者,非上逆之谓,气从少腹上冲于胸是也。

(3)雉间焕曰:奔豚主剂虽綦多,特加桂汤为最可也。又灸后有发大热不止,是火邪也,今谓之炷热,又称灼热,此方主之……生平头痛有时发,苦之一二日,或四五日,其甚则昏迷吐逆,绝饮食,恶药气者,每发服此,则速起。或每天阴欲雨头痛者,亦当服之,能免其患也。

(4)《经方传真》载:辨证要点为桂枝汤证而气上冲剧甚者。

【临证心悟】

(1)临床多用于治疗外感、头痛、头晕耳鸣、神经症、膈肌痉挛及某些心脏病等症见奔豚之证候,而属心阳不足,阴寒之气上逆者。

(2)临床常见的某些心脏病病人,自觉气上冲胸,进而出现室性期前收缩、心律失常、心悸憋闷、窒息等症状,属奔豚范畴,用之多良。

(3)脑外伤后综合征用本方加桃仁、赤芍、石菖蒲、远志、瓜蒌、礞石等活血化瘀、祛痰化湿之品,疗效确切。

(4)对奔豚不典型症状的理解,临床大家的医案中做了一些具体的拓展。如岳美中先生云曾用桂枝加桂汤加味治疗一奔豚病人,症见腹痛有发作性,先呕吐,即于小腹虬结成瘕块而作痛,块渐大,痛亦渐剧。同时,气从小腹上冲至心下,苦闷"欲死",既而冲渐降,痛渐减,块亦渐小,终至痛止块消如常人。再如刘渡舟曾用本方合方治一奔豚病人,症见(病人)自觉有一股气流,先从两腿内踝开始沿阴股往上滚动,至小腹则腹胀,至心胸则心悸不稳,头出冷汗,胸中憋气,精神极度紧张,有死的恐怖感。稍待一会,气往下行,症状随之减轻,每天发作三四次,兼见腰酸,白带较多。

(5)关于本方中之"桂"该用桂枝还是肉桂,笔者认为当从病机入手,灵活运用,振奋心阳、平冲降逆时选用桂枝,温肾纳气时选用肉桂。

桂枝去芍药汤方、桂枝去芍药加附子汤方

【原文】

太阳病,下之后,脉促胸满者,桂枝去芍药汤主之。(21)
若微寒者,桂枝去芍药加附子汤主之。(22)

【方药】

桂枝去芍药汤方

桂枝三两,去皮　　甘草二两,炙　　生姜三两,切　　大枣十二枚,擘

上四味,以水七升,煮取三升,去滓,温服一升。本云,桂枝汤今去芍药。将息如前法。

桂枝去芍药加附子汤方

桂枝三两,去皮　　甘草二两,炙　　生姜三两,切　　大枣十二枚,擘　　附子一枚,炮,去皮,破八片

上五味,以水七升,煮取三升,去滓,温服一升。本云,桂枝汤今去芍药加附子。将息如前法。

【功用】

桂枝去芍药汤:解肌祛风,宣通阳气。
桂枝去芍药加附子汤:解肌祛风,温经复阳。

【方解】

桂枝去芍药汤为桂枝汤去芍药而成。因芍药酸敛阴寒,非胸阳郁遏所宜,故去之以利宣通胸中阳气;桂枝去芍药加附子汤即桂枝汤去芍药加炮附子,取其辛热之性以温经复阳,表里双解。二者组成均为桂枝汤去芍药,但有无炮附子,差异甚大,同为解肌祛风,但一为通阳剂,一为复阳剂。虚实有别,不可混淆。

【临证运用】

1.后世医家对二方的应用
(1)《方极》载:桂枝去芍药汤,治桂枝证而不拘挛者。
(2)《方机》载:胸满,无拘急之证者,桂枝去芍药汤主之,若有喘而胸满,

或胁下痞硬等证者,非本方之所知也。又云:桂枝去芍药加附子汤治桂枝去芍药汤证而恶寒者。

(3)《临证指南医案》载:寒热咳嗽,可用桂枝去芍药汤加杏仁治疗。

2.现代应用

(1)刘渡舟认为:在临床上,对胸闷、心悸、咳逆等证,凡属阴寒邪盛,胸阳不振者,用桂枝去芍药汤或再加附子汤颇有疗效。如冠心病病人,心绞痛夜发较重,多属阳虚阴盛,用本方助阳祛阴,每可取效。但桂枝汤去芍药,均辛甘之品,如非阳虚阴盛之证,误用则劫夺津液,故不可不慎。

(2)陈亦人介绍:治疗心律失常阳虚证用桂枝去芍药汤;阳虚较甚者加附子。用此方治疝气(腹股沟疝)。阳虚外感咳嗽,用本方加杏仁。

(3)姜春华认为:本方可通用于阳虚之感冒及平日常恶寒、关节痛者。

(4)根据14例医案统计,桂枝去芍药汤用于治疗呃逆、水肿、咳嗽、呕吐、哮喘、痞证、心悸、臌胀、心痹、胁痛等多种内科杂病,在现代医学领域中还用此方治疗胃下垂、支气管哮喘伴肺源性心脏病等,运用桂枝去芍药加附子汤治疗产后痹痛,伤寒漏汗、太阴太阳合病均有报道。

【临证心悟】

桂枝去芍药汤、桂枝去芍药加附子汤均为桂枝汤的类方,主治太阳病误下致胸阳受挫,邪陷胸中的胸满证,临床无论表证存在否,只要辨证为胸阳被遏或胸阳不足,阳虚阴结者即可使用。该方临床可广泛应用于胸阳不足,阳虚阴结之胸闷、心悸、哮喘、痹证、胃脘痛、呃逆、呕吐、浮肿、疝气等的治疗。

桂枝去芍药汤可看成由桂枝甘草汤加生姜、大枣而组成,以桂枝甘草汤温通心阳,生姜、大枣补益中州,故可用于心阳不足而无表证者,桂枝去芍药加附子汤也可如此考虑。

对本条之脉促,多数注家认为促脉仅是脉来急促,并无数而中止之意。此处脉来急促反映的是表邪欲陷,郁而不伸,正邪相争之势,而非后世所谓阳盛热结之象。

对条文"微恶寒"的理解,分歧较大。多数注家认为是轻微恶寒,而张志聪、陈念祖等则以脉微恶寒为解。因上下两条有层次,病情递进关系,我们认为分歧的关键在于是否承认桂枝去芍药汤证仍兼有表证。若表证仍在者则应恶寒。而桂枝去芍药加附子汤证为在前证基础上阳气不足,故恶寒当剧之,岂能言"微"?考仲景用附子多在温肾阳,如四逆汤、真武汤类,故"脉微恶寒"尚与情理相通。若认为桂枝去芍药汤证表证全无,则后条释"微恶寒"尚能顺畅,因伤寒证有桂枝加附子汤证、麻黄附子细辛汤证等阳虚兼外感者,然从临床实际出发,桂枝去芍药汤中桂枝、生姜均具辛温解表之功;而上下两条反映了同一病症,两种不同类型的辨证特点,后者较前者阳虚更甚,故加附子,综观全局,释"脉微恶寒"更可取。

桂枝加厚朴杏子汤方

【原文】

喘家,作桂枝汤,加厚朴杏子佳。(18)

太阳病,下之微喘者,表未解故也,桂枝加原朴杏子汤主之。(43)

【方药】

桂枝_{三两,去皮}　甘草_{二两,炙}　生姜_{三两,切}　芍药_{三两}　大枣_{十二枚,擘}　厚朴_{二两,炙,去皮}

杏仁_{五十枚,去皮尖}

上七味,以水七升,微火煮取三升,去滓,温服一升,覆取微似汗。

【功用】

解肌发表,降气平喘。

【方解】

方中桂枝汤解肌祛风,调和营卫;炙厚朴苦辛温,化湿导滞,行气平喘;杏仁苦温,止咳定喘,表里同治,标本兼顾。本方"微火煮取三升,去滓,温服一升,覆取微似汗",是以解表为主可知。

【临证运用】

1. 后世医家对本方的应用

(1)《普济方》载:此方治外感误下致喘。

(2)《方报》载:桂枝加厚朴杏子汤治桂枝汤证而胸满微喘者。

(3)《类聚方广义》载:本有喘证者,谓喘家,喘家见桂枝汤证者,以此方发汗则愈。若喘因邪而其势急,邪乘喘其威盛者,非此方所得治也。宜参考他方以施治,不可拘成法。

2. 现代应用　熊曼琪主编的《伤寒论》对本方的现代应用进行了如下归纳。

(1)呼吸系统疾病:曹氏介绍用本方治疗寒咳,全部治愈。方药加减:咳剧加百部,表虚加生黄芪。谢氏报道用该方治疗支气管哮喘,伴脐部悸动,气从脐两侧上冲者。

（2）循环系统疾病：孙氏以该方加丹参、牡丹皮、琥珀、细辛治疗冠心病，证属心阳不振，痰瘀阻遏者，获效。

（3）消化系统疾病：孙氏报道用该方加党参、延胡索、白术、半夏治疗胃溃疡，证属中虚湿阻，气虚血瘀者，5剂痛减，7剂告安。

（4）其他：孙氏用该方治疗奔豚，常因情志刺激而发者，症见少腹胀气，气上冲胸、胸闷窒息，气息短促，日发数次，伴烦躁失眠，证属肝郁心虚，冲气上逆，予桂枝加厚朴杏子汤加酸枣仁、檀香，3剂，奔豚即止。

【临证心悟】

桂枝加厚朴杏子汤适用于原有咳喘痼疾而又有新感者，但见其证，必具桂枝汤证而兼有喘息。临床不仅用于喘证，只要符合营卫不和、痰湿阻遏、肺胃不和病机者皆可变通运用。

小建中汤方

【原文】

伤寒，阳脉涩，阴脉弦，法当腹中急痛，先与小建中汤；不差者，小柴胡汤主之。（100）

伤寒二三日，心中悸而烦者，小建中汤主之。（102）

【方药】

桂枝_{三两,去皮}　甘草_{二两,炙}　大枣_{十二枚,擘}　芍药_{六两}　生姜_{三两,切}　胶饴_{一升}

上六味，以水七升，煮取三升，去滓，内饴，更上微火消解，温服一升，日三服。呕家不可用建中汤，以甜故也。

【功用】

温中补虚，调和气血。

【方解】

本方虽以桂枝汤为基础，然倍芍药而重用饴糖，则变解表之剂，而为建中之方。方中饴糖、甘草、大枣，味甘性温，补益脾胃，温建中州，中气得复而气血生化有源。桂枝、生姜性味辛温，与甘药相合，而奏辛甘化阳之功。倍用芍药之酸寒，得甘药之助，而成酸甘化阴之义。如此甘温建中而阴阳气血双补，可使阴阳平调，营卫调和，是以本方具有调补气血、内外兼顾之功。

【临证运用】

1. 后世医家对本方的应用

(1)《备急千金要方》载:治产后苦少腹痛,芍药汤(即本方)。

(2)《苏沈良方》载:此药治腹痛如神。然腹痛按之便痛,重按却不甚痛,此止是气痛;重按愈痛而坚者,当自有积也。气痛不可下,下之愈甚,此虚寒证也。此药偏治腹中虚寒,补血,尤止腹痛。若作散,即每五钱匕,生姜五片,枣三个,治一栗大。若疾势基,须作汤剂,散服恐力不胜病也。

(3)《本事方后集》载:治肠风痔漏,赤芍药、官桂去皮、甘草炙,已上等分,咬咀,每服二钱,生姜二片,白糖一块,水一盏,同煎至七分,去滓,空心服。

(4)《证治准绳》载:治痢不分赤白久新,但腹中大痛者,神效。其脉弦急,或涩浮大,按之空虚,或举按无力者,是也。

(5)《方极》载:小建中汤,治里急,腹皮拘急,乃急痛者。

(6)《张氏医通》载:形寒饮冷,咳嗽,兼腹痛脉弦者,小建中汤,加桔梗以提肺气之陷,寒热自汗,加黄芪。

(7)《证治大还》载:凡膈气病,由脾胃不足,阳气在下,浊气在上,故痰气壅寒膈上,而饮食难入也。若脉弦,宜小建中汤。

2. 现代应用　本方在现代临床中亦得到广泛运用,无论内伤外感,大凡病机属于脾胃虚寒、气血不足者,均可酌情选用小建中汤,其中尤以用治消化系统病症最为常见。

临床上常用于治疗消化性溃疡、急慢性胃炎、习惯性便秘、慢性肝炎等病证,多以中焦虚寒、气血不足之腹痛为应用要点。赵氏以本方治疗脾胃虚寒之胃痛21例,全部病例均见胃脘疼痛绵绵,时剧时缓,痛喜按压,得温则舒,喜热饮食等症,胃镜检查示8例慢性浅表性胃炎,2例萎缩性胃炎,11例为胃及十二指肠溃疡;治疗效果良好,胃镜检查比较结果均有不同程度改善。而张氏以本方加减治疗十二指肠溃疡30余例,均获良效,基本方:桂枝9 g,芍药18 g,黄芪、乌贼骨、白芷各30 g,甘草15 g;水煎2次分服,每日1剂,连服6剂停药1 d,为1个疗程,一般3～5个疗程可愈。便秘者加火麻仁9 g;合并慢性浅表性胃炎者,加黄连9 g;痛剧者白芷可增至60 g,甘草增至30 g。宜空腹时服用,对于小儿反复发作性腹痛,本方化裁治疗亦颇见效。83例治疗结果表明,疗效可高达98.1%。

该方对神经精神系统的多种病症亦有良好疗效。对6例轻、中度抑郁情绪并伴食欲减退的病人治疗结果表明,本方对精神症状全面改善性良好,尤其对抑郁情绪有效,具有速效性,且无不良反应。临床评价结果显示 P 值(精神症状)在该方的有效范围内呈高值,由此认为本方的适应证为抑郁情绪,并推测其适用于轻度意志减退的病例。另外,亦有报道用本方化裁治疗松果体瘤、脊髓空洞症而获良效者。

本方对虚劳之脾胃虚弱病人具有较好的治疗效果,《金匮要略·血痹虚劳病脉证并治第六》曾经明确指出"虚劳里急,悸,衄,腹中痛,梦失精,四肢酸痛,手足烦热,咽干口燥者,小建中汤主之"。结核病属中医虚劳范畴,故可辨证选用小建中汤予以治疗。李氏报道治疗一粟粒性肺结核女性患儿,下午低热,久治不愈,病延 3 个月余。体瘦食少,精神萎靡,大便干,日行1 次,舌质淡,苔正常,脉沉细无力。以本方加党参、黄芪、当归,服 2 剂后,热退食增,精神转佳。7 剂后复诊又有低热,依上方继服 14 剂而愈。

【临证心悟】

小建中汤以甘温建中为其组方原则,而寓温中健脾、补益气血、调理阴阳、协和营卫诸多功效于一方,故临床可广泛用于治疗内伤、外感各种病症以脾胃虚弱为病理重心者。现代常用本方治疗胃及十二指肠溃疡、胃弛缓、胃下垂、慢性肝炎、神经衰弱、再生障碍性贫血、功能性发热、眩晕、头痛、老年抑郁症等属中虚阴阳不和者。值得注意的是,本方虽以温中健脾为主,但与理中汤有别,并不适于阳虚夹湿之证,于阴阳两虚而阳虚为主者尤宜。若呕吐者不可用,因甜能助呕,中满者不可用,甘能补气填实故也。若阴虚内热较甚者,亦当慎用。临证可据病情化裁施用,如血虚者加当归,气虚者加党参、黄芪,内热者加黄芩,夹痰者加枳实、橘皮、法半夏等。

桂枝加芍药、生姜各一两,人参三两新加汤方

【原文】

发汗后,身疼痛,脉沉迟者,桂枝加芍药、生姜各一两,人参三两新加汤主之。(62)

【方药】

桂枝_{三两,去皮}　芍药_{四两}　甘草_{二两,炙}　人参_{三两}　大枣_{十二枚,擘}　生姜_{四两}

上六味,以水一斗二升,煮取三升,去滓,温服一升。本云,桂枝汤,今加芍药、生姜、人参。

【功用】

调和营卫,益气和营。

【方解】

本方乃桂枝汤加味而成,方中桂枝汤为调和营卫之佳品,疏散风寒之妙药,重用芍药以增强补养营血之功,更助缓急止痛之效;加重生姜用量,外则协桂枝有宣通阳气使药力达表之用,内则和畅中焦;加用人参益气生阴,以补汗后之虚,全方共治营卫气血不足之身疼痛。

【临证运用】

本方以身体疼痛、脉沉迟为辨证要点,多应用于外感汗出以后身痛不止者;年老体弱,气血不足,感受外邪而发热汗出者;感染性疾病,汗出后体温过低、血压下降者。

【临证心悟】

桂枝新加汤可调和营卫、益气养营,有无表证皆可应用,现代临床不仅用于治疗素体虚弱易感冒,虚人外感多汗,素体阴虚外感,以及多种身痛之证,且多用于治疗末梢神经炎、面神经麻痹、肌肉疼痛、关节疼痛、慢性胃炎及溃疡、神经性头痛、梅尼埃病、男女更年期综合征、痹证、便秘、产后高热、产后身痛、妊娠恶阻及不安腿综合征等属营卫不和兼气营两虚者。

桂枝甘草汤方

【原文】

发汗过多,其人叉手自冒心,心下悸,欲得按者,桂枝甘草汤主之。(64)

【方药】

桂枝_{四两,去皮}　甘草_{二两,炙}
上二味,以水三升,煮取一升,去滓,顿服。

【功用】

温通心阳。

【方解】

桂枝味辛性温,入心助阳;炙甘草甘温,补中益气,二药相配,有辛甘合化、温通心阳之功。心阳得复,则心悸自止。本方的配伍特点是桂枝倍重于炙甘草,使温通心阳之力专著,甘守而无壅滞之弊。服法犹有特点,即一剂药煎汁顿服,意在速效。在仲景书中桂枝配甘草属壮心阳之最常用、最佳配伍,是为温通心阳之祖方,临床可随证加味,以适应病情需要。

【临证运用】

1. 后世医家对本方的应用

(1)《备急千金要方》载:治口臭,用桂心、甘草等分为末,临卧以三指撮,酒服,二十日香。

(2)《肘后方》载:治寒疝来去,每发绞痛方,即本方加牡蛎。

(3)《方极》载:本方治上冲急迫。

2. 现代应用 现代多应用于治疗冠心病、心律失常、低血压。

本方药少力专,旨在温通心阳。有人研究,桂枝、甘草同用,对于维护心气、振奋心阳、温通血脉有特殊作用,故被广泛应用于治疗心气不足、心血瘀阻的各种心血管疾病,如心律失常、冠心病等。刘正才用本方加肉桂泡茶饮服,治疗83例心气虚的低血压。一般3～9剂,最多12剂,血压由治疗前的平均值(80～90)/(50～70)mmHg,升至治疗后111.5/68.5 mmHg,随着血压的上升,病人的自觉症状大部分消失。刘氏指出血压升到正常后宜继续服10余剂以巩固疗效。血压过低用一般剂量(三味药各10 g),效果不明显者,可重用15～24 g,以巩固疗效。

【临证心悟】

根据桂枝甘草汤温通心阳之功,现代常用本方治疗房室传导阻滞、心源性哮喘、充血性心力衰竭等属心阳虚者。

茯苓桂枝甘草大枣汤方

【原文】

发汗后,其人脐下悸者,欲作奔豚,茯苓桂枝甘草大枣汤主之。(65)

【方药】

茯苓_{半斤}　桂枝_{四两,去皮}　甘草_{二两,炙}　大枣_{十五枚,擘}

上四味,以甘澜水一斗,先煮茯苓,减二升,内诸药,煮取三升,去滓,温服一升,日三服。

作甘澜水法:取水二斗,置大盆内,以杓扬之,水上有珠子五六千颗相逐,取用之。

【功用】

温通心阳,化气利水。

【方解】

本方由桂枝甘草汤加茯苓、大枣而成。茯苓用至半斤,倍重于桂枝,则组方原理实异于桂枝甘草汤。盖以本证,心阳虚,而下焦水气蠢蠢欲动,脐下悸动不安为主,而非心悸,故必重用茯苓为君,补脾而淡渗利水,以伐肾邪。桂枝辛温通阳,合茯苓则化气行水之力更强,且能温心阳而镇阴邪;合甘草则为辛甘合化,扶助心阳,不受水气之凌乱。大枣配甘草,又能补土制水,用甘澜水者,是取其清扬之性,而不助水邪。药虽四味,配伍严谨,主以行水,辅以通阳、化气、培土,水祛阳复,则脐下悸动可愈。

【临证运用】

临床多以脐下筑筑动悸,有上冲之势,胸中堵塞不畅,小便不利,或心慌失眠,情志异常,苔白滑等为辨证要点。应用范围如下。

(1)心脏神经症、神经性心悸亢进症、神经衰弱、癔症、假性癫痫症候发作、腹部大动脉瘤、应激症等神经性疾病,心慌不安,时时动悸,多疑易惊。

(2)胃痉挛、慢性胃炎、胃扩张、幽门狭窄、胃液分泌过多、慢性肠狭窄等所致腹痛、呕吐、肠蠕动亢进、振水音、肠鸣。

(3)还可用于妇科的更年期综合征。

桂枝麻黄各半汤方、桂枝二麻黄一汤方、桂枝二越婢一汤

【原文】

太阳病,得之八九日,如疟状,发热恶寒,热多寒少,其人不呕,清便欲自可,一日二三度发。脉微缓者,为欲愈也;脉微而恶寒者,此阴阳俱虚,不可更发汗、更下、更吐也;面色反有热色者,未欲解也,以其不能得小汗出,身必痒,宜桂枝麻黄各半汤。(23)

服桂枝汤,大汗出,脉洪大者,与桂枝汤如前法。若形似疟,一日再发者,汗出必解,宜桂枝二麻黄一汤。(25)

太阳病,发热恶寒,热多寒少。脉微弱者,此无阳也,不可发汗。宜桂枝二越婢一汤。(27)

【方药】

1.桂枝麻黄各半汤方

桂枝_{一两十六铢,去皮}　　芍药　生姜_切　甘草_炙　麻黄_{去节,各一两}　大枣_{四枚,擘}

杏仁_{二十四枚,汤浸,去皮尖及两仁者}

上七味,以水五升,先煮麻黄一二沸,去上沫,内诸药,煮取一升八合,去滓,温服六合。本云,桂枝汤三合,麻黄汤三合,并为六合,顿服。将息如上法。

臣亿等谨按,桂枝汤方,桂枝、芍药、生姜各三两,甘草二两,大枣十二枚。麻黄汤方,麻黄三两,桂枝二两,甘草一两,杏仁七十个。今以算法约之,二汤各取三分之一,即得桂枝一两十六铢,芍药、生姜、甘草各一两,大枣四枚,杏仁二十三个零三分枚之一,收之得二十四个,合方。详此方乃三分之一,非各半也,宜云合半汤。

2.桂枝二麻黄一汤方

桂枝_{一两十七铢,去皮}　芍药_{一两六铢}　麻黄_{十六铢,去节}　生姜_{一两六铢,切}　杏仁_{十六个,去皮尖}

甘草_{一两二铢,炙}　　大枣_{五枚,擘}

上七味,以水五升,先煮麻黄一二沸,去上沫,内诸药,煮取二升,去滓,温服一升,日再服。本云,桂枝汤二分,麻黄汤一分,合为二升,分再服。今合为一方,将息如前法。

臣亿等谨按,桂枝汤方,桂枝、芍药、生姜各三两,甘草二两,大枣十二枚。麻黄汤方,麻黄三两,桂枝二两,甘草一两,杏仁七十个。今以算法约之,桂枝汤取十二分之五,即得桂枝、芍药、生姜各一两六铢,甘草二十铢,大枣五枚。麻黄汤取九分之二,即得麻黄十六铢,桂枝十铢三分铢之二,收之得十一铢,甘草五铢三分铢之一,收之得六铢,杏仁十五个九分枚之四,收之得十六个。二汤所取相合,即共得桂枝一两十七铢,麻黄十六铢,生姜、芍药各一两六铢,甘草一两二铢,大枣五枚,杏仁十六个,合方。

3.桂枝二越婢一汤方

桂枝_{去皮}　芍药　麻黄　甘草_{各十八铢,炙}　　大枣_{四枚,擘}　　生姜_{一两二铢,切}

石膏_{二十四铢,碎,绵裹}

上七味,以水五升,煮麻黄一二沸,去上沫,内诸药,煮取二升,去滓,温服一升。本云,当裁为越婢汤、桂枝汤合之,饮一升。今合为一方,桂枝汤二分,越婢汤一分。

臣亿等谨按,桂枝汤方,桂枝、芍药、生姜各三两,甘草二两,大枣十二枚。越婢汤方,麻黄六两,生姜三两,甘草二两,石膏半斤,大枣十五枚。今以算法约之,桂枝汤取四分之一,即得桂枝、芍药、生姜各十八铢,甘草十二铢,大枣三枚。越婢汤取八分之一,即得麻黄十八铢,生姜九铢,甘草六铢,石膏二十四铢,大枣一枚八分之七,弃之。二汤所取相合,即共得桂枝、芍药、甘草、麻黄各十八铢,生姜一两三铢,石膏二十四铢,大枣四枚,合方。旧云,桂枝三,今取四分之一,即当云桂枝二也。越婢汤方,见仲景杂方中,《外台秘要》一云起脾汤。

【功用】

桂枝麻黄各半汤:辛温解表,小发其汗。
桂枝二麻黄一汤:辛温轻剂,微发其汗。
桂枝二越婢一汤:小发其汗,兼清郁热。

【方解】

桂枝麻黄各半汤、桂枝二麻黄一汤,二方证均有表郁不解、不得汗出,非桂枝汤所能胜任,但表邪已微,或病已数日,或已经汗法,又不宜麻黄汤峻发。故二方合用,小制其剂,则解表发汗而不伤正,调和营卫而不留邪。方中白芍、甘草、大枣之酸收甘缓,配麻黄、桂枝、生姜之辛甘发散,刚柔相济,其剂量虽小,正所以发散邪气,而助正气,为发汗轻剂。

桂枝麻黄各半汤的药物组成,实际是桂枝汤与麻黄汤各取原剂量的1/3,以直观分数约之,为1:1,故名各半汤,乃小发其汗。本方有两种煎服法,即本方煮取一升八合,温分三服;或二方分煎,再取煎液各三合相兑,一次顿服。

桂枝二麻黄一汤实为桂枝汤原剂量的5/12,麻黄汤剂量的2/9,以直观分数约之,其比例是2:1,故名之。此与桂枝麻黄各半汤比较,桂枝汤量略增,麻黄汤量减少,故发汗力更小,可称微发其汗。亦有二种煎服法,即本方合煎,煮取二升,一日分两次服;或二方分煎,将二汤煎液按2:1量合成二升,分两次服,更适用于大汗之后之表郁轻证。

桂枝二越婢一汤,药物组成系桂枝汤剂量的1/4与越婢汤剂量的1/8相合,以直观分数约之,其比例为2:1,故名之。桂枝汤外散表邪;越婢汤载《金匮要略》由麻黄、石膏、杏仁、大枣、炙甘草等组成,为辛凉之剂,清泄里热并发越郁阳,二者合方为解表清里之轻剂。本方水煎,分二次温服。与桂枝麻黄各半汤、桂枝二麻黄一汤对比,药物多一味石膏,少一味杏仁,兼清里热之功自不待言。

【临证运用】

1.后世医家对三方的应用

(1)《类聚方广义》载:痘疮热气如灼,表郁而见点难,或见点稠密而风疹交出,或痘迟不起胀,喘咳咽痛者,宜桂枝麻黄各半汤。风湿病初起,寒热时作,肢体痛重或挛痛,或走注肿起者,以桂枝二越婢一汤发汗后,可与加术附汤(即越婢汤加术附),兼用应钟散(大黄、川芎)、蕤宾丸(甘遂、芒硝、芫花、吴茱萸,本名太平丸)。

(2)《方函口诀》载:桂枝麻黄各半汤,可活用于外邪之坏证、类疟勿论已。其他发风疹而痒痛者,宜之。一男子,风邪后,腹痛不止,医作疝治,其痛益剧,服此方发汗,脱然而愈。

(3)《方极》载:桂枝麻黄各半汤治桂枝汤麻黄汤二方证相半者。桂枝二麻黄一汤治桂枝汤证多、麻黄汤证少者。桂枝二越婢一汤治桂枝汤证多、越汤证少者。雉间焕云:肢挛急而上冲者主之。

(4)《本事方》载:桂枝麻黄各半汤治邪微表郁,营卫不和之伤寒身热、头痛无汗证。

(5)《类聚方广义》载:疟疾热多寒少,肢体惰痛者五七发后,择桂枝二麻黄一汤,桂枝麻黄各半汤,先其时温覆大发其汗,则一汗而愈。若渴者宜桂枝二越婢一汤。二方皆载疟之良剂。

(6)《吴鞠通医案》载:头痛恶寒,脉紧,言謇,肢冷,舌淡,太阳中风,虽系春季天气,早间阴晦雨气甚寒者,予桂枝二麻黄一汤法。

2.现代应用

(1)《伤寒论译释》载:桂枝麻黄各半汤治外感风寒延日较久,正气略虚,表郁无汗者,荨麻疹属于风寒证者。

(2)据33例病案统计,桂枝麻黄各半汤主治皮肤病,如荨麻疹、湿疹及急性扁桃体炎。中医病证中的皮肤瘙痒、感冒、风疹、产后发热、疟疾、水痘。症见瘙痒、发热恶寒、丘疹、舌淡苔薄白、脉浮者。关氏等对9例临床病案统计表明,桂枝二越婢一汤可用于伤寒夹燥、慢性风湿性关节炎及慢性肾炎3种中西医疾病。

(3)桂枝麻黄各半汤治疗慢性非特异性溃疡性结肠炎、血管神经性头痛、全身性瘙痒症、月经期浮肿。

(4)据报道桂枝麻黄各半汤运用于内科疾病,如感冒、无汗证、内分泌功能紊乱等;外科疾病如面部瘙痒、荨麻疹。桂枝二麻黄一汤运用于感冒、哮喘、雷诺病等内科疾病及顽固性荨麻疹。桂枝二越婢一汤运用于感冒、急性肾炎等内科疾病,以及小儿急性肾炎均获效验。

【临证心悟】

桂枝麻黄各半汤、桂枝二麻黄一汤及桂枝二越婢一汤专为太阳病表郁轻证而设。审证关键在于病延日久,正气略虚,表邪微郁,宜汗又不宜峻汗者,根据证情轻重不同及有无兼证,分为小汗、微汗、微汗兼清里热。临床多用于感冒、流行性感冒、产后发热及外感热病表邪稽留尚久者;由于桂麻各半汤主治证有面赤身痒,根据方证相应关系,师法经方运用原理,故桂麻各半及桂二麻一汤又运用于荨麻疹面部瘙痒、无汗症等皮肤科疾病。受越婢汤发越脾水思路启迪,桂二越一汤在内科、儿科被运用于急性肾炎、风湿痹痛初起兼有口渴、心烦、舌红黄等里热证者。

以上三方均为合方,仲景首创经方叠加模式,为后人进一步拓展经方运用领域提供了思路。

桂枝去桂加茯苓白术汤方

【原文】

服桂枝汤,或下之,仍头颈强痛,翕翕发热,无汗,心下满微痛,小便不利者,桂枝去桂加茯苓白术汤主之。(28)

【方药】

芍药_{三两}　甘草_{二两,炙}　生姜_切　白术　茯苓_{各三两}　大枣_{十二枚,擘}

上六味,以水八升,煮取三升,去滓,温服一升,小便利则愈。本云,桂枝汤今去桂枝,加茯苓、白术。

【功用】

健脾利水。

【方解】

本方即桂枝汤去桂枝加茯苓、白术而成,所以去桂枝者,表邪已解,因汗下之后恐津液有伤,且方中芍药、甘草酸甘相伍可以益阴,生姜、大枣调和营卫,茯苓、白术健脾行水以利小便,本方重在利小便,俾小便利则阳气通,不通阳而通阳也。诸证皆可随之而解。

方后注云"小便利则愈",说明服药之后的反应,关键在于小便通利,若小便通利,水饮得去,诸恙得除,故知气能行水,水亦能化气也。

【临证运用】

1.后世医家对本方的应用 《方极》载:治桂枝汤证而悸,小便不利,不上冲者。

2.现代应用

(1)关氏根据临床6例病案统计结果,中医诊断为风寒外袭,水饮内停证及水饮内停,阳气外郁证。现代医学诊断为癫痫及胃肠型感冒而见心下胀满、疼痛、头项强痛、小便不利、恶寒、发热、苔白等脉症者均可使用本方。

(2)毕氏以桂枝去桂加茯苓白术汤治疗胃痛200例,痊愈189例,好转6例,无效5例,总有效率为97.5%,适用于脾胃气虚型、脾虚肝郁型及胃阴亏虚型。

(3)李氏报道运用桂枝汤加茯苓、白术治疗妊娠水肿、妊娠癃闭而获效。

(4)唐氏报道桂枝去桂加茯苓白术汤治愈恶寒不解。

【临证心悟】

桂枝去桂加茯苓白术汤证作为桂枝汤的兼证反映仲景临床思维,匠心独运,颇受启迪。太阳病可以内传太阳膀胱之腑,如五苓散证,而太阳腑病也可影响太阳经气不利,即桂枝去桂加茯苓白术汤证,此证似表非表,辨证眼目在于小便小利,水停为患。治疗关键在于利小便以助宣达气化。

现代医家根据本证3组证候群:即太阳经证头项强痛,翕翕发热,无汗;太阳腑证乃中焦症状心下满微痛,广泛运用于感冒,尤其是胃肠型感冒、水肿、胃脘痛及癫痫由心下有宿疾水饮触发者。

还有,根据临床实际,常用桂枝汤加苓、术取效者,亦为临床事实,故笔者前述,愿与同道深入研究。

桂枝去芍药加蜀漆牡蛎龙骨救逆汤方

【原文】

伤寒脉浮,医以火迫劫之,亡阳必惊狂,卧起不安者,桂枝去芍药加蜀漆牡蛎龙骨救逆汤主之。(112)

【方药】

桂枝_{三两,去皮}   甘草_{二两,炙}   生姜_{三两,切}   大枣_{十二枚,擘}   牡蛎_{五两,熬}   蜀漆_{三两,洗,去腥}   龙骨_{四两}

上七味,以水一斗二升,先煮蜀漆,减二升,内诸药,煮取三升,去渣,温服一升。本云,桂枝汤,今去芍药加蜀漆、牡蛎、龙骨。

【功用】

温通心阳,潜镇安神,兼以祛痰。

【方解】

本方即桂枝去芍药汤加蜀漆、龙骨、牡蛎组成。桂枝汤去芍药之酸柔,功能辛甘化阳,温通心阳,以救心阳之虚损;加龙骨、牡蛎重镇潜敛,安神定惊,以固飞扬之神气;加用蜀漆,味苦性泄,涤痰化浊,而开清窍之闭塞,然其腥臭有毒,易致呕吐,故而再用生姜、大枣,解毒去腥,防止蜀漆对胃的刺激及呕吐等副作用的发生。诸药合用,共奏温通心阳、镇惊安神、涤痰开窍之功。

【临证运用】

1. 后世医家对本方的应用

(1)《方极》载:桂枝去芍药加蜀漆牡蛎龙骨汤,治桂枝去芍药汤证而胸腹动剧者。

(2)《方机》载:惊狂、起卧不安者,或火逆烦躁、胸腹动剧者,以及疟疾而有上冲者,桂枝去芍药加蜀漆牡蛎龙骨汤主之。

(3)《方函口诀》载:此方(桂枝救逆汤)主火邪,故汤火伤烦闷疼痛者,或灸疮发热者,皆有效。牡蛎一味为末,麻油调涂汤火伤,火毒即去,其致可推而知也。

(4)《经方传真》载:(桂枝救逆汤)辨证要点为桂枝去芍药汤证有痰饮惊狂者。

2. 现代应用 临床以心悸、汗出、烦躁不安、惊狂、痰涎量多、苔白润、脉虚数为辨证要点。多应用于感冒、流感、间日疟、三日疟、恶性疟、阿米巴痢疾等发热性疾病,因发热不退,而造成神志改变及惊厥。还应用于癔症、神经症、更年期综合征、精神分裂症及女性青春期交感神经兴奋占优势的某些疾病。

【临证心悟】

本方为温通心阳、镇静安神之剂,现代临床主要用于精神疾病及神经系统疾病,应用得当,每收奇效。但其临床应用系统研究甚少,多见于个案报道中。

桂枝甘草龙骨牡蛎汤方

【原文】

火逆下之,因烧针烦躁者,桂枝甘草龙骨牡蛎汤主之。(118)

【方药】

桂枝_{一两,去皮}　甘草_{二两,炙}　牡蛎_{二两,熬}　龙骨_{二两}

上四味,以水五升,煮取二升半,去滓,温服八合,日三服。

【功用】

温通心阳,潜镇安神。

【方解】

本方即用桂枝甘草汤加龙骨、牡蛎。方用桂枝、甘草辛甘合化,温通心阳,更以龙骨、牡蛎质重沉降,潜镇安神,四药合用,方义明晰,配伍得当,可为后人之鉴。

【临证运用】

1. 后世医家对本方的应用

(1)《方极》载:桂枝甘草龙骨牡蛎汤治桂枝甘草汤证而胸腹有动、急迫者。

(2)《经方传真》载:辨证要点为桂枝甘草汤证又见烦躁惊悸者。

2. 现代应用

(1)辨证要点:心悸甚至怔忡,烦躁不寐,汗多,脉迟弱或虚数无力。

(2)应用范围:神经症、神经衰弱、癔症、心动过速、胃及十二指肠溃疡、失眠、遗精、滑精、阳痿、自汗、盗汗。

曾有报道用桂枝甘草龙骨牡蛎汤加味治疗老年中风73例,急性期之中经络者加钩藤、天麻、地龙、半夏;中脏腑之闭证加石菖蒲、郁金、钩藤、天麻、地龙、半夏;脱证加麦冬、五味子、红参;恢复期加当归、黄芪、地龙、全蝎、牛膝、杜仲、枸杞子、狗脊。结果基本治愈(肢体活动自如,语言清楚,生活自理,参加适当劳动)15例,显效47例,无效7例,恶化(死亡)4例。另外,本方尚可用治癔症、荨麻疹、肌纤维组织炎等病症,其报道多以个案形式散见于各类专业期刊。

【临证心悟】

本方为温通心阳、镇静安神之剂,现代临床主要用于精神疾病及神经系统疾病,但其临床系统研究较少,多见于个案报道中。

桂枝加葛根汤方

【原文】

太阳病,项背强几几,反汗出恶风者,桂枝加葛根汤主之。(14)

【方药】

葛根_{四两}　麻黄_{三两,去节}　芍药_{二两}　生姜_{三两,切}　甘草_{二两,炙}　大枣_{十二枚,擘}　桂枝_{二两,去皮}

上七味,以水一斗,先煮麻黄、葛根,减二升,去上沫,内诸药,煮取三升,去滓,温服一升,覆取微似汗,不须啜粥,余如桂枝法将息及禁忌。

臣亿等谨按,仲景本论,太阳中风自汗用桂枝,伤寒无汗用麻黄,今证云汗出恶风,而方中有麻黄,恐非本意也。第三卷有葛根汤证,云无汗、恶风,正与此方同,是合用麻黄也。此云桂枝加葛根汤,恐是桂枝中但加葛根耳。

【功用】

解肌祛风,调和营卫,升津舒经。

【方解】

本方用桂枝汤解肌祛风,调和营卫,葛根味甘性平,其作用有三:一则升阳发表,解肌祛风,助桂枝汤以解表;二则舒筋通络,解经脉气血之凝滞;三则起阴气而润燥,以缓解经脉之拘挛。

煎服法中,仲景强调先煮葛根,其煮法有待研究,近代煎药不取其法。方中虽有桂枝组成,却无须啜粥,因葛根能生津以助胃气。可供参考。

【临证运用】

1.后世医家对本方的应用

(1)《方极》载:桂枝汤证而项背强急者桂枝加葛根汤主治。

(2)《伤寒总病论》载:桂枝加葛根汤通治柔痉。

(3)《圣济总录》载:桂心汤(本方)治四时伤寒初觉。

2.现代应用

(1)内科疾病:治疗感冒、头痛、眩晕、面部偏侧浮肿、面神经麻痹、重症肌无力、僵人综合征、慢性多发性肌炎、特发性震颤、胃痛、痢疾初起、急性肠炎。

(2)外科疾病:颈椎病、风疹作痒、落枕。

(3)儿科疾病:麻疹。

(4)《伤寒论译释》载:本方治肩凝症、落枕、肩周炎、脊背痛、半身麻木、目斜视、复视、颜面神经麻痹。

(5)张氏收集到桂枝加葛根汤临床医案49例,根据不同症状实际出现频次排列,项背强痛32例,恶风寒26例,汗出23例,发热13例,头痛10例,口眼歪斜8例,口干不欲饮6例,角弓反张5例,皮肤瘙痒5例,头目昏晕5例,其余均在3例以下。出现频次最高的前4种症状可作为本方临床辨证时的主要指标,即项背强痛、恶风寒、汗出、发热,其发生率分别为65%、53%、47%、27%,表明本方主要用治于外感所致的项背痛。

【临证心悟】

桂枝加葛根汤是太阳中风颈项强证的主方,临证以"项强、汗出、恶风"为审证要点,现代应用桂枝加葛根汤,据证增损,大大拓展了适应范围,可见该方是一首调和营卫、解肌祛风、舒经解痉、升清润燥的方剂,主要应用于神经、精神、循环等多系统疾病,以及传染病。临证应注意随证加减:颈椎骨质增生,加姜黄、生黄芪、桃仁;面神经麻痹加黄芪、当归、红花、地龙;头痛加细辛、川芎、白芷;面部浮肿加地龙、防己、白术;眼睑下垂加黄芪、熟附子;重症肌无力加黄芪;多发性肌炎加姜黄、桑枝;眩晕加天麻、钩藤;风疹作痒加紫背浮萍、蛇床子;麻疹初加升麻,后加桔梗、生地黄。注意应用时桂枝、芍药、葛根必须同用,且葛根宜重用,一般为15~50 g,若遵仲景煎服法,温覆取微汗,效果更佳。

桂枝加芍药汤方、桂枝加大黄汤方

【原文】

本太阴病,医反下之,因而腹满时痛者,属太阴也,桂枝加芍药汤主之;大实痛者,桂枝加大黄汤主之。(279)

【方药】

1.桂枝加芍药汤方

桂枝_{三两,去皮}　芍药_{六两}　甘草_{二两,炙}　大枣_{十二枚,擘}　生姜_{三两,切}

上五味,以水七升,煮取三升,去滓,温分三服。本云,桂枝汤,今加芍药。

2.桂枝加大黄汤方

桂枝_{三两,去皮}　大黄_{二两}　芍药_{六两}　生姜_{三两,切}　甘草_{二两,炙}　大枣_{十二枚,擘}

上六味,以水七升,煮取三升,去滓,温服一升,日三服。

【功用】

1.桂枝加芍药汤方　通阳益脾,活络止痛。

2.桂枝加大黄汤方　通阳益脾,活络止痛,化瘀导滞。

【方解】

1.桂枝加芍药汤　在桂枝汤基础上倍用芍药,变祛风解肌、调和营卫之剂为通阳益脾、缓肝舒挛、通络止痛之用。方中桂枝、甘草辛甘化阳,温通和脾;芍药、甘草酸收,缓肝之急,芍药兼能通络止痛;生姜、大枣和胃益脾,奠安中焦,并能防肝木之乘,对脾土壅而肝木乘之腹满时痛证尤为合拍。

2.桂枝加大黄汤　即桂枝加芍药汤再加大黄组成。本方以桂枝汤加芍药调和气血,通络缓急止痛,加大黄以泄实邪,故用于太阴病气血失调,腹部胀满疼痛,大便不通者为宜。此法体现了"脏病治腑"的治疗学观念,对脏病由于邪实者,实为一变通之法。

【临证运用】

1.后世医家对二方的应用

(1)桂枝加芍药汤

1)《方极》载:本方治桂枝汤证而腹拘挛剧者。

2)《方极》载:烦,脉浮数,无硬满状者,腹满寒下,脉浮,或恶寒,或腹满时痛者,桂枝加芍药汤主之。

3)《方舆輗》载:其人宿有症瘕痼癖,因痢疾引起固有之毒作腹痛者,此方为之主剂。假令因宿食而腹痛,吐泻已后腹痛尚不止者,此固有之毒所为也。盖桂枝加芍药汤,不仅治痢毒,只痛甚,或痢毒既解而痛不止之类,皆因固有之毒也。此方主之。

(2)桂枝加大黄汤

1)《类证活人书》载:关脉实,腹满,大便秘,按之而痛者,实痛也,桂枝加大黄汤。

2)《济阴纲目》载:治腹中寒热不调而大痛。

3)《方机》载:寒下已止,而大实痛者,桂枝加芍药大黄汤主之。

4)《类聚方广义》载:治痢疾发热恶寒、腹痛、里急后重。

5)《方舆輗》载:痢疾初起有表证,腹痛而里急后重不甚者用之。此表证比葛根汤证为轻。又,痢疾初起,用桂枝汤而腹痛稍剧者,宜用此方。又用于痢中之调理,其痛剧时,先用以和痛也。

6)《经方实验录》载:庆孙,起病由于暴感风寒,大便不行,头顶痛,此为太阳、阳明同病,自服救命丹,大便行而头痛稍愈。今表证未尽,里证亦未尽,脉浮缓,身常有汗,宜桂枝加大黄汤。川桂枝三钱,生白芍三钱,生甘草一钱,生川军三钱,生姜三片,红枣三枚。

2. 现代应用

(1)桂枝加芍药汤:本方近代主要用于治疗消化系统疾病。如曹氏治疗1例素有胃痛,近因情志不舒,又进生冷而致胃脘痛复发,按之似觉痛减,腹部作胀,食后尤甚,泛恶欲呕,嗳气纳呆,口干不欲饮者,拟桂枝加芍药汤调和脾胃,制肝舒挛。5剂药后,痛解胀消,进食如常。李氏报道1例平素胃肠衰弱,又患胃肠病,腹时痛,大便下利不爽,腹直肌微现拘挛,心下有振水音者服桂枝加芍药汤7剂后,腹痛下利即愈。周氏报道用本方治疗1例慢性痢疾,收到良好效果。病人患细菌性痢疾,未彻底治愈,缠绵变成慢性痢疾,大便不成形,有红、白黏液,每日3~6次,排便甚急而不爽,下重难通,伴腹痛肠鸣。曾服寒、热、补、涩之方剂,均未收效。切其脉沉弦而滑,舌红苔白。拟桂枝加芍药汤:桂枝9 g,白芍18 g,炙甘草9 g,生姜9 g,大枣12枚。服2剂,下痢减至日1~2次,照方又服2剂而痊愈。祝氏报道以桂枝加芍药汤为主方,加当归、肉苁蓉治疗1例大病后阴液大伤,大便秘结难解,10余日一行,纳甚少者,连服6剂,每日均有大便,食欲增,精神好转,随将原方药研末配蜜丸续服,以巩固疗效。贺氏亦用本方治疗1例素有便秘,复感风寒,病头痛发热,汗出恶风,微喘,大便5 d一行,腹部胀满时痛者,方拟桂枝加芍药汤少佐杏仁以调和营卫,兼通脾络、利肺气而获效。

(2)桂枝加大黄汤:本方现代主要应用于感冒腹痛、慢性肠炎及疹出不顺腹痛的治疗。如王氏报道1例感冒发热(38.3~38.4 ℃)3 d,身冷有汗,恶寒后则身热,经中西医治疗仍不愈,大便2 d未排,腹部胀满,舌苔薄黄,脉浮紧者,取桂枝加大黄汤加味:桂枝10 g,白芍12 g,甘草6 g,生姜10 g,大枣4枚,酒大黄9 g,麻黄10 g,杏仁10 g。服1剂后,汗出排便,热退身爽,服2剂诸症消失而愈。尉氏治疗1例西医诊断为慢性肠炎,脐腹部满痛已4年之久,近月腹痛加重,大便溏薄,3~4次/d,不思饮食,舌苔白腻,脉沉弦。治以温化寒湿,疏导气血。方拟桂枝加大黄汤加薏苡仁,水煎服。连服6剂后,腹痛除,大便正常,再进3剂,诸症皆去,随访2年未见复发。亦有报道治疗疹出不顺,伴腹满拘痛,二便不利者,服桂枝加芍药大黄汤后,疹收而病愈。

顾氏用本方治疗顽固性荨麻疹1例,疗效甚捷。病人荨麻疹反复发作已达5年之久,且愈发愈频,竟至没有间歇,经多方医治均无效。遍身有大小不等的疙瘩块,瘙痒无度,不能安睡。剧则恶寒甚,身必重裘,大便燥结难下,2 d 1次,腹微痛。处方:桂枝9 g,芍药9 g,甘草3 g,生姜9 g,大枣3枚,大黄9 g,全瓜蒌12 g,麻仁12 g。服药后约3 h,身痒渐止,疙瘩亦渐陷没,周身微汗,大便畅通,症状全部消失。随访未再复发。

【临证心悟】

桂枝加芍药汤多用于治疗胃脘疼痛、慢性痢疾、结肠易激综合征等属脾伤气滞络瘀者。桂枝加大黄汤多用于治疗慢性结肠炎、感冒腹痛、疹出不顺腹痛、痢疾腹痛等脾伤气滞络瘀较重,伴腹痛甚,或便秘者。

麻黄汤类方

麻黄汤方

【原文】

太阳病,头痛发热,身疼腰痛,骨节疼痛,恶风无汗而喘者,麻黄汤主之。(35)

太阳与阳明合病,喘而胸满者,不可下,宜麻黄汤。(36)

太阳病,十日以去,脉浮细而嗜卧者,外已解也。设胸满胁痛者,与小柴胡汤。脉但浮者,与麻黄汤。(37)

太阳病,脉浮紧,无汗,发热,身疼痛,八九日不解,表证仍在,此当发其汗。服药已微除,其人发烦目瞑,剧者必衄,衄乃解。所以然者,阳气重故也。麻黄汤主之。(46)

脉浮者,病在表,可发汗,宜麻黄汤。(51)

脉浮而数者,可发汗,宜麻黄汤。(52)

伤寒脉浮紧,不发汗,因致衄者,麻黄汤主之。(55)

脉但浮,无余证者,与麻黄汤。若不尿,腹满加哕者,不治。(232)

阳明病,脉浮,无汗而喘者,发汗则愈,宜麻黄汤。(235)

【方药】

麻黄三两,去节　　桂枝二两,去皮　　甘草一两,炙　　杏仁七十个,去皮尖

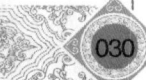

上四味,以水九升,先煮麻黄,减二升,去上沫,内诸药,煮取二升半,去滓,温服八合。覆取微似汗,不须啜粥,余如桂枝法将息。

【功用】

辛温发汗,宣肺平喘。

【方解】

麻黄汤是发汗解表之峻剂。本方以四味药成方,而配伍谨严,效速功卓。麻黄为君药,以其辛温发汗,解散风寒之力胜也,更有宣肺平喘之功,故为主病之药。桂枝辛温,为解肌祛风之要药,通达卫阳,祛邪外出,能协同麻黄增强发汗解表之力,是为臣药。杏仁降肺气,宣肺平喘,协同麻黄,功力显著,故为佐药。炙甘草益中焦,意在顾护汗源,更能调和诸药,故为使药。

因其发汗峻烈,所以服汤后无须啜热粥,只需温覆,使其微汗,不可令大汗淋漓。

【临证运用】

1. 后世医家对本方的应用

(1)《肘后备急方》载:麻黄汤治卒之气,气不复报,肩息。

(2)《玉机微义》载:麻黄汤治肺脏发咳,咳而喘息有声,甚则唾血。

(3)《眼科锦囊》载:麻黄汤治风热所侵,而眼目赤肿,生障翳。

(4)《类聚方广义》载:初生儿,有时时发热,鼻塞不通,不能哺乳者,用此方即愈。又治痘疮现点时,身热如灼,表郁难发,乃大热烦躁而喘,不起胀者。

(5)《伤寒论附翼》载:治冷风哮与风寒湿三气成痹等证。

(6)《中医眼科六经法要》载:谓凡目暴病太阳,白珠血丝作淡红,涕如清水,目漏如泉,畏光甚,无眵,两眉头痛者,寒也,麻黄汤主之。

2. 现代应用　麻黄汤在现代临床中被广泛用于各科病症的治疗,唯近期相关报道甚少,今以《伤寒杂病论汤方现代研究及应用》一书为主要依据,简要概述其应用情况。

(1)呼吸系统疾病:以恶寒发热、无汗咳喘、苔白脉浮为其辨证要点,临床常用治各类感冒、扁桃体炎、肺炎、支气管肺炎、支气管哮喘、百日咳、急性支气管炎等病。

(2)循环系统疾病:麻黄汤具有通调营卫、疏利气机的功效,临床上以寒凝表郁为特征的多种循环系统病症,如冠心病、高血压、胸痹胸痛、末梢循环障碍等,皆可在审明其病因病机的基础上,相机选用本方进行治疗。

（3）消化系统疾病：以卫闭营郁、气机不利为病理特征，以本方酌情化裁，可用治黄疸、习惯性便秘、膈肌痉挛等病症。

（4）神经、运动系统疾病：以肢痛、恶寒、脉紧、无汗、苔白为审证要点。临床常以本方加减治疗坐骨神经痛、肩周炎、关节炎、肌肉疼痛等。

（5）泌尿系统疾病：以卫遏营郁、气化不利导致津液敷布失调为辨证要点。临床常用本方治疗急性肾炎、慢性尿路感染、遗尿、尿潴留等病。

其他如妇科病症（乳腺炎、痛经、产后高热、妊娠中毒）、五官科病症（变应性鼻炎、慢性鼻炎、失声、急性结膜炎）、皮肤科病症（荨麻疹、风疹、皮肤瘙痒、银屑病）等。

【临证心悟】

麻黄汤作为发散风寒、宣肺平喘之著名方剂，组方严谨，功效专一，颇受历代医家之重视。因其发汗力量峻猛，仲景为之立禁森然。后世业医者亦每多顾虑，而致其用渐湮。然若得其法，用之合度，则每每效若桴鼓。上述应用情况实为此方之具体诠释。只要病机属于卫闭营郁而病性属寒者，均可酌情选用本方加减治疗。

麻黄杏仁甘草石膏汤方

【原文】

发汗后，不可更行桂枝汤，汗出而喘，无大热者，可与麻黄杏仁甘草石膏汤。（63）

下后不可更行桂枝汤，若汗出而喘，无大热者，可与麻黄杏子甘草石膏汤。（162）

【方药】

麻黄四两,去节　杏仁五十个,去皮尖　甘草二两,炙　石膏半斤,碎,绵裹

上四味，以水七升，煮麻黄，减二升，去上沫，内诸药，煮取二升，去滓，温服一升。本云，黄耳杯。

【功用】

清热宣肺，降气平喘。

【方解】

本方药味乃麻黄汤去桂枝加石膏而成，然剂量有别于前，是方麻黄增至

四两,杏仁减为五十个,炙甘草增至二两;加石膏者为半斤,药味之变化,而剂量之增减,故主意清晰,治法迥异,主证之不同。增麻黄乃不因发散风寒,而在宣肺平喘,然则麻黄辛温,于肺热不利,故用石膏半斤,辛甘大寒,是相反相成。两者配伍,则麻黄存其宣肺平喘之功,而不显辛温之弊;石膏大寒清热,随麻黄升散之性,直达病所,而无凝滞之患。杏仁宣降肺气而治咳喘,协同麻黄,其功尤佳,之所以减其量者,是麻黄增量在前,平喘之力胜于杏仁,故减量协同可也,可谓匠心独具。炙甘草和中缓急,调和诸药,增量行之者,一则安顿中宫,使祛邪而无后顾之忧,再则协调寒温之性,勿使偏弊也。

【临证运用】

1. 后世医家对本方的应用

(1)《寿世保元》以本方加细茶,名五虎汤,治外邪袭表而无汗之咳喘。又《幼科发挥》用五虎汤治寒化为热,闭于肺经,而见胸高气促,肺胀喘满,两肋扇动,陷下作坑,鼻窍扇张,神气闷乱之证。又《仁斋直指附遗》用五虎汤治喘急痰气。

(2)《张氏医通》用本方治秋气之咳嗽,卒然声不出者。

(3)《医学衷中参西录》用本方治疗痧疹不透,毒热内攻迫肺之闷喘。

(4)《伤寒论今释》谓本方之主证为烦渴喘咳,凡气管炎、支气管炎喘息、百日咳、白喉等,有烦渴喘咳之证者,皆可用之。

2. 现代应用

(1)内科疾病

1)呼吸系统疾病:感冒、流行性感冒、百日咳、白喉、支气管炎、支气管哮喘、肺炎等,咳喘,痰咳黄稠,或兼发热,口渴脉数,或舌红苔黄者。

2)消化系统疾病:慢性结肠炎,宣肺清热以调腑气。

3)泌尿系统疾病:膀胱炎如血尿、热淋、脓尿、小便失禁等。

(2)五官科疾病:鼻窦炎、鼻旁窦炎、鼻塞头痛、黄色脓样涕;急性结膜炎、角膜溃疡、化脓性角膜炎等,眼部具有红、肿、痛、畏光、流泪等症状,舌红苔黄者。

(3)皮肤病:风热所致的荨麻疹、玫瑰糠疹、皮肤瘙痒、幼儿风疹、接触性皮炎等,从肺论治,用此方治疗有很好的疗效。

(4)肛肠外科疾病:睾丸炎、疝病、痔疮、痔核和静脉炎等,伴咳嗽气急,甚则气喘、小便黄赤、舌红苔黄者,用此方亦有较好疗效。

(5)证治规律:艾氏等搜集了古今使用麻杏石甘汤的医案共 367 例,并对其进行了统计分析,揭示了本方的证治规律。①男女均可发病,以男性居多;各年龄组均可发病,15 岁以下儿童发病率最高;一年四季均可发病,但春、冬两季多见。②其诊断指标是：发热，咳喘，鼻煽，口干渴，烦躁，便燥，尿赤，舌红，苔黄，或黄腻、薄黄、黄白，脉数，或浮、或滑、或弦。诊断参考指标为呼吸短促、咽喉肿痛、麻疹隐现、痰黄稠、舌绛、脉细、小儿指纹青紫。③其病因多由感受外邪所致；基本病机为热邪壅肺，肺失肃降；证候特点多为热证、实证。④给药途径为水煎口服；临床用药常据症加减。⑤广泛用于多种疾病，较集中应用于感冒、肺炎、支气管炎、麻疹等。⑥其病程较短，疗程亦较短，疗效较佳，一般2~4剂即可痊愈；个别需要善后者，均用养阴润肺、行气健脾之品。

【临证心悟】

麻杏甘石汤原治汗下后，邪热壅肺之喘，其有清热宣肺平喘之功。后世医家广泛用以治疗风热型感冒、肺炎、支气管炎、结肠炎、痔疮、咽喉炎、麻疹、遗尿等疾病。如治疗的肺炎、支气管炎等病，是直承伤寒之旨，以肺热炽盛为要。至于其他疾病，则缘于肺之联属功能：其一，肺与大肠为表里，邪热壅肺，势必影响及大肠功能，故肠疾痔疮等而症见肺热者，必然此清则彼清；又肺合皮毛，热邪壅肺，伤其所合，而出现多种皮肤病，故清肃其肺，则肤疾何存，乃理之自然也。其二，肺主气，合自然之气与水谷之气而化生宗气，《灵枢·客邪篇》说："故宗气积于胸中，出于喉咙，以贯心脉行呼吸焉"，因此本方对热邪犯肺，上熏于喉咙诸疾，多有巧手。其三，肺为水之上源，若肺被热壅，水道失调，而致小便不利、肿满诸证者，清宣肺热，即所以通调水道。是以察本脏之虚实，兼顾其相互影响，则诸般疚难，尚可了然于胸。

大青龙汤方

【原文】

太阳中风，脉浮紧，发热恶寒，身疼痛，不汗出而烦躁者，大青龙汤主之。若脉微弱，汗出恶风者，不可服之。服之则厥逆，筋惕肉瞤，此为逆也。（38）

伤寒，脉浮缓，身不疼但重，乍有轻时，无少阴证者，大青龙汤发之。（39）

【方药】

麻黄_{六两,去节}　　桂枝_{二两,去皮}　　甘草_{二两,炙}　　杏仁_{四十枚,去皮尖}　　生姜_{三两,切}
大枣_{十枚,擘}　　石膏_{如鸡子大,碎}

上七味，以水九升，先煮麻黄，减二升，去上沫，内诸药，煮取三升，去滓，温服一升，取微似汗。汗出多者，温粉粉之。一服汗者，停后服。若复服，汗多亡阳遂虚，恶风烦躁，不得眠也。

【功用】

外散风寒,内清郁热。

【方解】

本方由麻黄汤倍重麻黄,减杏仁剂量加石膏、生姜、大枣而成。本方麻黄六两,与桂枝成三与一之比例,更有生姜为伍,则发汗之力峻猛,独盖群方。以太阳伤寒,外寒固闭,阳郁为热,不汗出而烦躁之证。必速发其汗,以解其固闭,为当务之急。外闭得解,内热方有宣泄之路,此为立意创方之主体。然则毕竟内热由生,烦躁显露,是不可率用辛温峻剂,而无所顾忌,故加石膏辛寒之品,清内热而无碍宣发之功。如此寒温并用,升降合度,则外寒得散而内热可消,无怪前人有喻为"龙升雨降"者。凡用汗法,必预为汗源计,何况峻汗,是以有炙甘草、大枣,调理中焦,资助汗源,则无后顾之忧。至于杏仁减量,一则本证未言喘逆如何,再则重用麻黄,其宣肺之力亦胜,故减杏仁量,亦无碍也。

本方分三服,一服之后,"取微似汗",可见发汗之力虽峻,而取汗之法不可令多,且须一服汗出邪解者,停后服。若汗出多者,温粉扑之,意在邪解而正不伤也,否则汗多亡阳,遂转为虚证,而见恶风,烦躁不得眠等。关于"温粉",前谓炒温之米粉,功能止汗,于考证无误。兹择后世有关外用止汗方,以备临证之需。①唐代孙思邈《备急千金要方》温粉方:煅牡蛎、生黄芪各三钱,粳米粉一两,共研细末,和匀,以稀疏绢包,缓缓扑于肌肤。②《孝慈备览》扑身止汗法:麸皮、糯米粉二合,牡蛎、龙骨二两,共为极细末,以疏绢包裹,周身扑之,其汗自止。

【临证运用】

1. 后世医家对本方的应用

(1)《济阴纲目》载:大青龙汤加黄芩,治寒疫头痛身热,无汗恶风,烦躁者,此方主之。

(2)《类聚方广义》载:治麻疹脉浮紧,寒热、头眩、身体疼痛、咳喘、咽痛、不汗出而烦躁者。

(3)《类聚方广义》载:治眼目疼痛,流泪不止,赤脉怒胀,云翳四围,或眉棱骨疼痛,或头痛耳痛,又治烂睑风,涕泪稠黏,痒痛甚者,俱加苓芐。

2. 现代应用 大青龙汤解表清里,其发汗力量较之麻黄汤更甚,现代临床每多用治表闭无汗明显且兼里热者。其药效峻猛,难以适度掌握,因之临床大样本观察报道鲜见,其应用多以个案形式见诸报刊。

（1）发热性疾病：流感行性感冒、流行性乙型脑炎、流行性脑脊髓膜炎、麻疹、小儿夏季外感高热等，恶寒，无汗，头身痛，烦躁不寐，苔白，浮紧稍数。

（2）咳喘：肺炎、支气管炎、支气管哮喘、肺气肿、胸膜炎所致的咳喘、发热而无汗者。

（3）浮肿：急性肾炎、产后浮肿，以无汗、浮肿、肢体困重为特征。

（4）急性眼病：结膜炎、沙眼、角膜溃疡、风眼（淋毒性结膜角膜炎）等，疼痛明显者。

（5）其他：如荨麻疹、变应性鼻炎，若病机属外寒里热者，也可用大青龙汤治疗。亦有用治鼻衄、汗腺闭塞症、风湿性关节炎者。

【临证心悟】

根据大青龙汤外散表寒、内清郁热之功，现代多运用此方治疗支气管哮喘、汗腺闭塞症、鼻衄、慢性肾盂肾炎、风湿性关节炎等疾病。以外有表寒、里有郁热为辨证要点。由于本方为发汗之峻剂，其力较麻黄汤更强，故也用于表证见高热而无汗者。

小青龙汤方

【原文】

伤寒表不解，心下有水气，干呕发热而咳，或渴，或利，或噎，或小便不利、少腹满，或喘者，小青龙汤发之。（40）

伤寒，心下有水气，咳而微喘，发热不渴。服汤已渴者，此寒去欲解也。小青龙汤主之。（41）

【方药】

麻黄去节　芍药　细辛　干姜　甘草炙　桂枝各三两,去皮　五味子半升　半夏半升,洗

上八味，以水一斗，先煮麻黄，减二升，去上沫，内诸药，煮取三升，去滓，温服一升。若渴，去半夏，加瓜蒌根三两；若微利，去麻黄，加荛花，如一鸡子，熬令赤色；若噎者，去麻黄，加附子一枚，炮；若小便不利，少腹满者，去麻黄，加茯苓四两；若喘，去麻黄，加杏仁半升，去皮尖。且荛花不治利，麻黄主喘，今此语反之，疑非仲景意。

臣亿等谨按，小青龙汤，大要治水，又按《本草》，荛花下十二水，若水去，利则止也。又按《千金》，形肿者应内麻黄，乃内杏仁者，以麻黄发其阳故也。以此证之，岂非仲景意也。

【功用】

辛温解表,温化水饮。

【方解】

本方从药物组成来看,是由麻黄汤、桂枝汤合方(剂量与原方小,与桂枝麻黄各半汤相去甚远)去杏仁、生姜、大枣,加干姜、细辛、半夏、五味子而成,意在辛温解表,以散外感之风寒;辛散温化,而蠲内停之水饮。麻黄为本方主药,有发汗、平喘、利水之功,是一物而三任也。又与桂枝为伍,则增强通阳宣化之效。桂枝与芍药相配,调和营卫。干姜、细辛,大辛大热,散寒宣肺,化痰涤饮。五味子敛肺止咳,而不使麻桂姜辛等升散太过。大凡外感咳嗽,多忌芍药、五味子之类,恐其敛邪不散,致生他变,而本方有此二味,当知其与麻桂姜辛等同用之妙,是开阖适宜,升降得法,对外寒内饮之证,尤为相宜。半夏降逆化饮,与上述诸药相配,其功更著。甘草和中,又能调和诸药。还须看到,甘草配干姜,即甘草干姜汤,为温脾肺、祛寒邪、化水饮之良方,《伤寒论》第29条及《金匮要略·肺痿肺痈咳嗽上气病脉证治第七》均有论述。

对于本方的加减法,疑点较多,后世颇有争议。一般可作如下理解:渴为津液不足,故去温燥之半夏,加天花粉生津止渴;下利加芫花,逐水止利;噎加附子温阳散寒;小便不利、少腹满,加茯苓与桂枝相伍以化气利水;喘者加杏仁以降气平喘。这些或然证的产生,是由水饮所致,而非外寒造成,故都去辛散之麻黄。

小青龙汤与大青龙汤均由麻黄汤加减衍化而来,都是表里两解之方,但小青龙汤重在温散寒饮,以治疗咳喘;而大青龙汤以发汗为主,发汗散寒兼清郁热而除烦。

【临证运用】

1. 后世医家对本方的应用

(1)《备急千金要方》载:小青龙汤治妇人霍乱呕吐。

(2)《医学之要》载:治脚气上气喘息,初起有表邪者,本方加槟榔。

(3)《伤寒来苏集·伤寒论附翼》载:此方又主水寒在胃,久咳肺虚。

2. 现代应用 小青龙汤在现代临床上主要用以治疗多种呼吸系统病症。如发热或无热咳喘、流行性感冒、急慢性支气管炎、支气管哮喘、肺气肿、肺源性心脏病、大叶性肺炎、结核性胸膜炎、慢性鼻炎等。

以小青龙汤加减治疗老年慢性支气管炎急性发作134例,基本方为麻黄、细辛、五味子、杏仁、法半夏、黄芩、白芍、佛耳草、黛蛤散、干姜、紫石英，并随证加减。结果临床治愈 68 例，有效 54 例，无效 12 例，有效率达 91.1%。而对照组用法夏素治疗 34 例，有效率仅 46.17%。通过测定用力呼气肺量图平均通过时间(MTT)和用力呼气肺量图部分平均时间(MTTP)来观察加味小青龙汤对虚寒性慢性支气管炎、慢性阻塞性肺气肿小气道的变化，其治疗 62 例，随机分为治疗组和对照组。治疗组用小青龙汤加味，对照组用抗生素，喘重者配氨茶碱。结果症状改善率分别为 87.1% 和 54.9%（$P<0.05$）；临床控制率为 25.8% 和 6.45%（$P<0.05$）；治疗组治疗前后 MTT、MTTP 比较，$P<0.01$；对照组 MTT、MTTP 治疗前后比较，$P<0.05$，说明本方疗效优于对照组。

以 16 岁以上、秋季必发、不合并严重肺部感染、无严重肺气肿和肺源性心脏病的支气管哮喘病人 30 例为观察对象，以小青龙口服液进行治疗。结果临床控制 2 例，显效 9 例，有效 15 例，无效 4 例，总有效率为 86.7%。其中 22 例外源性哮喘病人显效以上 10 例(45.5%)，而内源性或混合型 8 例中显效以上占 12.5%，两组比较，有显著差异，说明本方治疗外源型哮喘疗效优于其他两型。

以本方为主治疗小儿支气管肺炎 102 例，并设立对照组 50 例。两组均用抗感染、对症平喘退热等常规治疗，观察组加用小青龙汤。结果两组患儿均痊愈，但观察组治疗时间最短 5 d，最长 8 d，平均 6.2 d；对照组最短 7 d，最长 16 d，平均 9 d。两组治疗时间比较有显著差异。而另一研究报道，治疗组采用西药合小青龙汤加味，对照组仅用西药治疗，共观察治疗小儿喘憋性肺炎 362 例。结果治疗组有效率为 84.0%，显效率为 71.3%；对照组 211 例，有效率为 76.8%，显效率为 58.8%，两组比较 $P<0.01$。

以小青龙加葶苈子为基本方，并据证加味，治疗结核性渗出性胸膜炎 35 例。结果：服 7 剂后胸腔积液全部消失者 10 例，消失 75% 者 14 例，消失 50% 者 5 例，消失 25% 者 6 例，胸闷、气促症状均有不同程度减轻，25 例体温正常，10 例仍有低热。再服 4 剂后，胸腔积液全部消失者共 30 例，余 5 例胸腔积液消失 75%。

以本方治疗 17 例常年变应性鼻炎病人，其中重度 11 例，中度 6 例。全部病人连续服用小青龙汤 4 周，停用其他药物。结果总体改善率为 64.7%，发作性喷嚏、鼻塞、流涕的改善率为 68.8%，日常生活障碍改善者未过半数；鼻镜检查鼻黏膜肿胀、水性分泌量显著改善，达 68.8%；仅 1 例出现轻度胃痛。病人对本方评价良好者占 66.7%。而另一观察报道亦显示，本方治疗 50 例变应性鼻炎，结果显效 25 例，有效 18 例，无效 7 例，总有效率达 86%。

小青龙汤有其卓越的宣肺散寒、平喘止咳功效，除广泛用治呼吸系统病症外,亦常可用治其他一些病症。如慢性胃炎、幽门不全梗阻之水饮内停、病态窦房结综合征、肾病综合征、风湿性关节炎、结肠过敏、老年遗尿、失声、麻疹及百日咳等,以寒束饮停为其审证依据。

用小青龙汤加味治疗病态窦房结综合征 34 例,并设对照组 30 例,以山莨菪碱、东莨菪碱等治疗。结果中药组窦性心动过缓显效 20 例,窦房传导阻滞显效 9 例,交界心律显效 1 例,慢-快综合征显效 1 例,总有效率为 91.1%;而对照组分别为 14、3、2、0 例,总显效率仅为 63.3%。5 年随访 41 例,中药组晕厥发生率为 3.6%,对照组为 8.4%;固有心率测定阴转率中药组为 84.8%,对照组为 64.6%;说明中药组远期疗效明显优于对照组。中药组治疗前后超声心动图测定发现,治疗后心搏量轻度增加,心输出量、心脏指数明显增加($P<0.01$),并且其 PEP/LEVT 指标明显改善,几乎恢复正常($P<0.001$)。研究者据此认为,本方具有提高整体功能、去除病理产物,进而达到调节和恢复心脏局部功能的目的,其疗效明显优于对照组。

以本方加味治疗尿路感染 8 例,全部病例均经尿检确诊。基本方为小青龙加茯苓、泽泻;气虚者酌加党参、北芪。结果全部治愈,服药最少者 3 剂,最多者 12 剂,平均 8 剂。

以小青龙汤配合脱敏治疗药物过敏 86 例,并设西药对照组(对证支持疗法)88 例。结果两组分别近期治愈 83 例(90.5%)、62 例(70.05%),$P<0.01$;有效者分别为 2 例和 21 例;无效者分别为 1 例和 5 例。随访 2 年,两组用致敏药物时,复发者分别为 10 例和 74 例($P<0.01$)。嗜酸性粒细胞和免疫球蛋白观察,中药组治疗前后自身对照及治疗后两组比较,均有显著差异($P<0.01$,或 $P<0.05$)。而对 27 例结肠过敏病人,以小青龙汤提取物 7.5 g,每日 2 次,饭后口服,有效率达 80%。

【临证心悟】

本方为散寒蠲饮之名方,仲景以之治疗表寒里饮及溢饮支饮诸症,由此而知,本方长于温阳化气蠲饮,而并不以解表散寒为其功用之重心。是以饮邪兼表者可用,而绝无表寒纯为寒饮在里者,亦是其适用之证。古今运用之例,反映了其方所主之重心当是肺系,现代临床将广泛用于呼吸系统病症的治疗,取得了满意效果。

麻黄细辛附子汤方

【原文】

少阴病,始得之,反发热,脉沉者,麻黄细辛附子汤主之。(301)

【方药】

麻黄_{二两,去节}　细辛_{二两}　附子_{一枚,炮,去皮,破八片}

上三味,以水一斗,先煮麻黄,减二升,去上沫,内诸药,煮取三升,去滓,温服一升,日三服。

【功用】

温经解表。

【方解】

方中麻黄解表邪,附子温肾阳,细辛气味辛温雄烈,佐附子以温经,佐麻黄以解表。三药合用,于温经中解表,于解表中温阳。本方虽为少阴太阳两感而设,但因其主要作用是温经通阳散寒,故凡属寒邪痹阻,阳气失展的病证,用之多有良效,并不限于少阴太阳两感。

【临证运用】

1.后世医家对本方的应用

(1)《医贯》载:有头痛连脑者,系少阴伤寒,宜本方不可不知。

(2)《证治准绳》载:麻黄附子细辛汤,治肾脏发咳,咳者腰背相线而痛,甚则咳涎。又治寒邪犯脑齿,致脑齿痛,宜急用之,缓则不救。

(3)《张氏医通》载:暴哑声不出,咽痛异常,卒然而起,或欲咳而不能咳,或无痰,或清痰上溢,脉多弦紧,或数急无伦,此大寒犯肾也。麻黄附子细辛汤温之,并以蜜制附子含之,慎不可轻用寒凉之剂。又:脚气冷痹,恶风者,非术附麻黄并用必不能开,麻黄附子细辛加桂枝、白术。

(4)《十便良方》载:指迷附子细辛汤(即本方加川芎、生姜)治头痛,痛连脑户,或但额头与眉相引,如见所吹,如水所湿,遇风寒则剧,常欲得热物熨,此是风寒客于足太阳之经,随经入脑,搏于正气,其脉微弦而紧,谓之冷风头痛。

(5)《兰室秘藏》载:少阴经头痛,三阴三阳经不流行,而足寒气逆为寒厥,其脉沉细,麻黄附子细辛汤为主。

(6)《医经会解》载:若少阴证,脉沉欲寐,始得之,发热,肢厥,无汗,为表病里和,当用正方,缓以发汗。若见二便闭涩,或泻赤水,谓之有表复有里,宜去麻黄,名附子细辛汤,仍随各脏见证加药,房欲后伤寒者多患前证。

(7)《方函口诀》载:此方解少阴表热。一老人咳嗽吐痰,午后背洒淅恶寒,后发热微汗不止,一医以为阳虚恶寒,与医王汤(即补中益气汤)不效。

服此方五贴而愈。

（8）《皇汉医学》载：治痘证误治伤阳变证。一病人，年甫五岁，病痘初发，予葛根加大黄汤，自第三日放点，至第四日痘皆没，但欲寐，绝饮食，脉沉，热除，宛如少阴之病状也。沉脉之中，犹觉神存，乃予本方，翌日痘再透发，脉复，气力稍增，是起胀灌脓，顺候也，结痂而愈。因思此儿本无热毒，不过寻常之痘，以多用葛根加大黄汤，发汗过多，大便微溏，致有此变。

（9）《医学衷中参西录》载：此方若少阴病初得之，但恶寒不发热者，亦可用。

（10）《伤寒论方解》载：凡外感病，恶寒发热，寒多热少，胸满喘咳，痰稀而冷，舌苔水滑，脉沉细者。又虚寒性头痛，咽痛，用本方亦有效。

2. 现代应用　麻黄细辛附子汤系治少阴里虚、复感风寒之邪而致的太少阴两感证，可有脉沉、欲寐、四肢不温的里虚见证，亦可有发热、恶寒的表证。现临床多用于感冒、哮喘、经性头痛、心脏病、高血压等疾病。邓文龙认为：方为温阳发表利水峻剂，凡属肾阳不足，寒邪外袭者，均可加减而用之。近主要用于感冒、流行性感冒、支气管炎以及急性肾炎初期等病而有阳虚表寒现象者，另也用于血管神经性浮肿、肾炎水肿、关节风湿病、神经痛、腰痛、变应性鼻炎发作期等呈寒证或痰湿表现者。黄宏仁等更谓："《伤寒论》麻黄附子细辛汤旨在温经散寒，扶正祛邪，助阳解表，于扶阳中促进解表，于解表中不伤阳气，用以治疗少阴本虚外感寒邪的太少两感证，最为合拍。近代本方有用于治疗暴哑、久痰、咽痛、麻疹并发肺炎等，皆获良效……除仲景所载之证外，不论内外妇儿各科杂病，凡属少阴本虚兼感寒邪所致各证，均可用本方随证加味，疗效显著"；并谓："运用本方，不必拘泥于'少阴病，始得之，反发热，脉沉者'诸证齐备，只要抓住'少阴本虚，外感寒邪'这个病因病机，临床见恶寒重，或发热，或不发热，神倦，舌苔白滑，或舌质胖大，脉沉细或脉弱者，都可大胆使用。"

（1）呼吸系统疾病：常用于感冒、支气管哮喘、慢性支气管炎、肺气肿及肺气肿合并感染、肺胀、间质性肺炎等。以发热、恶寒、咳、喘、苔白、脉沉等为主审证要点。曹氏用该方治疗阳虚复感风寒之久咳30例，均获良效。闫氏等曾治一女性病人，有咳喘病史20年余，每年秋冬季咳喘难平，近日受凉病情加重，诊见面色灰滞，头痛，恶寒，无汗，咳喘，咳清稀痰，呼多吸少，动则尤甚，四肢欠温，舌淡苔白，脉沉细。辨证：肾不纳气，风寒犯肺，治宜温肾纳气，解表平喘。处方：细辛3 g，附子20 g，杏仁10 g，半夏、陈皮各12 g，茯苓20 g，炙麻黄、甘草各9 g。煎服2剂，表证解，咳喘减。上方麻黄改为6 g，加黄芪20 g，五味子、紫河车（冲）各10 g。煎服5剂，诸症悉平。傅氏治一妇性病人，患哮喘10年，每因寒冷或气候骤变而发病，此次因劳动汗出着凉而起，诊见恶寒无汗,呼吸急促,喉中有哮鸣音,胸闷,咳痰清稀,舌苔白滑,脉象沉迟。证属少阴阳虚,复感外邪,寒痰壅肺。处方:细辛 3 g,麻黄、附子(先煎 30 min)各 10 g。煎服 2 剂后哮喘见平,诸症亦退。后以金匮肾气丸加味调治而愈。另外,张氏曾以麻黄细辛附子汤加味治疗肺气肿(肺胀);日本人岗田道三曾以麻黄细辛附子汤治疗自发性气胸获效,并谓该病人 3 次出现自发性气胸,3 次均用麻黄细辛附子汤获效。

(2)循环系统疾病:常用于病态窦房结综合征、冠心病右束支传导阻滞、心律失常性冠心病、病毒性心肌炎后遗症、风湿性心脏病心房颤动并发循环障碍、窦性心动过速、高血压等。以胸闷、心悸、头昏、短气、无力或胸痛、舌淡、苔白、脉沉等为审证要点。杨氏用麻黄附子细辛甘草汤治疗 5 例病态窦房结综合征,均有明显的迟脉,或沉迟、沉迟而细,个别有结代脉,用上方 1 个月,有效 4 例。刘氏以克山灵(即麻黄附子细辛汤加干姜为细末)防治急性克山病阳虚型。法氏以本方加味治疗心房颤动并发循环障碍 2 例,均愈。江氏用本方加黄芪治疗心动过缓 1 例,心率 34 次/min,证属心肾阳虚,寒凝血脉。服药 5 剂,心率 48 次/min。连服 1 d,心率达 55~65 次/min,余症消失。另外,吴氏用本方加萸肉、白术治疗高血压(眩晕)有效;郭氏用本方治疗低血压获效,并谓:"经查文献而知:麻黄中的主要成分为麻黄碱,能收缩血管,升高血压,作用缓慢而持久;细辛煎剂也有升压的作用;附子具有明显的强心作用。郭氏以麻黄附子细辛汤治疗原因不明的低血压,7~15 剂为 1 个疗程,一般均可收到满意效果。"

(3)泌尿系统疾病:常用于急性肾炎、慢性肾炎急性发作、肾绞痛、遗尿、癃闭等。以腰痛、肢冷、尿液清长、脉沉为审证要点。洪氏 1984 年以来用本方治疗肾绞痛 12 例,均获奇效。12 例中男 5 例,女 7 例;15~20 岁 10 例,50 岁以上 2 例,均有尿路结石史。其中:肾结石 9 例,输尿管上端结石 3 例;结石史半年至 1 年者 2 例,1~4 年者 10 例;肾绞痛发作在 1.5~2.0 h 者 5 例,2 h 以上者 7 例;既往止痛有用哌替啶者 10 例。临床均见腰痛剧烈、牙关紧咬、四肢发冷、头汗出、躯体无汗、脉沉弦。有数例伴畏寒或寒战,肾区明显叩痛,或痛不可触。药有麻黄、细辛各 6 g,附子 15 g。武火急煎,去上沫,温顿服之。若不效,半小时后再煎服。12 例均在进药半小时后痛减,1 h 内疼痛消失。本方对痛势越重、越急者,效果越快、越好。若肾绞痛已解除,欲用其排石,或虽为结石而致腰痛,但痛不甚剧、四肢不冷者,用本方无效。沈氏曾以本方治疗肾炎急性发作呈内虚表实者有效。周氏用本方加味治疗肾积水有效。

(4)神经系统疾病:常用于坐骨神经痛、血管神经性头痛、神经性头痛、肋间神经痛、肌肉神经痛等。以疼痛、舌淡、苔白、脉沉等为审证要点。宋氏介绍用麻附细辛汤加味治疗三叉神经痛有效，近年来用本方加味治愈三叉神经痛 20 例，经随访多未复发。如唐某，女，54 岁，自诉突患左侧头痛阵发性加剧，西医诊断为三叉神经痛，曾服中西药物均无效。诊时病人左侧头痛有爆裂感，流泪淌涕，局部手不能触，十分痛苦，纳食一般，头目昏晕，面色萎黄，苔薄白，脉弦细。此为素体虚弱，复受风寒，闭塞清阳，不通则痛所致。治宜温经通络止痛。处方：麻黄、淡附子、细辛、川芎、炒僵蚕各 9 g，龙胆草 15 g。煎服 3 剂后，痛缓而发作次数明显减少。继用前方加减，共服 9 剂痊愈。5 年后随访未复发。陈氏以本方合芍药甘草汤治愈多例寒象偏盛的坐骨神经痛。余氏用本方加减治疗原发性周围性面神经麻痹 132 例，其中男性 38 例，女性 94 例；发病 1 周之内者 78 例，1～2 周者 54 例；年龄最小者 1 岁，最大者 72 岁。其结果，治愈率 89.4%，总有效率占 97.7%。基本方：麻黄、附子各 10 g，细辛 6 g，薏苡仁 20 g，白术、黄芪各 30 g，当归、代赭石各 15 g，甘草 5 g。风胜者，加防风、僵蚕；寒胜者，去当归、黄芪，加桂枝、羌活；湿胜者，加苍术、防己；病久者，选用全蝎、牡蛎、白芍、石决明、木贼、地龙、乌梢蛇等。水煎服。另外，陆氏用本方加味治愈 1 例血管性头痛；赵氏用本方小剂治疗发作性运动神经麻痹症有效。

(5)运动系统疾病：常用于四肢疼痛、腰痛、脱疽、阴疽（多发性肌肉深部脓肿、脓毒血症）、穿踝疽（化脓性踝关节炎）、附骨疽（急性骨髓炎）、委中毒（化脓性淋巴结炎）、腰肌炎、骨质增生、肥大性关节炎等。以肢体疼痛、活动不便、舌淡、苔白等为审证要点。张氏用本方治疗初期脱疽病 21 例。其中男 19 例，女 2 例；最小者 23 岁，最大者 84 岁；病程最短者 3 个月，最长者 8 年。全部病例均下肢患病，单侧 19 例，双侧 2 例。药用制附子 60 g，细辛 6 g，麻黄 10 g。以水 1500 mL，先煮附子减至 1000 mL（约 2 h），再纳细辛、麻黄，煮取 300 mL（约 30 min），早晚 2 次分服。结果：15 例治愈，4 例好转，2 例无效。如王某，男，29 岁，1983 年 1 月 12 日就诊，右脚小趾、第四趾麻木、冷痛 1 年余，夜间发作性加剧，肢体血流图显搏动性血流量减少。诊见右肢足背略红紫，小趾、第四趾各有一小青紫硬斑，局部拒按。足背动脉不能触及，右腿明显寒凉，抬高试验阳性。舌苔薄白，脉沉细。证属寒凝络痹，血行不畅。治宜温经散寒通络。予麻黄细辛附子汤。煎服 5 剂后痛减，8 剂后足温。后隔日 1 剂，15 剂而愈，迄今未复发。另外，郭氏用本方加味治疗类风湿关节疼痛有效。余氏用本方加味治疗风湿性关节炎 85 例有效。张氏报告以当归四逆汤合麻黄附子细辛汤治疗血栓闭塞性脉管炎有效。

(6)皮肤科疾病：常用于荨麻疹、全身奇痒症、带状疱疹、皮肤瘙痒等。以发热、恶寒、皮肤或痒或痛等为审证要点。周氏用本方治疗皮肤瘙痒有效。

(7)妇科疾病：常用于乳腺结节、乳腺炎、乳房胀痛、带下等。以恶寒、发热、疼痛、舌淡、苔白、脉沉细等为审证要点。邓氏用本方治疗素体阳虚而寒邪凝滞所致之乳腺炎,常加桂枝、川芎、通草、甲珠、干姜,治疗 20 余例,效果较满意。

(8)五官科疾病:常用于变应性鼻炎、暴盲、涕泪不止、面神经麻痹、咽痛、失声、齿龈肿痛、慢性肥厚性咽炎、面神经麻痹等。刘氏用本方加味治愈喉痹 1 例。坂东氏用本方治疗变应性鼻炎多取得良好效果。他选择了初诊及在外院已治疗过的两组变应性鼻炎病人进行对照试验,发现该方治疗效果好且无副作用,服后 5~10 min 出现效果,自觉症状消失,持续 3~4 h。他认为麻黄细辛附子汤治疗变应性鼻炎主要在于通阳散寒化饮之功。龚氏亦曾以本方加苍耳子、辛夷治疗变应性鼻炎获效。张氏曾以本方加味治愈一"七窍奇痒"病。

本方在其他方面的应用有高热无汗、前额头痛、寒痹、脚挛急、脚跟痛、阳痿等凡符合该方审证要点者即可用本方。李氏将本方用于阳虚寒邪内侵所引起的各种病症,用本方的指征为恶寒、肢冷、无汗、舌淡、脉沉细。临床可加减用于治疗感冒、慢性支气管炎、支气管哮喘、百日咳、风湿性关节炎、某些急腹症如肠梗阻等。现代药理研究认为本方有消炎、解热、解痉止痛、强心利水等作用。陈氏认为本方主要作用是温经通阳,不但温阳散寒,而且温经除痹。临床运用的范围很广,并不限于少阴兼表证,也不一定有发热,反复发作的风寒头痛、风寒齿痛、关节痛、嗜睡症等使用本方均有良效。陈氏曾以本方加味治愈 1 例危重的暗痱证。

【临证心悟】

麻黄细辛附子汤为温阳发表之峻剂,由于仲景论述简要,加之药物峻猛,运用若只从两感入手,就局限了运用范围,细审仲景冠"少阴病"三字有着深远的意义,临床中必从方证病机和药物的协同分析予以推敲,才能扩大此方的运用范围。

从脏腑关系看,少阴统括心肾,兼水火二气,水能克火,故易从寒化,若肾阳素虚,盛受外邪,则表现出本虚标实之证。故辨证为肾阳不足,寒邪外袭之证皆可以此方加减施治。仲景虽指出"脉沉""发热"之症,仅是此方治症之一。在临床中,往往出现有脉沉,无发热,或有发热,无脉沉者,或脉迟,或浮大无力等,甚至无此二症者,只要辨其为本虚标实之证,不受中西医各种病名所限,投之可收异病同治之效。

不同药物的配伍及煎服法,则可起到不同的作用,三药均为峻烈之品,有"有汗不得用麻黄"之说,"细辛不过钱"之论,细审仲景之论,"汗出而喘,无大热者"用"麻杏石甘汤"治疗,实乃有汗用麻黄之例。此说不能作凭,要以临证病机为主。考仲景细辛用量,常用二三两之间,计算合现在 12～15 g,在临床中观察,少用有温经散寒之功,多则有下通肾气、内化寒饮之效。入煎剂内从未出现过中毒的表现。虽大剂用麻黄,仅为微汗出,对于四肢病变,则有通其经,温四肢,直达病所之功。

要提高疗效,尚需注意药物的煎服法,论中云:"以水一斗先煮麻黄,减三升,去上沫,内诸药,煮取三升,去滓,温服一升,日三服。"仲景谓之去上沫者,乃谓其所浮之沫发散过烈。

麻黄附子甘草汤方

【原文】

少阴病,得之二三日,麻黄附子甘草汤微发汗。以二三日无证,故微发汗也。(302)

【方药】

麻黄_{二两,去节}　甘草_{二两,炙}　附子_{一枚,炮,去皮,破八片}

上三味,以水七升,先煮麻黄一两沸,去上沫,内诸药,煮取三升,去滓,温服一升,日三服。

【功用】

温经微汗。

【方解】

麻黄附子甘草汤为麻黄细辛附子汤去细辛加炙甘草而成。因病情比较轻缓,故去辛窜之细辛,加甘缓之炙甘草。方中麻黄解表邪,附子温肾阳,炙甘草之用,既可扶中益气,又可缓麻黄之发散,以求微微得汗而解,不致过汗,使之成为温阳解表,微发汗而又不伤正气的平和之方。

【临证运用】

1. 后世医家对本方的应用

(1)《千金翼方》载:麻黄汤,其药味与本方全同,治"风湿水疾,身体面目肿,不仁而重""皮水用之良"。

(2)《卫生宝鉴补遗》载:病人寒热而厥,面色不泽,冒昧,两手忽无脉,或一手无脉,此是将有好汗,宜用麻黄附子甘草汤以助其汗,汗出则愈。

(3)《张氏医通》载:风气为病,发其汗则已,即脉沉无他病者,用麻黄附子甘草汤荡动其水以救肾邪。

(4)《吴鞠通医案》载:治水肿案:某患水肿,陈医予麻黄附子甘草汤未效。吴诊之,乃复开此方。吴氏云:陈医之方恐麻黄伤阴,必用八分;附子护阳,用至一钱,以监麻黄;又恐麻黄、附子皆剽悍药,甘草性平用一钱二分,以监制麻附。服一无汗,改用八味丸,八味丸阴柔药多,故当无效。于是,吴用麻黄去节二两,附子大者一枚得一两六钱,少麻黄四钱,让麻黄出头,上药煎成五饮碗,先服半碗,得汗止后服,不汗再服,以汗为度。因尽剂未汗,仍用原方分量一剂,煮如前法,并加服鲤鱼汤助药力,二贴服完,脐上肿消。后以五苓散并调理脾胃,意凑全功。

(5)《方极》载:麻黄附子甘草汤,治麻黄甘草汤证,而恶寒,或身微痛者。

2.现代应用

(1)治心血管疾病:瘳氏以本方治疗肺源性心脏病属肾阳虚者。程氏用本方治疗心律失常型冠心病,认为冠心病心律失常往往具有心悸、气短、汗出、胸闷等心气、心阳不足的病机,每以虚寒为多。冠心病出现心动过缓时,在麻黄附子甘草汤的基础上加入人参、黄芪之类,效好。如冠心病合并低血压,则加入桂枝甘草汤主之;如冠心病出现心律失常,本方合炙甘草汤加减治之,疗效显著。杨氏等报道本方再加入细辛成麻黄附子细辛甘草汤,治疗病态窦房结综合征 5 例,其中冠心病 3 例,病毒性心肌炎后遗症 2 例,均有明显之脉迟、迟缓或沉迟而细,个别还有结代脉。结果经治后心律转为正常,症状基本消失,平均心率增加 10 次/min 以上,伴阿托品试验转阴者 2 例,显著改善者 1 例,改善者 1 例,无效者 1 例。

(2)治肾病:江氏谓本方既可温经发汗,又可振阳逐水。近年来,临床有报道用本方治疗肾炎获得一定疗效。曹氏曾以本方加味治疗水肿病获效,病人全身浮肿已 4 个月余,腰以下肿尤甚,按之凹陷不起。腰痛酸重,溲少,便秘,四肢厥冷,面色灰暗。舌质胖色淡,苔白,脉沉细尺弱。盖肾主水,真阳虚衰,水所泛滥,流布四肢。治宜温阳利水,遵仲景法。方用:麻黄 4.5 g附子 9 g,甘草 5 g,黑豆 30 g,车前子 12 g。服 8 剂后浮肿尽消,腰冷已除,食纳转正。予金匮肾气丸缓图善后。

(3)治咽痛:彭氏治一男性病人,咽部灼热、疼痛不适,西医诊为咽炎,服用抗生素及清热解毒、滋阴润燥类中药效不显。症见:咽喉疼痛,自觉牙龈肿痛,口唇内外灼热干燥,头晕重痛,身倦无力,精神不振,舌淡苔腻,脉沉弱,咽部不红不肿,齿不动摇,牙龈也不红肿,扪之口唇不热,舌润多津。证系起于风热,过用苦寒,使真阳受损,火不归原,虚阳上浮。投以麻黄附子甘草汤和三物白散加枳实、桔梗、薏苡仁,温经通阳,降逆散结。用 10 剂后病愈。停药观察 3 个月,未见复发。

【临证心悟】

本方组方意义与麻附细辛汤大同小异,温阳发汗是其同,而较之麻附细辛汤,则温散之力减而温补之性胜。故而其临床运用与麻附细辛汤基本相同而略有所异。其微妙之处,学者可于前述之诸运用实例,结合麻附细辛汤证条下之相关内容推求之。设若更能于临证实践中悉心体会,必能悟其真谛。

葛根汤类方

葛根汤方

【原文】

太阳病,项背强几几,无汗恶风,葛根汤主之。(31)
太阳与阳明合病者,必自下利,葛根汤主之。(32)

【方药】

葛根四两　　麻黄三两,去节　　桂枝二两,去皮　　芍药二两　　甘草二两,炙　　生姜三两,切
大枣十二枚,擘

上七味,以水一斗,先煮麻黄、葛根,减二升,去白沫,内诸药,煮取三升,去滓,温服一升。覆取微似汗,余如桂枝法将息及禁忌。诸汤皆仿此。

【功用】

辛温解表,升津舒经。

【方解】

本方由桂枝汤减轻桂枝、芍药剂量,加麻黄、葛根而成。其方以葛根为主药,性味甘辛微凉,有解肌退热之功,常与解表剂发挥协同效应;能升津液,舒经脉,以疗项背拘急;能入脾胃,升发清阳而止泻利。桂枝汤中减少桂枝、芍药而加麻黄者,一则调和营卫,以利太阳经气运行,再则欲其发汗解表,以治恶风无汗之表实,然则经脉既已受阻,津液难以升达,故不能峻汗,此即于麻黄、桂枝两方临床运用中,据病情差异,而产生的新法,亦即以桂枝汤为基础,加葛根、麻黄,而不以麻黄汤加葛根之由来。

本方与桂枝汤加葛根汤均治太阳病项背强几几,盖前者之项强,见于汗出恶风等表虚证,故以桂枝汤原方加葛根治之,意在调和营卫,解肌祛风,升津液,舒经脉。本证项强见于无汗恶风之表实证,故组方原理异于上,意欲辛温发汗,解散风寒,升津液,舒经脉,而无峻汗伤津之弊。

【临证运用】

1. 后世医家对本方的应用

(1)《外台秘要》引《延年秘录》解肌汤(本方去生姜加黄芩二两)主天行二三日,头痛壮热。

(2)《方机》用本方治痘疮初起,至见点起胀灌脓之间,用葛根汤屡效,若恶寒甚,起胀时一身俱肿胀,或疼痛,葛根加术附汤为优。

(3)《类聚方广义》载:葛根汤治麻疹初起,恶寒发热,头痛项强、无汗,脉浮数,或干呕下利,又疫利初起,发热恶寒,脉数者,当用本方汤发汗。

(4)《眼科锦囊》载:葛根汤治上冲眼、疫眼及翳膜,若大便秘结者加大黄,生翳者加石膏。

(5)《伤寒六书纂要辨疑》载:解肌汤即本方去生姜、大枣,加黄芩,治瘟病大行,头痛壮热,春感寒邪,发热而呕,不恶寒。

(6)《伤寒论今释》渊雷按,流行性热病,流行性感冒最多,其证三类,若发热、若咳嚏、若吐利,葛根汤皆治之,故临床施治,葛根汤之应用最广。

2. 现代应用 葛根汤功能发散风寒、升津舒经,性属麻黄辛温发越之类,临床每多用于呼吸系统和神经系统病症的治疗,同时亦可用于其他系统病症的治疗。

(1)呼吸系统疾病:以发热恶寒、头痛颈强、脉浮为临床应用要点,临床上诸多呼吸系统病症如流行性感冒、急性支气管炎、肺炎,变应性鼻炎、慢性鼻旁窦炎等,如符合上述表寒病机者,均可酌情选用本方治疗。然此类病症运用本方,目前大样本观察结果的报道较为少见。陈氏等曾以本方治疗外感风寒表实证发热 110 例,服 1 剂体温降至正常者 66 例,服 2 剂降至正常者 43 例,服 3 剂降至正常者 1 例。

(2)神经、运动系统疾病:不可否认,本方实具通经活络、调理气血的功效,而以此为据,现代临床将之广泛用治各类神经、运动系统功能障碍的病症,而此类病症以经络郁滞且病性属寒者为其辨证要点。据报道所及,本方常用于治疗周围面神经麻痹、各类神经性疼痛、各类病症所致的运动功能障碍等。

肩凝证,多发于中老年期,其病机不离气血失调、经脉不和,而其病因每与寒湿凝滞经络密切相关。王氏报道以本方合薏仁术附汤治疗 50 例病人,结果治愈(疼痛消失、肩关节功能活动恢复正常)33 例,好转(疼痛明显减轻、功能活动轻微受限)17 例。

对于软组织损伤,调理气血是其基本治法之一。有报道用葛根汤原方治疗多种软组织损伤(如急性腰扭伤、踝关节扭伤、腰肌劳损等)32 例,痊愈 19 例,显效 12 例,无效 1 例,总有效率达 96.88%。而郑氏为加强活血通络之效,对急性腰扭伤采用本方合活络效灵丹治疗,结果痊愈 54 例,显效 16 例,好转 4 例,无效 2 例。

以本方治疗面神经瘫痪 34 例,口苦者加柴胡、黄芩,口渴者加天花粉,面部肿胀者加白芷、白术、茯苓皮,耳后压痛或疼痛者加石膏、知母。结果痊愈 27 例,显效 7 例。

以本方合养心汤治疗 42 例纤维肌痛症病人,并设对照组 31 例,口服阿米替林。结果中药组显效 29 例,好转 11 例,无效 2 例;而对照组分别为 5 例、12 例和 14 例;复发率中药组为 20%,对照组为 76.5%。统计结果有显著差异。

日本学者对紧张性头痛病人用葛根汤提取剂治疗,观察病人自觉症状和体征的改善情况。结果紧张性头痛显著改善、改善及轻度改善者合计强于 80%,而且肌紧张程度越强效果越显著,但自觉症状的改善与体征的改善不完全一致。

以本方为基础,治疗颈椎病 36 例。头痛者加白芷、细辛,颈肩或枕部疼痛重者加大白芍、甘草剂量。颈项强急者重用葛根,视物昏花者加用何首乌、山茱萸、当归、黄芪,呕恶、头身困重者加用佩兰、菖蒲、半夏、薏苡仁、羌活,失眠多梦者加炒酸枣仁、远志,便秘者加生何首乌、麦冬、火麻仁,年老体弱者改用炙麻黄,臂痛者加片姜黄。结果临床痊愈 20 例,显效 7 例,好转 5 例,未愈 4 例。

以原方随证做剂量调整,治疗梨状肌综合征 25 例,结果痊愈 24 例,好转 1 例。随证加减治疗坐骨神经痛 22 例,痊愈 19 例,好转 3 例。而以之化裁治疗脑梗死 58 例,有效率达 98.28%。

(3)消化系统疾病:根据原著所论,本方可治太阳阳明合病之下利证,故而现代临床常在辨证基础上以之治疗多种消化系统病症,如痢疾、肠炎、胃肠型感冒等。其审证要点在于中焦升降失常而致清气下陷,同时伴见明显表寒征象。李氏报道以本方为基础,加减治疗小儿秋季腹泻 33 例。呕吐者加半夏,腹胀者加厚朴,咳嗽者加陈皮,表热者加薄荷,里热甚者加黄连。结果痊愈 22 例,显效 5 例,好转 4 例,无效 2 例。

另外,本方亦常用治五官科病症如牙痛、睑腺炎、眼睑脓肿、重听、口鼻燥热、失声等。马氏报道用葛根汤加味治疗急性多发性睑腺疾患(睑腺炎、眼睑脓肿)25 例,服药 7 d 消退者 24 例,好转 1 例。一般 3 ~ 5 剂愈,最多 10 剂。

其他如皮肤科、妇产科等方面,亦有报道用本方治疗而获良效者,多为个案。

【临证心悟】

葛根汤为桂枝汤加葛根、麻黄而成,方用桂枝汤解肌祛风、调和营卫,葛根内以生津,濡润筋脉,外以解表祛邪,麻黄内可调和营卫,外可发汗解表,本方仲景在论述中仅为治项背强几几、无汗恶风,太阳与阳明合并之下利及《金匮要略》中治太阳刚痉而设。临床体会:实际功能远不限于此,凡经脉不舒,津液不足,筋脉失养,表邪不解之梅毒、疮疡、风湿、心血管疾病皆可以本方加减施治。

要提高疗效,尚需注意药物加减。心血管疾病酌加丹参、红花、赤芍等活血化瘀之品;疮痒、痈疽、梅毒加炮附片、白术等温肾健脾之药;风湿性关节炎、类风湿关节炎酌加当归、黄芪等益气活血之剂。

掌握药物的煎服法是提高疗效的重要一环,临证见风湿疾病常先煮葛根,后下麻黄。治疗心血管疾病则葛根、麻黄先煎,三煎兑于一起,频频服之,其效更佳。

葛根芩连汤方

【原文】

太阳病,桂枝证,医反下之,利遂不止,脉促者,表未解也;喘而汗出者,葛根黄芩黄连汤主之。(34)

【方药】

葛根半斤　甘草二两,炙　黄芩三两　黄连三两
上四味,以水八升,先煮葛根,减二升,内诸药,煮取二升,去滓,分温再服。

【功用】

清热止利,兼以解表。

【方解】

本方以清热坚阴止利为主,兼以透表,为表里双解之剂。方中葛根用至半斤,为本方剂量之最,其性清轻升发,既能升津止利,又有透邪外出之功,

是一物而二任也,故为君药。芩连苦寒直清里热,犹且厚胃肠,坚阴止利,是为臣药。炙甘草和中缓急,协调诸药,为佐使之品。如前所述本方重在清热止利,故无论表证有无,均可使用,亦不论泄泻或痢疾,但以肠热为主者,亦可用之。

本证与葛根汤证均为表里同病的下利,但病理性质不同,本证是外邪化热入里,热逼大肠,而葛根汤证是因风寒束表同时内犯肠腑。

【临证运用】

1. 后世医家对本方的应用

(1)《金镜内台方义》载:本方能治嗜酒之人热喘。

(2)《夷聚方广义》载:用本方治平日项背强急,心胸痞塞,神思抑郁不畅者,或加大黄。又云:项背强急,心下痞塞,胸中闷热,眼目牙龈肿痛腐烂者,加大黄则其效速。

2. 现代应用　葛根芩连汤以其卓越的清热坚阴止痢功效,不仅受到古代医家的普遍重视,亦为现代临床广泛应用。就其现代应用范围而言,仍以消化系统病症为重心,进而延伸到其他系统病症。

(1)消化系统疾病:以腹痛泄痢而具里热征象者为其审证要点,广泛用于慢性非特异性溃疡性结肠炎、出血性肠炎、婴幼儿轮状病毒性肠炎、小儿中毒性肠炎、婴幼儿夏季腹泻、消化不良、伤寒及副伤寒、急慢性痢疾、食物中毒、急慢性胃炎及其他多种胃肠感染性病症的临床治疗,疗效显著,迅速可靠,为现代临床医务工作者所喜用。

朱氏等应用本方对 200 例确诊伤寒及副伤寒病人进行治疗,并设对照组50 例。中药组用葛根芩连汤原方,对照组用氨苄西林等常规西医治疗,15 d为 1 个疗程。结果显示:中药组体温降低的 195 例中,平均降温时间为(9.179 ± 4.641)d,西药组体温降低的 47 例中,平均降温时间为(13.213 ± 4.533)d$(P<0.01)$。中药组 143 例血培养阳性病人治疗后转阴,平均时间为12.66 d;128 例肥达反应阳性病人转阴平均时间为 16.50 d;西药组 43 例血培养阳性病人转阴平均时间为 16.82 d;肥达反应阳性 35 例转阴平均时间为 20.12 d。中药组显效 116 例(58%),有效 82 例(41%),总有效率为99%;西药组显效 15 例(30%),有效 32 例(64%),总有效率为94%。

以葛根芩连汤为基础,加藿香、佩兰、玄胡、川楝子、陈皮、香附、枳壳、白芍组成葛根清胃饮,治疗慢性浅表性胃炎60 例。结果显效 32 例(53%),有效 28 例(47%),总有效率100%。全部病例在 1~2 周疼痛消失,部分病例可在 3 d 内达到上述疗效。

另据报道,用本方治疗恶性肿瘤化疗后泄泻48 例取得良好效果。所选病例中医辨证均属湿热泄泻,处方为葛根芩连汤加车前子。结果显效34例,有效12例,总有效率达95.8%;2例6d以上痊愈,然影响了正常化疗,按无效统计,占4.2%。

(2)呼吸系统疾病:本方除以清肠止利为其基本功效外,尚具解散表邪之功,故亦常用于呼吸系统病症的治疗。临床上每以肺气不利喘促而见肠热征象者为其选用标准,用治支气管肺炎、大叶性肺炎、病毒性肺炎、肺脓肿等。

另外,本方尚可用治流行性乙型脑炎、小儿麻痹症、感染性高热、膀胱炎、新生儿尿布疹、牙痛、流行性结膜炎、脱肛、带下、内耳眩晕症、麻疹等。

通过病案分析,本方证具有如下规律:发病男性明显多于女性(2∶1),各年龄组均可发病,其中15岁以下儿童发病率最高;有明显季节性,以夏、秋季多发;本证的诊断指标为发热、下痢、腹痛、小便短赤、口渴、舌红苔黄、脉数,主要参考指标为呕吐、赤白痢下、躁扰不宁、纳呆、恶风寒;本病的基本病机为邪热下迫肠道。在临床运用中,疗程短,见效快,若随证加减用药则疗效更佳;本方可用于湿热之邪引起的下利及中西医各种疾病,以消化系统疾病为重点。

【临证心悟】

此方是为治疗误下邪陷阳明,协热下利而设,具有疏散表邪和清解里热的作用,主治外感表邪,兼有里热壅郁之症,在里之热邪只需清解而又不宜攻下的情况下,运用此方比较恰当。临床辨证中需掌握具有下述症状,发热而不恶寒,下利多而灼肛或后重,有时兼带脓血便,舌质红绛、苔黄腻或无苔少津,胸脘多烦热,口渴或喘而汗出,脉促或细数、滑数。若有兼温邪呕重而喘者,酌加竹茹、半夏以降逆止呕;腹胀满者加山楂、麦芽以健脾消积;内有实邪,大便不畅者,加大黄、白芍以通腑气;喘、呕、利后阴虚内热者,酌加麦冬以养阴清热;对于脉促之病人,热稍除后,合用生脉散较为稳妥。对于葛根之先煎,也要恰当掌握,煎的时间过长,其解表作用会降低,但清热的作用不减。

葛根加半夏汤方

【原文】

太阳与阳明合病,不下利但呕者,葛根加半夏汤主之。(33)

【方药】

葛根_{四两}   麻黄_{三两,去节}   甘草_{二两,炙}   芍药_{二两}   桂枝_{二两,去皮}   生姜_{二两,切}
半夏_{半升,洗}   大枣_{十二枚,擘}

上八味,以水一斗,先煮葛根、麻黄,减二升,去白沫,内诸药,煮取三升,去滓,温服一升。覆取微似汗。

【功用】

发汗解表,兼降逆止呕。

【方解】

太阳伤寒而兼呕者,乃风寒之邪兼犯阳明胃腑,胃气上逆所致,上条解释葛根汤方义明晰,兹不重复。其加半夏者,须知葛根汤解散外感之风寒,则胃肠不受其累,即为治呕治利之大端也,况方中本有生姜,再加半夏,不唯不减发散之功,而更增止呕之效。

【临床心悟】

葛根加半夏汤,近代多用于治疗胃肠型感冒,其以大阳伤寒之下利或呕吐作为用药指征。

柴胡汤类方

小柴胡汤方

【原文】

太阳病,十日以去,脉浮细而嗜卧者,外已解也。设胸满胁痛者,与小柴胡汤。脉但浮者,与麻黄汤。(37)

伤寒五六日中风,往来寒热,胸胁苦满,嘿嘿不欲饮食,心烦喜呕,或胸中烦而不呕,或渴,或腹中痛,或胁下痞硬,或心下悸、小便不利,或不渴、身有微热,或咳者,小柴胡汤主之。(96)

血弱气尽,腠理开,邪气因入,与正气相搏,结于胁下。正邪分争,往来寒热,休作有时,嘿嘿不欲饮食。藏府相连,其痛必下,邪高痛下,故使呕也,小柴胡汤主之。服柴胡汤已,渴者,属阳明,以法治之。(97)

得病六七日，脉迟浮弱，恶风寒，手足温。医二三下之，不能食，而胁下满痛，面目及身黄，颈项强，小便难者，与柴胡汤，后必下重。本渴饮水而呕者，柴胡汤不中与也，食谷者哕。（98）

伤寒，四五日，身热恶风，颈项强，胁下满，手足温而渴者，小柴胡汤主之。（99）

伤寒，阳脉涩，阴脉弦，法当腹中急痛，先与小建中汤，不差者，小柴胡汤主之。（100）

伤寒中风，有柴胡证，但见一证便是，不必悉具。凡柴胡汤病证而下之，若柴胡证不罢者，复与柴胡汤，必蒸蒸而振，却复发热汗出而解。（101）

太阳病，过经十余日，反二三下之，后四五日，柴胡证仍在者，先与小柴胡。呕不止，心下急，郁郁微烦者，为未解也，与大柴胡汤，下之则愈。（103）

伤寒十三日不解，胸胁满而呕，日晡所发潮热，已而微利。此本柴胡证，下之以不得利，今反利者，知医以丸药下之，此非其治也。潮热者，实也，先宜服小柴胡汤以解外，后以柴胡加芒硝汤主之。（104）

太阳病，过经十余日，心下温温欲吐，而胸中痛，大便反溏，腹微满，郁郁微烦。先此时自极吐下者，与调胃承气汤。若不尔者，不可与。但欲呕，胸中痛，微溏者，此非柴胡汤证，以呕故知极吐下也。调胃承气汤。（123）

妇人中风，七八日续得寒热，发作有时，经水适断者，此为热入血室，其血必结，故使如疟状，发作有时，小柴胡汤主之。（144）

伤寒五六日，头汗出，微恶寒，手足冷，心下满，口不欲食，大便硬，脉细者，此为阳微结，必有表，复有里也。脉沉，亦在里也，汗出为阳微，假令纯阴结，不得复有外证，悉入在里，此为半在里半在外也。脉虽沉紧，不得为少阴病，所以然者，阴不得有汗，今头汗出，故知非少阴也，可与小柴胡汤。设不了了者，得屎而解。（148）

伤寒五六日，呕而发热者，柴胡汤证具，而以他药下之，柴胡证仍在者，复与柴胡汤。此虽已下之，不为逆，必蒸蒸而振，却发热汗出而解。若心下满而硬痛者，此为结胸也，大陷胸汤主之。但满而不痛者，此为痞，柴胡不中与之，宜半夏泻心汤。（149）

阳明病，发潮热，大便溏，小便自可，胸胁满不去者，与小柴胡汤。（229）

阳明病，胁下硬满，不大便而呕，舌上白胎者，可与小柴胡汤，上焦得通，津液得下，胃气因和，身濈然汗出而解。（230）

阳明中风，脉弦浮大而短气，腹都满，胁下及心痛，久按之气不通，鼻干不得干，嗜卧，一身及目悉黄，小便难，有潮热，时时哕，耳前后肿，刺之小差，外不解，病过十日，脉续浮者，与小柴胡汤。（231）

本太阳病不解，转入少阳者，胁下硬满，干呕不能食，往来寒热，尚未吐

下,脉沉紧者,与小柴胡汤。(266)

若已吐下发汗温针,谵语,柴胡汤证罢,此为坏病,知犯何逆,以法治之。(267)

呕而发热者,小柴胡汤主之。(379)

伤寒差以后,更发热,小柴胡汤主之。脉浮者,以汗解之;脉沉实者,以下解之。(394)

【方药】

柴胡_{半斤}　黄芩_{三两}　人参_{三两}　半夏_{半升,洗}　甘草_炙　生姜_{各三两,切}
大枣_{十二枚,擘}

上七味,以水一斗二升,煮取六升,去滓,再煎取三升,温服一升,日三服。若胸中烦而不呕者,去半夏、人参,加栝楼实一枚;若渴,去半夏,加人参合前成四两半、栝楼根四两;若腹中痛者,去黄芩,加芍药三两;若胁下痞鞕,去大枣,加牡蛎四两;若心下悸、小便不利者,去黄芩,加茯苓四两;若不渴,外有微热者,去人参,加桂枝三两,温覆微汗愈;若咳者,去人参、大枣、生姜,加五味子半升、干姜二两。

【功用】

和解少阳,调达枢机。

【方解】

小柴胡汤是和解少阳之主方。本方据其组成而言,是融祛邪扶正、木土同治于一体。其中柴胡、黄芩为方中之主要成分,柴胡气质轻清,升达疏透,能使少阳邪热外解,前贤谓之清解半表之邪;黄芩苦寒质重,清泄邪火,能使少阳邪热内消,故谓其清解半里之邪;二者相伍,外透内泄,而使少阳半表半里之邪一时并解。据其用量分析,柴胡半斤,黄芩三两,则本方外透之力强而内泄之力弱,则在不言之中,故服后每多"濈然汗出而解"。半夏、生姜,调理胃气,降逆止呕;人参、甘草、大枣,培土和中,扶助正气。二组药物既可防木邪犯土,亦可扶正以助柴胡、黄芩祛邪。由是可知,本方寒温合用,攻补兼施,升降协同,内外并举,具有疏利三焦、宣通内外、调达上下、和畅气机的作用,确能体现和解大法之奥义。

小柴胡汤的煎服法,具有典型的代表意义。其去滓再煎法,具有和合寒温、协调升降、燮理阴阳、互济刚柔的作用。诸凡以和法为主要目的之方剂,多仿此为法。

小柴胡汤的加减法,针对或然症而设,计有七项,与后文之大柴胡汤、柴胡桂枝汤等,具有同等重要的意义,可视作柴胡类方的重要组成部分。

(1)胸中烦而不呕者,是邪热扰心较显著而胃气尚和,故去甘壅之人参以免留邪,因其不呕而去半夏,加瓜蒌实以清心除烦。

(2)渴者,是邪热伤津较著,故去温燥之半夏,加重人参用量以益气生津,并伍以天花粉清热生津。

(3)腹中痛者,是木邪犯土而脾络不和,故去苦寒伤中之黄芩,加芍药以柔肝缓急,和络止痛。

(4)胁下痞硬者,是少阳经气郁滞较甚,故去甘壅滞气之大枣,加牡蛎以软坚散结,消滞除痞。

(5)小便不利心下悸者,是三焦决渎失常而饮邪留滞,故去苦寒之黄芩,加甘淡之茯苓以利水宁心。

(6)不渴外有微热者,是太阳表邪未除,故去甘壅滞邪之人参,加桂枝温覆微汗以解表。

(7)咳者,是寒饮犯肺,故以干姜易生姜,温中化饮;加五味子以敛肺止咳;去人参、大枣是防其恋邪留患。

【临证运用】

1.后世医家对本方的应用

(1)《备急千金要方》云:治妇人在蓐得风,盖四肢苦烦热,皆自发露所为。若头痛,与小柴胡汤。又云黄龙汤,治伤寒瘥后,更头痛壮热烦闷方,仲景名小柴胡汤。

(2)《苏沈良方》云:此药治伤寒虽主数十证,大要其间有五证的,服之必愈。一者,身热,心中逆,或呕吐者,可服;若因渴饮水而呕者,不可服;身体不温热者,不可服。二者,寒热往来者可服。三者,发潮热可服。四者,心烦胁下满,或渴或不渴,皆可服。五者,伤寒已瘥后,更发热者,可服。此五证但有一证,更勿疑,便可服,服之必瘥。若有三两证以上,更的当也。

(3)《直指方》云:小柴胡汤,治男女诸热出血,血热蕴隆,于本方加乌梅。

(4)《活人总括》云:小柴胡非特为表里和解设,其于解血热、消恶血,诚有功焉。一二日间,解撤不去,其热必至于伤血,不问男女皆然。小柴胡汤,内有黄芩柴胡,最行血热,所以屡获奇功。

(5)《世医得效方》云:小柴胡汤,治挟岚嶂溪源蒸毒之气,自岭以南,地毒苦炎,燥湿不常,人多患此伏,血乘上焦,病欲来时,令人迷困,甚则发躁狂妄,亦有哑不能言者,皆由败毒瘀心,毒涎聚于脾所致,于此药中加大黄枳壳各五钱。又云柴苓汤治疟,小柴胡汤合五苓散。

(6)《名医方考》云:疟发时,耳聋胁痛,寒热往来,口苦喜呕,脉弦者,名曰风疟,小柴胡汤主之。

(7)《医方口诀集》云:其口诀凡六。伤寒半表半里之证,加减而用之,其一也;温疟初发,增减而用之,其二也;下疳疮,又便毒囊痈等类,凡在前阴之疾,皆用为主剂,其三也;胸胁痛,寒热往来,因怒为病之类,凡属肝胆者,皆用为主剂,其四也;寡尼室女,寒热往来,头痛,胸胁牵引,口苦,经候失常者,似疟非疟,似伤寒非伤寒,此热入血室也,以此方为主药,随见证作佐使用之,其五也;古方治劳瘵骨蒸,多以本方加秦艽鳖甲等药主之,虽未入试,知其不为无理,故取为口诀之六。

(8)《伤寒溯源集》云:今世俗皆弃人参而不用,以为稳当,乃盲医不知虚实之故也。惟热盛而邪实者,乃可去之;或有兼证之不相合者,亦可去也。若邪轻而正气虚者,未可概去也。或邪气虽盛,而正气大虚者,亦当酌其去取也。

(9)《伤寒来苏集》云:本方为脾家虚热、四时疟疾之圣药。

(10)《西塘感症》云:脉不虚者,去人参。

(11)《说疫》云:用小柴胡,往往减参,且瘟疫原不宜于参。

(12)《伤寒广要》引吴仁斋小柴胡汤加减法:小柴胡汤,近代名医加减法。若胸膈痞满不宽,或胸中痛,或胁下痞满,或胁下痛,去人参,加枳壳、桔梗各二钱,名柴胡枳壳汤。若胸中痞满,按之痛者,去人参,加瓜蒌仁三钱,枳壳、桔梗各二钱五分,黄连二钱,名柴胡陷胸汤。若脉虚发热,口渴不饮水者,人参倍用,加麦冬一钱五分,五味子十五个,名参胡清热饮,又名清热生脉汤。若脉弦虚发热,或两尺且浮无力,此必有失先房事,或曾梦遗走精,或病中还不固者。宜加知母、黄连各二钱,牡蛎粉一钱,名滋阴清热饮;如有咳嗽者,更加五味子十一个。若脉弦虚发热口干,或大便不实,胃弱不食者,加白术、白茯苓、白芍药各一钱五分,名参胡三白汤。若发热烦渴,脉浮弦而数,小便不利,大便泄利者,加四苓散用之,名柴苓汤。内热多者,此名协热而痢,加炒黄连一钱五分,白芍药一钱五分,腹痛倍用。若腹痛恶寒者,去黄芩,加炒白芍药二钱,桂一钱,名柴胡建中汤;若自汗恶风,腹痛发热者,亦主之。若心下痞满发热者,加枳实二钱,黄连一钱五分。若血虚发热至夜尤甚者,加当归身、川芎、白芍药各一钱五分,生地黄一钱。若口燥舌干,津液不足者,去半夏,加瓜蒌根一钱五分,麦冬一钱,五味子十五粒。若内热甚者,错语心烦不得眠者,加黄连、黄柏、山栀仁各一钱,名柴胡解毒汤。若脉弦长,少阳与阳明合病而热者,加葛根三钱,白芍药二钱,名柴葛解肌汤。若脉洪数无外症,恶热内热甚,烦渴饮水者,合白虎汤主之,名参胡石膏汤。

(13)《伤寒论今释》云:胸胁苦满,心下痞硬,时时呕逆,口苦目眩,脉弦细,舌苔薄白,向边渐淡者,小柴胡之的证也。具此证者,无论有热无热,寒热往来与否,亦无论何种病,服小柴胡汤,无不效者。

2. 现代应用　有关小柴胡汤的现代应用较广泛,尤以熊曼琪等学者对此方面综合归纳较详细,现录之于下。

(1)消化系统疾病:常用于治疗各种急慢性胃炎、急慢性肝炎和胆囊炎、胆石症、胰腺炎、消化性溃疡、脂肪肝、肝硬化、消化系统肿瘤等疾病,以胸胁心下痞满或疼痛、食欲减退、口苦脉弦为其审证要点。

用小柴胡制剂(6 g/d)治疗24例慢性胃炎病人,结果第2周症状开始改善,除3例中途停药外,其余21例呕恶、胃脘痛、嘈杂、呃逆等消失;食欲减退、腹胀、胃振水音、易疲劳等,18例改善;腹部不适15例有效;内镜检查所有病例均有不同程度的改善,但据胃炎国际分类法分组后各组间改善程度有差异。以小柴胡汤随证加减(隐痛、喜温喜按、神疲便溏者,加白术;隐痛、口燥咽干、便结尿黄者,去生姜,加白芍药、百合、乌梅;痛甚拒按、舌边尖有瘀斑者加丹参、灵脂;灼痛,烦躁易怒,口干苦者去参枣加牡丹皮;因情志因素而痛作者加白芍药;得温痛减,脉紧者加桂枝;暴饮暴食诱发者去参枣加山楂、神曲),治疗胃脘痛151例,痊愈84例,有效49例,无效18例。

治疗各种急慢性肝胆疾病,是本方现代应用之一大特色。研究结果证实,本方具有调节免疫功能、保护肝功能、利胆抗炎等作用,只要辨证准确,运用得当,其临床疗效十分显著。将176例慢性乙肝病人分为A、B两组,以小柴胡汤治疗,A组(94例)加用乙肝疫苗;并设70例益肝灵、复方树舌片对照组。结果3组显效分别为35、28、7例,有效54、45、40例,无效5、9、23例,总有效率为94.7%、89.0%、67.1%,A、B两组总有效率、γ球蛋白复常率、肝脾大回缩率、HBVM、HBeAg、HBV-DNA阴转率均明显优于对照组,$P<0.01$。且A组HBeAg、HBV-DNA阴转率优于B组($P<0.05,0.01$)。对80例HBe抗原阳性的慢肝病人投予小柴胡汤,结果肝功能改善50%,血清转化10%,血清反应阴性18.8%,HBe抗原降至1/2以下者13.8%。23例慢性肝病人治疗结果表明,无论有无HBe抗原阳性化,小柴胡汤均有降低GOT、GPT的作用。另一报道则表明兼用熊去氧胆酸和小柴胡汤,能提高IFNα-2b的转氨酶改善率和血清转化率。为观察小柴胡汤对术后肝损伤的治疗效果,对66例呼吸、消化系统疾病病人进行了手术前后投药的对照比较,结果表明,术前后均投药者其倦怠、食欲减退、全身状态均明显改善;未投药组之术后GOT、GPT、LDH、γ-GTP、LAP、TB、DB等均升高,且降低缓慢,而术前投药组及术后投药组未见明显升高,或升高后迅速恢复正常。

(2)呼吸系统疾病:常用于治疗各类感冒、扁桃体炎、支气管炎、肺炎、哮喘等病证,以咳喘、发热、胸胁胀闷、脉弦等为运用依据。

以小柴胡汤化裁(柴胡、半夏、黄芩、厚朴、杏仁各9 g,党参12~30 g,或仙鹤草等量,甘草 4.5 g,生姜 3 片,枣 5 枚)治疗上呼吸道感染咳嗽较剧者 38 例,并随证做适当加减,结果治愈 14 例,显效 15 例,有效 5 例,无效 4 例。谷崎胜朗等运用小柴胡汤 1 年治疗以类固醇依赖型重症难治性哮喘为主的病人 28 例,结果显效 4 例,有效 14 例,有效率为 64.3%;尤其对支气管痉挛伴过量分泌和细支气管闭塞型有显著疗效,不仅能缓解哮喘状态,还可改善因长期用肾上腺皮质激素引起的免疫功能低下的不良反应。对虚实夹杂证、无发热、隐窝有脓肿的慢性扁桃体炎病人 10 例,投以低量(2.5 g/d)小柴胡汤,2 周后 9 例有效,1 例因胃部胀满、腹泻而于第 3 日停药。杨氏以本方化裁(柴胡、半夏各 5~10 g,黄芩 10~15 g,夏枯草 10~20 g,甘草 5~7 g),并据证加减,治疗流行性腮腺炎 47 例,结果痊愈 45 例,2 例因并发心肌炎与脑膜炎而无效。田中氏对 6 例特发性间质性肺炎病人投予本方 6 个月,结果表明本方虽不能阻止该病的发展,但能改善症状,在某种程度上对该病的发展有抑制作用,且能减少其恶化因素如感冒等发生的机会。

值得注意的是,长期应用本方对肺部可能有一定的不良反应。据观察,11 例由小柴胡汤所引起的肺部疾病,半数以上病人有吸烟史;主诉为劳作时呼吸困难,发热、干咳;开始服药到出现症状的时间为 2 周至 1 年,其中 8 例为 1 个月以上。

(3)循环系统疾病:常用于治疗病毒性心肌炎、血压异常、冠心病、肺源性心脏病、风湿性心脏病、心律失常、败血症、菌血症、毒血症等疾病,以心悸、心烦、发热、口苦、脉弦为审证要点。

王氏以小柴胡汤加减治疗春季发作性心脏期前收缩 16 例,其中房性期前收缩 3 例,室性期前收缩 9 例,交界性期前收缩 4 例;有病毒性心肌炎病史者 3 例,高血压病史者 2 例,无明确原发病者 1 例。治疗基本方为柴胡、半夏各 9 g,黄芩、生草、菖蒲、生姜各 6 g,党参、丹参各 15 g,甘松、莪术各 10 g,大枣 5 枚;并据证化裁,面红便干加龙胆草、夏枯草,心烦失眠加炒栀子、淡豆豉、茯神,纳差脘胀加苏梗、生谷麦芽,乏力自汗加生黄芪、霜桑叶。结果痊愈 9 例,有效 4 例,总有效率为 81.25%;无效 3 例,占 18.75%。

邵氏以小柴胡汤加味治疗真心痛 77 例,基本方为柴胡、川楝子各 25 g,半夏、当归、附子、人参各 15 g,黄芩、生姜、炙甘草各 10 g,川芎 20 g,大枣 6 枚。全部病例服药 3 剂后心绞痛即明显改善,15 例服药 1 剂即缓解,30 例服药 6 剂后疼痛完全消失,32 例服药 10 剂后疼痛消失;服药最少 5 剂,最多 28 剂;22 个月未见复发者 48 例,15 个月未见复发者 29 例,少数复发者,服本方仍效。

(4)神经系统疾病:常用于神经症、梅尼埃病、癫痫、顽固性失眠、坐骨神经痛、感觉障碍等病症,以神情默默、不欲饮食、口苦脉弦为运用依据。

关氏以本方治疗眩晕症 42 例,肾精不足加菟丝子、陈皮、枸杞子、杜仲;气血不足加黄芪、当归;脾虚加薏苡仁、白术、升麻;颈项不舒加葛根。结果治愈 35 例,好转 5 例,总有效率为 95% 。而对照组 36 例之有效率为 75%,两组有显著性差异。

以本方作适当化裁,配合活血通络止痛之品,如伸筋草、桃仁、桂枝、当归、川芎等,治疗坐骨神经痛。大量的临床病例治疗结果表明,疗效非常显著。而大山秀树用本方治疗 5 例因脑血管病变(丘脑部)所致的味觉障碍病人,均获疗效;部分病例因停药而味觉障碍症状再次出现。

(5)肿瘤:实验研究表明,本方具有显著的调节免疫功能效应,故其在防治肿瘤方面有确切疗效。林氏以本方联合消症益肝片、氟尿嘧啶和丝裂霉素治疗原发性肝瘤 13 例,并设 19 例西药对照组(氟尿嘧啶、MMc)。结果表明,中药联合组显效 4 例,有效 5 例,总有效率为 69.2%;西药组显效 0 例,有效 5 例,总有效率为 26.3%,$P<0.05$;副作用观察,中药组胃肠反应 5 例,骨髓抑制 3 例,静脉炎 1 例;对照组分别为 11 例、16 例和 4 例,两组间比较,$P<0.05$。另一研究报道表明,本方虽然对初期 Lewis 肺癌的抗肿瘤作用不算太强,但单独给药结果显示能延长生命,而且还显示对 Lewis 有轻度抗转移作用;与氟尿嘧啶和环磷酰胺合用则效应增强。

为了探讨本方抑制肝硬化癌变的可能性,许多学者进行了大量工作。将 292 例肝硬化而无肝癌可疑的病人,分为小柴胡汤组与对照组,结果投药 20 个月后,小柴胡汤投药组肝癌发生率明显低于对照组,且对照组甲胎蛋白明显上升。而另一报告则将 260 例肝硬化病人分为小柴胡组和其他药物组,分别观察 60 个月,结果表明小柴胡汤组不仅累积肝癌发生率下降,而且可以提高病人长期生存率。

(6)免疫系统疾病:由日本 13 家单位共同对人类免疫缺陷病毒(HIV)感染者 56 例进行临床观察,投予小柴胡汤或人参汤,停用其他 BRM 及抗病毒药物,结果表明,有维持或改善 HIV 感染导致免疫功能低下的作用。对 11 例 HIV 阳性的血友病病人长期投予汉方药(8 例小柴胡汤,3 例人参汤),结果临床上 AC 转化为 ARC 者 8 例中仅有 1 例,3 例 ARC 仅 1 例转为艾滋病(AIDS);CD4 10 例病人呈降低趋向,其中 8 例降 50% 以上,CD4/CD8 上升有 4 例,但 CD4 实数均下降;HIV-1 抗原(P_{24})出现仅 2 例,HIV-1 P_{24} 抗体下降仅 2 例,9 例抗体保持 100% 以上。另一报道表明,对 AC 3 例及抗 HIV 抗体阴性 3 例,共 6 例血友病病人投予小柴胡汤或人参汤,结果:①淋巴细胞在 1~3 个月增加,平均最大增加率为(41.9 ± 15.9)%,6 个月为(0.54 ± 13.6)%,其后不再增加;②CD4 和 CD8 细胞在 2~3 个月增加,6 个月为服药前值;③CD4/CD8 比值无显著变化;④辅助 T 细胞、活性化 T 细胞、细胞毒性 T 细胞、NK 细胞增加;⑤淋巴细胞幼稚化反应显示一时性亢进。

对 30 例变态反应性疾病病人投予小柴胡汤合半夏厚朴汤,结果服药前 IgE 1000 U 以下者服药后 3 ~ 4 个月明显下降;IgE 1000 U 以上者,服药 22 个月后下降;在住院管理的类固醇剂依赖型支气管哮喘病人 5 例中,2 例撤停,2 例减量。研究者据 51 例治验结果认为对类风湿关节炎,激素并用小柴胡汤可以使炎症静止,以长期服用效果为优,能使 5 例减量服用激素,约半数病人全身症状得到改善。另外,对 11 例脾切除术后病人出现的不同程度发热、口苦咽干、倦怠、食欲减退等反应,以小柴胡汤加减治疗,疗效可靠,未出现腹膜炎体征,手术切口一期愈合。

(7)其他:本方亦常用于治疗泌尿生殖系统、内分泌系统、皮肤科、妇产科及其他多种病症,如急慢性肾炎、肾盂肾炎、肾病综合征、尿路感染、尿毒症、遗精、阳痿、经前紧张综合征、产褥期精神障碍、更年期综合征、甲状腺功能亢进症、糖尿病、五官科疾患、淋巴结炎、红斑狼疮等。

以小柴胡汤加减治疗 30 例慢性肾功能不全病人,气阴两虚、湿毒壅盛者加太子参、焦大黄、车前草等;脾肾衰败、水湿不化者加六君子汤,疗程 2 个月。结果显效 6 例(20%),有效 12 例,稳定 7 例,无效 5 例,总有效率达 83%。

杨氏以小柴胡汤为基础方进行加减,治疗多种乳腺病(乳腺炎、乳腺增生等)36 例,结果痊愈 18 例,显效 10 例,有效 6 例,总有效率达 96.5%。而日本学者则以本方作为生物反应调节物对 6 例反复继发性流产 2 次以上的习惯性流产病人施行免疫疗法,结果成功 4 例。

对 40 例特发性血小板减少性紫癜病人,激素有效者加用小柴胡汤,各种治疗无效者单独运用小柴胡汤。结果显效 10 例,有效 15 例,稍有效 13 例,有效率为 62.5% 或 95.0%(加稍有效者);治疗前激素有效与各种治疗无效者,在应用激素外周血小板和病程方面无明显差异,全部病例均未见不良反应及外周血、血液化学、血清学检查异常。

对唾液分泌功能低下的口腔干燥症,目前有效治疗方法尚少。吉成氏用小柴胡汤治疗此类病人 19 例,疗程 4 周。结果多数病例唾液分泌量上升,自觉及他觉症状均有不同程度改善;有效率,12 例口腔干燥症为 91.7%,5 例口眼干燥关节炎综合征为 80.0%,2 例放射性口腔干燥为 100%,全部病例均无不良反应。

研究者用小柴胡冲剂治疗外用激素制剂,内服抗组胺药物效果不佳的湿疹、皮炎病人(慢性湿疹 28 例,异位性皮炎 16 例,痒疹 5 例,钱币状湿疹 3 例,脂溢性湿疹 3 例,接触性皮炎 1 例)。结果:显效 10 例,有效 20 例,总有效率为 53.6%。另外,宫川氏报道对小儿慢性复发性尿路感染 6 例使用小柴胡汤,并联用常规疗法,结果除 1 例因投药时间短未做疗效判定外,其余

5例在投药期间未见复发。

总而言之,本方临床运用相当广泛,各类病症,大凡只要符合少阳枢机不利之病机,皆可酌情运用小柴胡汤治疗。有研究者认为,小柴胡汤之临床表现共有两种证型,即少阳火化型和少阳气郁型,其辨证原则是"但见一证便是,不必悉具";具有两大临床表现特征,一是症状表现休作有时,二是少阳相火走孔穴。因而在临床运用中,只要抓住这两个特征之一,再运用小柴胡汤的辨证原则,用本方化裁治疗,常收立竿见影之效。

【临证心悟】

小柴胡汤是治少阳胆火内郁、枢机不利的方法,以胸胁苦满、往来寒热、口苦咽干、心烦喜呕等为主要临床表现。但其临床运用相当广泛,仲景亦曾将之用治少阳阳明同病、三阳合病、黄疸腹痛呕吐及热入血室等病症。后世医家在继承仲景心法的同时,根据本方所主之病机病位特点,大大扩展其运用范围,无论内伤杂病或外感热病,凡与少阳病位相关,且以气郁或热化为特征者皆可以本方化裁治之。并由此而创制出许多著名的方剂,如柴葛解肌汤、柴陷汤、柴苓汤等,丰富和发展了中医方剂学内容。

本方作为外感热病邪犯少阳之主方,柴胡、黄芩两药实属重要。按其原方剂量,柴胡药量大于黄芩,颇合透邪外解之精义,宜于发热明显者。而临床运用之际,又当审证而变通之。若发热不甚而内热显著,口苦心烦、脉数渴饮者,则黄芩用量宜重;若内外俱热,难分轻重者,则柴胡、黄芩用量宜乎相当。一般而论,外感宜重用柴胡,欲其透邪;内伤宜重用黄芩,欲其清泄。此柴胡、黄芩剂量比例,虽有规矩可循,然最重要者,贵在审时度势,随证定夺,切不可拘泥于成法,而失辨证论治之玄妙。

大柴胡汤方

【原文】

太阳病,过经十余日,反二三下之,后四五日,柴胡证仍在者,先与小柴胡。呕不止,心下急,郁郁微烦者,为未解也,与大柴胡汤,下之则愈。(103)

伤寒十余日,热结在里,复往来寒热者,与大柴胡汤。但结胸,无大热者,此为水结在胸胁也。但头微汗出者,大陷胸汤主之。(136)

伤寒发热,汗出不解,心中痞硬,呕吐而下利者,大柴胡汤主之。(165)

【方药】

柴胡半斤　黄芩三两　芍药三两　半夏半升,洗　生姜五两,切　枳实四枚,炙

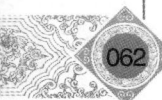

大枣_{十二枚,擘}

上七味,以水一斗二升,煮取六升,去滓,再煎,温服一升,日三服。一方加大黄二两。若不加,恐不为大柴胡汤。

【功用】

和解少阳,通下里实。

【方解】

本方以小柴胡汤为基础,仍以和解少阳半表半里为其主要功效。去参草者,乃因其里虚不显而结热较甚,甘温壅补之品不宜也;呕吐较剧,故加重生姜剂量,增强降逆止呕之效;加枳实、大黄者,以泄热荡实,破结降气;芍药性味酸寒,敛阴和营,缓急止痛。诸药相伍,共奏和解少阳、通下里实之攻,实为少阳阳明同病之剂。

【临证运用】

1. 后世医家对本方的应用

(1)《伤寒总病论》载:干地黄汤,治妇人伤寒差后,犹有余热不去,谓之遗热,于本方去半夏、枳实、姜枣,加干地黄、黄连(方中用大黄)。

(2)《卫生宝鉴》载:柴胡饮子解一切骨蒸热,积热作发;或寒热往来,蓄热寒战;及伤寒发汗不解,或不经发汗,传受表里俱热,口干烦渴;或表热入里,下证未全;下后热未除及汗后余热劳复;或妇人经病不快、产后,但有如此证,并宜服之;于本方去半夏、枳实、大枣,加人参、当归、甘草(方中用大黄)。

(3)《直指方附遗》载:本方,治下痢舌黄口燥,胸满作渴,身热腹胀谵语,此必有燥屎,宜下,后服木香黄连苦坚之。又治疟热多寒少,目痛多汗,脉大,以此汤微利为度。

(4)《医经会解》载:本大柴胡汤证当下,医以丸药下之,病不解,胸胁满而呕,日晡潮热微利,仍宜再下,加芒硝。连日不大便,热盛烦躁,舌焦口渴,饮水短气,面赤脉洪实,加芒硝,心下实满,连于左胁,难以侧卧,大便闭而痛,加瓜蒌、青皮。昏乱谵语,加黄连、山栀。发狂,加生地黄、牡丹皮、玄参。发黄,加茵陈、黄柏。鼻衄,加犀角。夏月热病烦躁,脉洪大,加知母、麦门冬、石膏。

(5)《伤寒绪论》载:伤寒斑发已尽,外势已退,内实不大便,谵语者,小剂凉膈散或大柴胡汤微下之。

(6)《方极》载:大柴胡汤,治小柴胡汤证,而心下不痞硬,腹满拘挛,或呕者。

（7）《方机》载：治呕吐不止，心下急，郁郁微烦者；心下痞硬而痛，呕吐下利者；心下满痛，大便不通者；胸胁苦满，腹拘挛，大便不通者。

（8）《漫游杂记》载：痉病有太阳证，其手足拘挛类瘫痪者，以葛根汤发汗，表证既去，拘挛瘫痪不休者，与大柴胡汤四五十日则愈。

（9）《蕉窗杂话》载：应用大柴胡汤、大柴胡加芒硝汤之证，若概用承气汤，则泻下虽同，未足宽缓两胁及心下之痞硬，是二证之所以别也。盖承气汤之腹候，心下自宽，而脐上至脐下胀满特甚者也。又云俗间所称卒中风之证，虽心下急缩甚，有可治者，宜大柴胡汤；若急缩自心下及于脐下，脉见洪大弦紧，面戴阳者，不治。又云眼疾肝实者，可用大柴胡。

（10）《类聚方广义》载：大柴胡汤，治麻疹胸胁苦满，心下硬塞，呕吐，腹满痛，脉沉者。又云狂症，胸胁苦满，心下硬塞，膻中动甚者，加铁粉，奇效。又云：平日心思郁塞，胸满少食，大便二三日或四五日一行，心下时时作痛，吐宿水者，其人多胸胁烦胀，肩项强急，脐旁大筋坚韧，上入胸胁，下连少腹，或痛或不痛，按之必挛痛，或兼吞酸嘈杂等证者，俗称疝积留饮痛，宜长服此方，当隔五日十日，用大陷胸汤、十枣汤等攻之。又云：治梅毒沉滞，头痛耳鸣，眼目云翳，或赤眼疼痛，胸胁苦满，腹拘挛者，时时以梅肉散等攻之；大便燥结者，（大柴胡汤）加芒硝为佳。

2. 现代应用　本方临床应用多以胸胁苦满，心下拘急、痞硬疼痛，往来寒热，或发热，汗出不解，心烦、呕吐较剧，下利不畅或大便秘结，舌苔黄、脉弦数为辨证要点。尤其在多种急腹症治疗方面，引人瞩目。

（1）消化系统疾病：慢性胆囊炎、胆管炎、胆石症、胆道蛔虫病合并胆道感染、胰腺炎、肝炎、黄疸、胃炎、溃疡、溃疡急性穿孔、肠炎、结肠炎、阑尾炎、习惯性便秘、口臭、呃逆等，上腹部硬满疼痛，脉弦有力者。

（2）心脑血管疾病：心脏瓣膜病、心肌梗死、心包炎、高血压、动脉硬化症、脑出血等，胸胁苦满或疼痛，心下有紧张压迫感，大便秘结。

（3）呼吸系统疾病：急性化脓性扁桃体炎、支气管喘息、支气管扩张、肺气肿、胸膜炎等，发热或无热，胸胁苦满，胸痛，食欲减退，大便秘结。

（4）神经系统疾病：偏瘫、肋间神经痛、癫痫、神经衰弱、神经症、失眠症等，胸胁苦满，腹肌有力，脉弦劲有力。

（5）传染病：肠伤寒、流行性感冒、猩红热、丹毒、疟疾等，发热或往来寒热，胸胁苦满，或恶心呕吐，食欲减退，舌干燥苔黄，便秘。

（6）其他：急慢性肾炎、前列腺炎、肾结石、急慢性盆腔炎、阳痿、血管神经性头痛、荨麻疹等，便秘，有少阳病见证者。

用本方加味治疗急性胰腺炎 132 例，发热加金银花 30 g、连翘 30 g；黄疸加茵陈 15 g、金钱草 30 g；便秘腹胀，加元明粉 9 g、川楝子 15 g；呕吐，加竹茹

9 g、陈皮 6 g；腹痛持续者针刺阳陵泉、足三里；每日 1～2 剂。结果除 3 例急性坏死型死亡外，余皆痊愈，痊愈率高达 97.7%。另一报道为柴胡、枳壳、厚朴、桃仁各 6 g，黄芩、半夏、大黄、生白芍各 10 g，茯苓、大腹皮、焦三仙各 15 g，金银花、蒲公英、红藤各 30 g；随证加减，治疗 13 例，痊愈 11 例，好转 2 例；疗程最长 7 d，最短 3 d。

李氏等报道，柴胡、黄芩、白芍、海金沙、郁金各 15 g，枳实、芒硝各 10 g，大黄 20 g，丹参 25 g，金钱草 30 g；胁腹痛甚加川楝子、延胡索、五灵脂，恶心呕吐加竹茹、半夏、旋覆花，肝胆湿热并重加黄连、胆草、栀子、茵陈，大便燥结加重大黄、芒硝量，热象重加金银花、连翘；治疗 30 例胆石症（合并慢性炎症者 22 例，合并急性胆囊炎者 5 例），总有效率达 80%。而以大柴胡汤去半夏姜枣加茵陈、栀子为基本方，气滞加香附、郁金、川楝子、芒硝，湿热加金钱草、虎杖，治疗慢性胆囊炎伴胆石症病人 126 例，有效率高达 98.4%。以本方为主治疗 75 例急性胆系感染病人，基本方：柴胡、半夏、黄芩、延胡、木香各 15 g，枳实 20 g，大黄 15～20 g，白芍、金钱草各 30～50 g，甘草 10 g，气滞加郁金，热重加金银花、山栀，湿重加茵陈、白蔻仁，结石重用金钱草，加海金沙、鸡内金，胆道蛔虫加川椒、乌梅、槟榔；临床治愈 56 例（74.6%），好转 17 例（22.7%），无效 2 例。以本方治疗慢性活动型肝炎 4 例（丙型 3 例）和丙型病毒性肝炎肝硬化 3 例，结果证明本方对肝功能持续异常、实证体型的慢活肝和初期肝硬化有效；其中 5 例用小柴胡汤肝功能无改善而改用本方，3 例得以改善。潘氏以本方加味治疗胆心综合征 86 例（柴胡 10～30 g，枳实、半夏、黄芩、降香各 10 g，赤芍、制大黄、瓜蒌皮、丹参各 15 g，甘草 5 g，随证化裁），14 d 后显效 57 例，好转 28 例，总有效率为 98.8%。

王氏等介绍，以本方加减治愈胃扭转 5 例，基本方：柴胡 15 g，生大黄 5 g，枳实、黄芩、半夏、白芍各 10 g，生姜 4 片，水煎服。中西药对照观察治疗胆汁反流型胃炎，中药组 30 例以本方化裁治疗（柴胡 15 g，枳实、白芍、黄芩、制半夏、制大黄各 10～15 g，生姜、大枣各 20 g，蒲公英、白及各 15～30 g，炙甘草 5 g，随证加味），15 d 后有效率达 96.67%，半年后复发率为 14.29%；西药组 30 例（甲氧氯普胺 10 mg，黄连素 0.3 g，每日 3 次），治疗 15 d 后有效率为 76.67%，半年后复发率为 66.67%，两组差异显著（$P<0.01$）。另据报道，以本方加减，治疗 10 例高铅饮用水致麻痹性肠梗阻病人，柴胡、生大黄、杭芍、枳实各 15 g，半夏 10 g，黄芩 9 g，大枣 6 枚，生姜 3 片，龙骨 30 g，儿童半量；年老体弱加黄芪 30 g，呕剧加左金丸 20 g，热盛烦躁、舌焦渴甚加芒硝 6 g，肝气郁滞、左胁痛甚加瓜蒌 12 g，青皮 6 g；结果痊愈 9 例，好转 1 例，疗程为 5～7 d。

在呼吸系统方面，彭氏报道，本方以赤芍易白芍，甘草梢易生姜、大枣，加大青叶、蒲公英,治疗急性化脓性扁桃体炎 60 例,结果痊愈 53 例,好转 5 例,无效 2 例,总有效率达 96.7%。而以本方化裁(柴胡、黄芩各 15 g,生大黄、枳实、芒硝、法夏、白芍、生姜、大枣、红参、葶苈子各 10 g),治疗慢性肺源性心脏病心力衰竭 30 例,临床痊愈 2 例,显效 18 例,好转 10 例。

本方除用于治疗抑郁症外,对急性精神病和非典型精神病也适用,但不是用于急性期,而是应用于恢复期机会较多。在精神医学方面,作为抑郁症状的大柴胡汤证,其依据应为体质好、胸胁苦满较严重;全身症状有失眠、全身倦怠感、食欲减退、性欲减退;局部症状有头重、耳鸣、口渴、肩酸、胸内苦闷、恶心呕吐、腰痛、便秘等。以大柴胡汤治疗 22 例耳鸣病人,结果表明,本方可使血清总胆固醇和中性脂肪酸明显减少,10 例病人耳鸣及伴随症状有改善倾向。

杨氏等认为肝胆气滞为出血热少尿期之重要病机,采用大柴胡汤为主治疗 12 例,结果全部治愈;并体会到采用本方治疗该病,宜尽早施用。张氏等则以本方加减(柴胡、大黄、枳实、黄芩、赤芍、当归、桃仁、红花、桔梗、川牛膝各 10 g,生地黄 15 g,甘草 6 g),治疗 60 例经期咽喉肿痛病人,结果服药 3～18 剂全部治愈。

【临证心悟】

大柴胡汤本为少阳阳明同病而设,具有和解攻下、两解表里之功。后世医家将之广泛用于内伤、外感实热证而与少阳枢机不利相关者,而现代应用则更为广泛,尤以其救治急腹症的显著疗效最引人注目。尽管宋本原方无大黄,但现代临床每多依据王叔和等医家的观点,加用大黄,然其目的并非必为通便,而是通泄里热,这在急性传染病的治疗中体现尤为突出;至于用量,则往往据其里实热程度而定。

陈宝田所著《经方的临床应用》认为大柴胡汤证与小柴胡汤证相似,但比小柴胡汤证为实。辨证要点为:①体质壮实,多呈肥胖、肌肉丰满、骨骼发达的壮实体质,营养状态好,多见于女性;②有少阳证,如往来寒热、胸胁苦满等;③有阳明腑证,如便秘、郁郁微烦,或有潮热;④上腹部拘急疼痛。这一总结基本体现了本方的应用原则,可资临床参考。

🌀 柴胡桂枝汤方

【原文】

伤寒六七日,发热微恶寒,支节烦疼,微呕,心下支结,外证未去者,柴胡桂枝汤主之。(146)

【方药】

桂枝一两半,去皮　黄芩一两半　人参一两半　甘草一两,炙　半夏二合半,洗　芍药一两半

大枣六枚,擘　生姜一两半,切　柴胡四两

上九味,以水七升,煮取三升,去滓,温服一升。本云人参汤,作如桂枝法,加半夏、柴胡、黄芩,复如柴胡法。今用人参作半剂。

【功用】

和解少阳,兼以解表。

【方解】

本方取小柴胡汤、桂枝汤各用半量,合剂而成。以桂枝汤调和营卫,解肌辛散,以治太阳之表;用小柴胡汤和解少阳,宣展枢机,以治半表半里。因证情不重,用药剂量也较轻,故属太少表里双解之轻剂。综观本方,共奏和解少阳、发散太阳之功效。

方后服法中"本云人参汤,作如桂枝法……今用人参作半剂"非仲景文,省略不解。

【临证运用】

1. 后世医家对本方的应用

(1)《外台秘要》载:疗寒疝腹中痛。

(2)《三因极一病证方论》载:柴胡加桂汤(即本方)治少阳伤风四五日,身热恶风,颈项强,胁下满,手足温,口苦而渴,自汗,其脉阳浮阴弦。

(3)《证治准绳》载:柴胡桂枝汤,治疟疾身热汗多。

2. 现代应用

(1)精神疾病和神经系统疾病:日本医学家善用本方治疗癫痫,并取得良好效果。在临床实践中,发现癫痫病人多有胸胁苦满、腹肌痉挛等腹证。应用超声波诊断技术对癫痫病人进行服药前后对照观察,发现内服柴胡桂枝汤可使癫痫病人的脑电波改善。本方对有脑的病理解剖学改变的病人无效。若柴胡桂枝汤治疗无效的病人,应怀疑是否为脑肿瘤或先天性异常所致的癫痫。曾氏自 1979 年以来运用柴胡桂枝汤加味治疗癫痫 84 例,每日 1 剂,10 剂为 1 个疗程,1 个疗程后间歇 3 d,继续下一疗程。结果治愈 25 例,显效 41 例,好转 13 例,无效 5 例,总有效率为 94.05%。同时认为本方对学龄前期、学龄期及青年期病人的效果更好,且对小儿的智力亦有一定提高。王氏等认为本方尚可用治以惊、抽、搐、挛等气机不和为审证要点的

下列病症:如神经衰弱、失眠、神经症、耳鸣、输卵管结扎术后肢体麻木、精神分裂症等。王忠民用柴胡桂枝汤加味治疗神经衰弱病人 60 例,每日 1 剂,14 d 为 1 个疗程,结果一般 1~2 个疗程即获疗效。

(2)消化系统疾病:柴胡桂枝汤可治疗溃疡及预防消化性溃疡复发,对慢性胃炎、胃下垂、慢性胰腺炎、慢性肝胆疾患有一定疗效。对 184 例消化性溃疡的临床研究表明,柴胡桂枝汤 7.5 g/d,并用 H_2 阻滞剂 800 mg/d,8 周后的溃疡治愈率可达 92.4%。单用 H_2 阻滞剂和单用柴胡桂枝汤,在 50 岁以上人群中,两药的效果相同,但柴胡桂枝汤更适于预防老年人低酸性溃疡的复发。对 56 例溃疡瘢痕治愈的胃溃疡病人进行分组对照,结果表明,本方能有效预防消化性溃疡的复发。曲氏等用本方加减治疗慢性胰腺炎病人 22 例,获得较好疗效,13 例基本治愈,8 例好转,无效 1 例,总有效率为 95.45%。日本医家常用柴胡桂枝汤加味治疗肝胆疾患。矢数圭堂对胆石症引起的发热畏寒、右上腹疼痛、胸胁苦满、恶心呕吐、食欲减退等病人,应用本方加味常能治愈。亦有应用该方加味治愈肝胆证候群、胆结石术后腹痛及急性胆囊炎的报道。冈野氏应用柴胡桂枝汤加茵陈、大黄治愈 1 例糖尿病合并慢性肝胆炎症的病人。松下氏和童野氏均有应用该方加味治愈急性肝炎的报道。刘茜等用本方加减治疗肝炎后综合征 116 例,并随机与西药组 38 例对照。两组均治疗 2 个月后评定疗效。结果治疗组的平均有效时间为 (19.2±4.4)d;对照组的平均时间为 (18.9±4.5)d。治疗组痊愈 87 例,有效 21 例,无效 8 例,总有效率为 93.1%;对照组痊愈 14 例,有效 11 例,无效 13 例,总有效率为 65.8%,两者有显著性差异。艾华等对《伤寒论》古今医案柴胡桂枝汤证 185 例证治规律进行分析研究,结果表明,本证诊断指标为发热、恶寒、胸胁苦满、头痛、口苦、腹痛、舌淡红、苔薄白或薄黄、脉浮弦数。其病机为少阳兼表,治法以和解少阳兼解表邪为主。本方在临床应用时均为水煎口服,党参多代替人参。不仅适用于外感病,也广泛用于各种杂病,如胆囊炎、胆石症、肝炎、胰腺炎、胸膜炎、肋间神经痛、眩晕病、肋软骨炎等。其中以肝胆疾病为多。

(3)循环系统疾病:王子融等用柴胡桂枝汤加减治疗多种心律失常病人 24 例,其中心电图显示心房颤动 4 例,房性期前收缩 3 例,室性期前收缩 12 例,房室传导阻滞 2 例,病态窦房结综合征 3 例;诊断为冠心病 9 例,心肌炎 8 例,风湿性心脏病 4 例,肺源性心脏病 2 例,诊断不明确者 1 例。结果:治愈 16 例,好转 4 例,无效 4 例,其中心房颤动、室性期前收缩各 2 例。卢氏以本方加减治疗胸痹(冠心病、心绞痛)1 例,心电图提示 T 波变化,证属痰阻脉络,胸阳不振。服药后胸痛除,诸症消失。

(4)呼吸系统疾病:张氏用柴胡桂枝汤加减治疗感冒、流行性感昌、小儿扁桃体炎、老年性慢性支气管炎等病症,均取得较好疗效。曹氏对缠绵难愈之感冒合并证,如眩晕、呕吐、感冒周余胃痛满闷不思饮食、感冒10余日全身酸痛和关节痛甚等病症,用本方加减,均收效满意。傅氏用本方加石膏、川芎和苍术治疗病毒感染性发热112例,每日1剂,重症可1日2剂,一般服药5剂有效。结果痊愈85例,有效13例,无效14例,总有效率为87.5%。

(5)妇女更年期综合征:应用柴胡桂枝汤治疗妇女更年期出现的自觉燥热面赤、头痛、肩酸痛、疲乏倦怠感、食欲减退等证候者,可取得较满意的效果。有学者指出,柴胡桂枝汤是自主神经紊乱症的有效方。若患有头痛燥热、面部潮红、烦躁出汗、汗出以后面色苍白、畏寒等症,应用本方常有效。妇女若在更年期出现闭经,并有心下支结等证,用柴胡桂枝汤可获良效。该方有驱散瘀血的作用,若在更年期由于瘀血、血滞两种因素而出现手足麻、疼痛、耳鸣、大便秘结者,可用本方加大黄;兼有畏寒、自觉发热、头痛、恶心呕吐者,同样也可使用该方剂。此外,本方对妇女经前期紧张症亦有较好疗效。

(6)脂膜炎:苗氏用柴胡桂枝汤加味治疗脂膜炎病人13例,效果显著。结果除2例高热不退,经治疗体温下降,病情好转后失去联系外,其余11例均获痊愈。见效时间为4d至3个多月,一般2d左右。随访观察除1例8个月复发1次,经本方加味而愈外,余10例均未见复发,最长者已达16年。

(7)其他:李氏认为柴胡桂枝汤能宣通营卫、通阳散结、疏通三焦,本方加减可用于治疗邪阻三焦、气机不畅所致的胸腹诸痛,如急性心绞痛、胆囊炎、胰腺炎、胆道蛔虫病、胃痉挛、阑尾炎、肠痉挛等急性发作之病。本方治疗胸腹痛,对突发者效果佳,慢性者效果稍差。一般临床有效剂量为柴胡25 g,桂枝、白芍、半夏、生姜、甘草、人参、黄芩均为10 g,否则疗效不显。傅书勤等以本方加大白芍、炙甘草用量,另加生龙牡,治疗1例过敏性紫癜、紫癜性肾炎,在治疗过程中因骤停激素而引起的"戒断综合征",同时认为本方能调整免疫功能,阻止邪毒循经内传,对变态反应有治疗作用。严氏以本方加减治愈夜半盗汗及子时胸痹2例时间性发病病例。包氏多年来运用柴胡桂枝汤治疗急性肾炎、急性胃炎、急性尿路感染和各种发热性疾病,均获显著疗效,并体会到,不论何种疾病,特别是在一些发热性疾病中,不管它的长短、轻重、缓急,只要具备发热恶寒、口干口苦、不欲饮食、心烦喜呕,均可用柴胡桂枝汤加减治疗。此外,尚有用柴胡桂枝汤加减治疗面神经麻痹、不寐、坐骨神经痛、腹痛、发热、无名高热及多囊肾发热等病症的疗效报道。

【临证心悟】

柴胡桂枝汤是小柴胡汤与桂枝汤的合方,全方有和解表里、调和内外、调和肝脾、舒肝和胃及调节神经功能的作用,临床应用非常广泛,主要用于下列病证:①以惊、抽、搐、挛等气机不和为审证要点的精神疾病及神经系统疾病,如癫痫、失眠、神经衰弱、神经症等;②以脘痛、痞满、呕恶等胃气不和为审证要点的消化系统疾病,如消化性溃疡、慢性胃炎、慢性胰腺炎、慢性肝胆疾患;③以气血运行不利、气机升降失司为审证要点的循环系统疾病,如心律失常、冠心病心绞痛、高血压等;④以气机紊乱、升降失职、阴阳乖舛等为审证要点的妇女更年期综合征及经前期紧张综合征;⑤以发热恶寒、胸胁苦满、口干口苦为审证要点的各种发热,如病毒感染性发热、感冒合并症等。

柴胡加龙骨牡蛎汤方

【原文】

伤寒八九日,下之,胸满烦惊,小便不利,谵语,一身尽重,不可转侧者,柴胡加龙骨牡蛎汤主之。(107)

【方药】

柴胡四两　龙骨　黄芩　生姜切　铅丹　人参　桂枝去皮　茯苓各一两半

半夏二合半,洗　大黄二两　牡蛎一两半,熬　大枣六枚,擘

上十二味,以水八升,煮取四升,内大黄,切如棋子,更煮一两沸,去滓,温服一升。本云,柴胡汤今加龙骨等。

【功用】

和解少阳,通阳泻热,重镇安神。

【方解】

本方由半量小柴胡汤去甘草加龙骨、牡蛎、桂枝、茯苓、铅丹、大黄诸药而成。方以小柴胡汤清疏少阳,扶正祛邪,使陷里之邪,得以枢转而出;加桂枝者,非取其解肌祛风,而欲其通阳透达,助小柴胡转出里邪;少量大黄,并无峻猛伤正之弊,而有泄热和胃之功;至于铅丹、龙牡,重镇安神,定惊除烦;妙在茯苓一味,即可淡渗利水,疏通三焦,又能宁心安神以止烦惊;去甘草者,不欲其甘缓之性妨碍祛邪也。如此攻补合用,而究以和解少阳为基础,而有此方诸般奇妙之用。

方中铅丹有毒,目前临床很少用之内服,可以磁石、生铁落替代。

【临证运用】

1. 后世医家对本方的应用

(1)《伤寒类方》载:此方能下肝胆之惊痰,以之治癫痫,必效。

(2)《经验集录》载:治小儿连日壮热,实滞不去,寒热往来,惊悸。

(3)《方机》载:小柴胡汤证而胸腹有动者,失精者,胸满烦惊者,柴胡加龙骨牡蛎汤主之。

(4)《类聚方广义》载:柴胡加龙骨牡蛎汤治狂症,胸腹动甚,惊惧避人,兀坐独语,昼夜不眠,或多猜疑,或欲自死,不安于床者。又治病痫症,时时寒热交作,郁郁悲愁,多梦少寐,或恶接人,或屏居暗室,殆如劳瘵者。狂痫二症,亦当以胸胁苦满、上逆、胸腹动悸等为目的。癫病,居常胸满上逆,胸腹有动,每月及二三发者,常服此方勿懈,则免屡发之患。

(5)《方函口诀》载:此方为镇坠肝胆郁热之主药,故不但治伤寒胸满烦惊,亦治小儿惊痫,大人癫痫。又有一种中风,名热瘫痫者,用此方亦有效。又加铁砂,治妇人发狂。

(6)《经方传真》载:本方辨证要点为小柴胡汤证见气冲心悸、二便不利、烦惊不安者。

(7)《经方的临床运用》载:本方以体质壮实、精神不安、胸胁苦满、腹胀满、动悸、便秘作为辨证要点。

2. 现代应用 本方组方意义较复杂,故其临床运用亦因医家的理解不同而较为广泛。国内有研究认为凡病机属阳虚饮结及肝胆失调,临床症状表现为悸(心悸、脐腹悸动)、惊(易惊、恐惧、精神不安)、癫(狂躁、神志异常)、痫者,均可以本方加减运用。而日本则有人认为,本方是大柴胡汤加神经系统药(龙骨、牡蛎、茯苓),能除胸满、烦惊,多用于强烈的神经兴奋、失惊、不眠、头晕目眩、心悸等,以及神经痛、神经性心悸、动脉硬化症、高血压、甲状腺功能亢进症等。

尽管本方运用较广泛,但其镇惊安神之功效仍属其应用要点,临床报道相对集中。刘氏等以本方化裁(磁石 100 g,生龙牡各 30 g,茯苓 25 g,柴胡 18 g,黄芩、半夏、太子参、菖蒲、郁金各 15 g,桂枝 12 g,大黄、生姜、大枣各 10 g),研末为丸,治疗 26 例狂躁性精神病(病程最短 1 个月,最长 5 年),治疗期间停用一切西药。结果痊愈 21 例,随访 1 年未发;3 例因未坚持服药而复发;2 例症状控制。另有报道用本方加减(柴胡 25 g,党参、黄芩、桂枝、生姜、茯苓、大枣各 15 g,龙骨、牡蛎、姜半夏各 30 g,大黄 10~20 g,铅丹 5 g),水煎服,每日 1 剂,治疗癫痫 10 例(平均病程 26 年,均经苯巴比妥、扑米酮治疗效差者)结果 6 年以上未发作者 2 例,2 年以上未发作者 6 例,1 年后复发而服上方仍效 2 例。服药后 1 d 停止发作者 5 例,2 d 停止发作者 3 例,3 d 停止发作者 3 例,服药 12 ~ 16 剂,平均 13 剂。另据报道,对 13 例主诉不育的男性病人,每日服用柴胡加龙骨牡蛎汤 7.5 g,单独服用 12 周,结果其精子浓度明显增加($P < 0.01$),精子运动率显著改善($P < 0.01$),精子运动能量指数显著改善($P < 0.01$)。

此外,本方可用于治疗肥胖症、支气管哮喘、心脏血管神经症、慢性胆囊炎和胆道功能紊乱、肾炎、肩周炎、脱发、湿疹、白内障、青光眼、结膜炎、梅尼埃病、中耳炎、复发性口疮等诸多病症。

【临证心悟】

柴胡加龙骨牡蛎汤寒温并用,攻补兼施,以少阳邪郁而神志症状突出者为其主要适应证。历代医家或以之治偏虚者,或以之疗偏实者,或以之散饮结,或以之下里滞,每随医家之理解不同而用法有别,然其运用大旨仍不离和解少阳及镇惊安神两方面。

✿ 柴胡桂枝干姜汤方

【原文】

伤寒五六日,已发汗而复下之,胸胁满微结,小便不利,渴而不呕,但头汗出,往来寒热,心烦者,此为未解也,柴胡桂枝干姜汤主之。(147)

【方药】

柴胡_{半斤}　桂枝_{三两,去皮}　干姜_{二两}　瓜蒌根_{四两}　黄芩_{三两}　牡蛎_{二两,熬}
甘草_{二两,炙}

上七味,以水一斗二升,煮取六升,去滓,再煎取三升,温服一升,日三服。初服微烦,复服汗出便愈。

【功用】

和解少阳,温化水饮。

【方解】

本方由小柴胡汤去半夏、人参、生姜、大枣加桂枝、干姜、瓜蒌根、牡蛎而成。柴胡、黄芩作为主药,仍用于清解少阳之热;因津伤口渴而不呕,故去半夏加瓜蒌根,生津胜热以止烦渴;枢机不利,水饮内停,而胸胁满微结,故去人参、大枣,加牡蛎软坚散结,桂枝配干姜,通阳化饮以行三焦,甘草调和诸药。是方寒温并用,攻补兼施,既有和解表里之功,又有温中散结之力。诸药相佐,可使少阳得和,枢机畅利,气化以行。阳生津复,诸证悉愈。方后云:"初服微烦,复服汗出便愈",此为初服药后,正气得药力相助,正邪相争,郁阳得伸,但气机一时尚未畅通,故有"微烦"之感。复服少阳枢机运转,气机得以宣通,郁阳得伸,表里协和,故周身汗出,内外阳气畅达而愈。

【临证运用】

1. 后世医家对本方的应用

(1)《外台秘要》载:柴胡桂姜汤即本方牡蛎增至三两,治"疟寒多,微有热,或但寒不热"。

(2)《无求子活人书》载:以本方去黄芩,名干姜柴胡汤,治妇人伤寒,经水方来初断,寒热如疟,狂言见鬼。

(3)《古方便览》载:用治妇人月经不调,脐下疼痛,脐上动悸,胸胁苦满之证。

(4)《圣济总录》载:以本方去干姜名六味柴胡汤,治潮热不解,日晡即发,发则壮热如火,胸满呕逆之证。

(5)《伤寒论今释》载:用治狂疾独语妄笑,头疮,肩背强痛,发疹等兼见邪郁少阳之证。

2. 现代应用

(1)消化系统疾病:如胃溃疡、十二指肠溃疡、胃下垂、慢性胃炎、慢性结肠炎、急慢性胆囊炎、胆石症、胆道感染、急慢性肝炎、肝硬化、亚急性腹膜炎等。史氏等用柴胡桂枝干姜汤治疗慢性胆囊炎 33 例,总有效率为 90.1%。并认为本方具有温脾和中、利胆化湿作用,适合于慢性胆囊炎具有脾土虚寒、胆郁湿阻的病理机制者。刘渡舟认为本方既能清肝胆、利枢机,又能温脾阳、助气化,为后世治疗肝脾寒热杂揉之证开辟了途径,在临床对于慢性肝炎兼见腹胀泄泻,而具有太阴病阴寒机转者,投与此方往往有效。聂氏认为本方和解少阳兼治脾寒,与大柴胡汤和解少阳兼治胃实形成鲜明对照,常用本方治疗慢性肝炎兼脾家寒,症见胁满、腹胀、大便不调者。陈氏总括本方作用为"少阳证有阴证机转之人用之",此法为治上焦阳气郁结而又兼有阳虚水停,或是脾虚下利,可以随证加减,为治疗慢性肝病、肝硬化腹水、心脏病等开拓了新的治法。胡氏等用本方治疗 1 例因感外邪后误下而内陷少阳,郁结肝胆,克伐脾胃,上扰心神之"胆心综合征",标本兼顾,胆心同疗,故径投辄效。房氏等认为本方具有温中健脾、疏肝解郁、清肝利胆、化痰散结之功,以本方加味治疗慢性活动型肝炎 147 例,疗效较好,并认为临床运用首当辨寒热之多寡,若脾阳损甚,虚寒内盛,突出桂枝、干姜用量;肝胆热盛者、黄芩、花粉、茵陈量宜加大。

（2）呼吸系统疾病：如肺炎、肺结核、肺门淋巴腺炎、胸膜炎等。蒲氏认为本方具有和解少阳、清热散结、温阳化气、软坚逐饮之功能，运用此方治疗胸膜炎、肺结核、支气管炎、胸膜炎后遗症，无论有无外感，只要证候合拍，用之多效。董氏通过分析原文，以方药测证，以及结合临床实践反证，认为邪入少阳，胆火内郁，兼太阴（脾、肺）虚寒，水饮内聚是本证的基本病机。本证之太阴虚寒，不独为脾寒，也包括肺寒，因此可用治少阳郁热兼肺寒的咳嗽、咳痰证。杨氏用本方加枳壳，治疗慢性支气管炎、咳嗽痰多、胸胁满闷不适、暖气纳呆、舌苔薄腻微黄、脉弦者，疗效极佳。辛氏治疗渗出性胸膜炎咳嗽气急、胸痛吐痰，伴发热2个月，经西药抗感染及内服中药十枣汤、控涎丹等治疗，收效欠佳，后以柴胡桂枝干姜汤调治1个半月，诸症消失。

（3）泌尿系统疾病：如急慢性肾炎、肾病综合征、尿毒症等。胡氏以本方和解少阳、逐饮开结、振奋胃阳、宣化水气、透达郁阳，加生焦山楂、云苓以增强健脾渗湿、行滞破结之功；加通花为引，以利尿通阳、透达少阳三焦气化，治疗水气病（肾病综合征），使多年痼疾获得较好疗效。陈氏认为本方具有利尿、通淋作用，以本方加味可用于伴有寒热的尿路感染、肾炎、老年尿闭等。

（4）神经系统疾病：如神经衰弱、癔症、神经质、癫痫、心悸、不寐、脏躁等。宋氏以本方合当归芍药散，健脾疏肝、降痰平冲治疗精神分裂症精神衰退，证属脾虚停饮，肝气挟痰浊泛逆者。

（5）妇科疾病：如附件炎、子宫功能性出血、乳腺增生等。杨氏以本方加减疏肝利胆、化痰软坚，治疗肝郁气滞，痰湿凝结之乳癖（乳腺良性肿瘤）获良效。

（6）其他：如急慢性中耳炎、头部疖肿、湿疹、结膜炎、糖尿病、慢性中耳炎等。刘氏认为本方对糖尿病而兼少阳证，见口渴喜饮，如饮水稍欠则口中干苦，尤其夜间睡眠时，每每舌体干涩乃至麻木不仁，同时腰酸腹胀，而大便反溏、小便频数而短，脉弦滑无力，舌质红而少苔者，亦有一定效果。辛氏用本方加味治疗梅尼埃病和阳痿。袁氏以本方加味治疗"放疗后味觉缺乏症"；并以本方合苓桂术甘汤、真武汤加减治疗"特发性震颤综合征"。陈氏认为本方除可用治七情侵扰所致之悸动不安、心烦等证外，还可用治伴有少阳病证候的窦性心动过速、室性期前收缩等心律失常。

【临证心悟】

对柴胡桂枝干姜汤的适应证，各家理解不一，大多医家认为本方具有和解少阳、温化水饮之功，故常用于邪陷少阳，兼水饮内结之证。亦有认为本方寒温并用,肝脾同治,既清肝胆之热,又温脾胃之寒,故亦可用治少阳病兼太阴脾家虚寒的肝脾寒热杂揉之证。本方组方严密,配伍得当,只要符合病机,无论何种疾病,均可根据夹杂之证,在原方基础上随证加味,灵活运用,用之得者,即可收效。

柴胡加芒硝汤方

【原文】

伤寒十三日不解,胸胁满而呕,日晡所发潮热,已而微利,此本柴胡证,下之以不得利,今反利者,知医以丸药下之,此非其治也。潮热者,实也,先宜服小柴胡汤以解外,后以柴胡加芒硝汤主之。(104)

【方药】

柴胡_{二两十六铢}　黄芩_{一两}　人参_{一两}　甘草_{一两,炙}　生姜_{一两,切}　半夏_{二十铢,本云五枚,洗}　大枣_{四枚,擘}　芒硝_{二两}

上八味,以水四升,煮取二升,去滓,内芒硝,更煮微沸,分温再服,不解更作。

【功用】

和解少阳,泻热去实。

【方解】

本方药味组成乃以小柴胡汤为基础,但加芒硝而已,然就其剂量而言,则非小柴胡原方,仅用其原量的1/3,加芒硝二两。体现了小柴胡和解少阳而运转枢机,芒硝软坚泄热以去其阳明实邪,诸药合用,共奏和解泄热之功,而有大柴胡之意向。

从方药组成分析,大柴胡方用大黄、枳实、芍药,而去人参、甘草,其泻热通腑之力较强。而本方不用大黄、枳实、芍药,仅加轻量之芒硝,重在软坚润燥,而其破结去壅之力则较大柴胡相去甚远;且更用人参、甘草,而具扶养正气之功。若大柴胡汤有小承气之意,则本方更似调胃承气之制。而其剂量较轻,则和解泄热之力,不足与大柴胡比肩,可用于大柴胡证之体虚者。

【临证运用】

1. 后世医家对本方的应用

(1)《方极》载:柴胡加芒硝汤,治小柴胡汤证,而苦满难解者。

(2)《类聚方》载:本方治小柴胡汤证,而有坚块者。

（3）《方机》载：小柴胡汤证，若潮热不去，大便不通者，柴胡加芒硝汤主之。

2.现代应用　小柴胡汤证，潮热，粪块结滞，大便不通为本方的临床辨证要点。

由于本方的处方立意及功用与大柴胡汤相似，因而现代临床多偏重于大柴胡汤的化裁应用。

【临证心悟】

本方仲景用治少阳兼阳明里实而正气略亏者，与大柴胡汤相较，重在软坚润燥，而破结通泻之力较弱。后世医家因其功用与大柴胡相似，对其应用较少，然本方仍不失为治大柴胡证而体弱者之良方。

栀子汤类方

栀子豉汤方、栀子甘草豉汤方、栀子生姜豉汤方

【原文】

发汗后，水药不得入口为逆，若更发汗，必吐下不止。发汗吐下后，虚烦不得眠，若剧者，必反覆颠倒，心中懊恼，栀子豉汤主之若少气者，栀子甘草豉汤主之；若呕者，栀子生姜豉汤主之。（76）

发汗，若下之，而烦热胸中窒者，栀子豉汤主之。（77）

伤寒五六日，大下之后，身热不去，心中结痛者，未欲解也，栀子豉汤主之。（78）

凡用栀子汤，病人旧微溏者，不可与服之。（81）

阳明病，脉浮而紧，咽燥口苦，腹满而喘，发热汗出，不恶寒反恶热，身重。若发汗则躁，心愦愦反谵语。若加温针，必怵惕烦躁不得眠。若下之，则胃中空虚，客气动膈，心中懊恼，舌上胎者，栀子豉汤主之。（221）

阳明病，下之，其外有热，手足温，不结胸，心中懊恼，饥不能食，但头汗出者，栀子豉汤主之。（228）

【方药】

1.栀子豉汤方

栀子十四个，擘　香豉四合，绵裹

上二味，以水四升，先煮栀子，得二升半，内豉，煮取一升半，去滓，分为二服，温进一服，得吐者，止后服。

2. 栀子甘草豉汤方

栀子_{十四个,擘}　甘草_{二两,炙}　香豉_{四合,绵裹}

上三味，以水四升，先煮栀子、甘草，取二升半，内豉，煮取一升半，去滓，分二服，温进一服，得吐者，止后服。

3. 栀子生姜豉汤方

栀子_{十四个,擘}　生姜_{五两}　香豉_{四合,绵裹}

上三味，以水四升，先煮栀子、生姜，取二升半，内豉，煮取一升半，去滓，分二服，温进一服，得吐者，止后服。

【功用】

清宣郁热。

【方解】

栀子苦寒，有清热除烦之效；豆豉其气上浮，有宣透之功，二者为伍，清热而不寒滞，宣透而不燥烈，为清宣胸中郁热，治心烦懊憹之良方。若兼少气者，加炙甘草以益气和中；若兼呕者，加生姜以降逆止呕。

使用本方，需先煮栀子，后纳豆豉，才能发挥其清宣郁热的治疗作用。

另外，火热郁于胸膈，若药后热郁得伸，"热性炎上"，则有呕吐的可能，并且邪随吐解。但本方剂非"吐剂"，临证不可不察。

【临证运用】

1. 后世医家对三方的应用

（1）《备急千金要方》载：栀子豉汤治少年房多气短。

（2）《肘后方》载：栀子豉汤治霍乱吐下后，心烦腹满。

（3）《圣济总录》载：栀子豉汤虾蟆黄（黄疸之一种），舌上起青脉，昼夜不睡。

（4）《小儿药证直诀》载：栀子豉饮（即本方）治小儿蓄热在中，身热狂躁，昏迷不食。

（5）《温病条辨》载：栀子豉汤治太阴温病得之二三日，舌微黄，寸脉盛，心烦懊憹，起卧不安，欲呕不得吐，无中焦证者。又治下后虚烦不得眠，心中懊憹，甚至反复颠倒。

2. 现代应用　临床以心胸烦热，失眠，发热，尿黄，舌苔黄腻，脘腹濡软，或伴心中结痛，胸中窒，饥不欲食，或手足温，但头汗出等为辨证要点。

（1）呼吸、消化系统疾病：食管狭窄、食管炎、肺炎、胃炎、胆囊炎、胃酸过多症、胃酸缺乏症、胃溃疡等。心胸烦热,疼痛,有烧灼感,嘈杂似饥,但不欲食。

（2）循环、神经系统疾病:心肌炎、心包炎、高血压、精神分裂症、癔症、神经衰弱、神经症、更年期综合征等。心烦,甚则起卧不安,失眠,舌苔黄腻。

（3）泌尿系统疾病:慢性肾炎、膀胱炎。

（4）口腔炎、舌炎、咽喉炎等:局部发烫,心烦躁动。

（5）咯血、吐血、功能性子宫出血、下血等血证:身热,心烦。

【临证心悟】

现代多用本方治疗外感热病气分轻证者、神经症、自主神经功能紊乱、出血诸证、急性卡他性黏液性胃炎、伤寒和副伤寒的中后期、卒然发呃、暑热霍乱等。其辨证见本方证者均应用。

栀子干姜汤方

【原文】

伤寒,医以丸药大下之,身热不去,微烦者,栀子干姜汤主之。(80)

【方药】

栀子十四个,擘　干姜二两

上二味,以水三升半,煮取一升半,去滓,分二服,温进一服,得吐者,止后服。

【功用】

清上热,温中寒。

【方解】

方中栀子清上焦邪热以除心烦,干姜温中散寒以止下利,寒温,相反而相成。

【临证心悟】

栀子干姜汤证属上热中寒,故凡上热之心烦,身热,并中寒之腹痛,不利者,可用本方加味为治。近年来本方常配合泻心汤方,治疗某些湿热或寒热挟杂的病症,如慢性胃炎、胆囊炎、肠炎下利等。

栀子厚朴汤方

【原文】

伤寒下后,心烦腹满,卧起不安者,栀子厚朴汤主之。(79)

【方药】

栀子_{十四个,擘}　厚朴_{四两,炙,去皮}　枳实_{四枚,水浸,炙令黄}

上三味,以水三升半,煮取一升半,去滓,分二服,温进一服,得吐者,止后服。

【功用】

清热除烦,宽中消满。

【方解】

本方即栀子豉汤去豆豉加厚朴、枳实而成。栀子苦寒,清热郁热;厚朴苦温,宽中行气;枳实苦寒,破结消痞。因病变已波及脘腹,非栀子豉证局限于胸膈,故不用豆豉之宣透,而更加厚朴、枳实以行气除满。

【临证心悟】

本方多用于治疗急性胃肠炎、肠伤寒、肝胆疾病、消化不良、神经症、细菌性痢疾、脱肛、疝气、子宫脱垂等有热郁气滞证者,临床以心烦、腹满、苔厚腻,或兼身热等为辨证要点。

栀子柏皮汤方

【原文】

伤寒身黄发热,栀子柏皮汤主之。(261)

【方药】

肥栀子_{十五个,擘}　甘草_{一两,炙}　黄柏_{二两}

上三味,以水四升,煮取一升半,去滓,分温再服。

【功用】

清泄湿热退黄。

【方解】

本方苦甘合剂,有清热、利湿、退黄之效。方中栀子苦寒质轻,清利之中有宣透作用,可清泄三焦之火,并通利三焦水道,开湿热壅结,还可除烦热。黄柏苦寒趋下,清热利湿燥湿。甘草和中,并制栀子、黄柏苦寒伤胃之弊。栀子偏于清上焦,泻心火;黄柏偏于清下焦,泻相火;甘草奠中,以缓苦寒之性,不使寒凉之药损伤脾胃。三药相伍,用于正气偏弱。阴中有伏热而黄疸日久不退的,最为合机。其效如喻昌所云:"热已发出于外,自与内瘀不同,正当随热势清解其黄,俾不留于肌表间也。"

【临证运用】

(1)《宣明论》载:栀子柏皮汤,头微汗出,小便利而微发黄者,宜服之。

(2)《全婴方论》载:柏皮汤(即本方)治小儿衄血至一二升,闷绝。

(3)《方极》载:栀子柏皮汤治身黄发热心烦者。又云,治身黄发热者,身黄心烦者,兼用解毒散。

(4)《类聚方广义》载:栀子柏皮汤,洗眼球黄赤热痛甚者效,又胞瞳糜烂痒痛,及痘疮落之后,眼犹不开者,加枯矾少许洗之,皆妙。

【临证心悟】

本方证由湿热郁蒸而热重于湿所致。症见身目俱黄、黄色鲜明、发热心烦、口渴、无汗、小便短少、舌红苔黄、脉数者。现代多用治疗传染性肝炎、细菌性痢疾、胆囊炎、尿路感染等症。

承气汤类方

大承气汤方

【原文】

阳明病,脉迟,虽汗出不恶寒者,其身必重,短气腹满而喘,有潮热者,此外欲解,可攻里也。手足濈然汗出者,此大便已硬也,大承气汤主之。若汗多,微发热恶寒者,外未解也。其热不潮,未可与承气汤;若腹大满不通者,可与小承气汤,微和胃气,勿令至大泄下。(208)

阳明病,潮热,大便微硬者,可与大承气汤,不硬者,不可与之。若不大便六七日,恐有燥屎,欲知之法,少与小承气汤,汤入腹中,转失气者,此有燥屎也,乃可攻之。若不转失气者,此但初头硬,后必溏,不可攻之,攻之必胀满不能食也。欲饮水者,与水则哕。其后发热者,必大便复硬而少也,以小承气汤和之。不转矢气者,慎不可攻也。(209)

伤寒若吐若下后不解,不大便五六日,上至十余日,日晡所发潮热,不恶寒,独语如见鬼状。若剧者,发则不识人,循衣摸床,惕而不安,微喘直视,脉弦者生,涩者死。微者,但发热谵语者,大承气汤主之。若一服利,则止后服。(212)

阳明病,谵语有潮热,反不能食者,胃中必有燥屎五六枚也;若能食者,但硬耳,宜大承气汤下之。(215)

汗出谵语者,以有燥屎在胃中,此为风也。须下者,过经乃可下之。下之若早,语言必乱,以表虚里实故也。下之愈,宜大承气汤。(217)

二阳并病,太阳证罢,但发潮热,手足漐漐汗出,大便难而谵语者,下之则愈,宜大承气汤。(220)

阳明病,下之,心中懊憹而烦,胃中有燥屎者,可攻。腹微满,初头硬,后必溏,不可攻之。若有燥屎者,宜大承气汤。(238)

病人烦热,汗出则解,又如疟状,日晡所发热者,属阳明也。脉实者,宜下之;脉浮虚者,宜发汗。下之与大承气汤,发汗宜桂枝汤。(240)

大下后,六七日不大便,烦不解,腹满痛者,此有燥屎也。所以然者,本有宿食故也,宜大承气汤。(241)

病人小便不利,大便乍难乍易,时有微热,喘冒不能卧者,有燥屎也,宜大承气汤。(242)

得病二三日,脉弱,无太阳、柴胡证,烦躁,心下硬。至四五日,虽能食,以小承气汤,少少与,微和之,令小安,至六日,与承气汤一升。若不大便六七日,小便少者,虽不受食,但初头硬,后必溏,未定成硬,攻之必溏;须小便利,屎定硬,乃可攻之,宜大承气汤。(251)

伤寒六七日,目中不了了。睛不和,无表里证,大便难,身微热者,此为实也,急下之,宜大承气汤。(252)

阳明病,发热汗出者,急下之,宜大承气汤。(253)

发汗不解,腹满痛者,急下之,宜大承气汤。(254)

腹满不减,减不足言,当下之,宜大承气汤。(255)

阳明少阳合病,必下利。其脉不负者,为顺也。负者,失也,互相克贼,名为负也。脉滑而数者,有宿食也,当下之,宜大承气汤。(256)

少阴病,得之二三日,口燥咽干者,急下之,宜大承气汤。(320)

少阴病,自利清水,色纯青,心下必痛,口干燥者,可下之,宜大承气汤。(321)

【方药】

大黄_{四两,酒洗}　厚朴_{半斤,炙,去皮}　枳实_{五枚,炙}　芒硝_{三合}

上四味,以水一斗,先煮二物,取五升,去滓,内大黄,更煮取二升,去滓,内芒硝,更上微火一两沸,分温再服。得下,余勿服。

【功用】

峻下热实,荡涤燥结。

【方解】

大承气汤由大黄、厚朴、枳实、芒硝四味组成,方中酒大黄清热泻火、推陈致新。芒硝咸寒,润燥软坚,通利大便。两药配伍具有清热通便之功。厚朴苦辛温,行气散满消胀。枳实苦微寒,破气宽中消痞。二者同用,均为气分药,可通达肠胃之气,具有破气消滞之功。全方相辅相成,具有攻下实热、荡涤燥结之功效。用于实热结聚、痞满燥热俱重之阳明腑实证。本方先煎厚朴枳实,去滓后再入大黄,避免了厚朴、枳实吸收大黄的有效成分的不足,芒硝最后入药。分温再服,大便通畅后即停服。因本方可泻热破结,润燥软坚,顺理腑气,攻下燥屎,力大而峻,故名"大承气汤。"

使用本方,除应见潮热、汗出,特别是手足濈然汗出这两个典型症状外,还应参以腹诊、舌诊和脉诊。若见腹如合瓦、胀满疼痛拒按、舌苔黄燥甚至有芒刺、脉沉迟而有力者,才可使用本方泻下。服大承气汤以后,如大便已下,但量不多,脐周依旧硬满疼痛,乃为燥屎未尽,可再服药;若大便泻下较多,腹部已不痛不硬,为燥屎已尽,则当停药。

【临证运用】

1. 后世医家对本方的应用

(1)刘完素将三方合为一方,名三一承气汤,通治大、小、调胃三承气汤所主诸证。

(2)李中梓《医宗必读》载:大承气汤治"五六日不大便,腹痛烦渴,少阴口燥咽干,日晡发热,脉实,三焦俱有邪"者。用小承气汤治"六七日不大便,腹胀满,潮热,狂言而喘,专泻上焦之痞热"。

(3)吴瑭《温病条辨》载:三方分别治疗阳明温病的不同证型,并在三方基础上增订了新加黄龙汤、宣白承气汤、导赤承气汤、牛黄承气汤、增液承气汤等,扩大了承气汤的临床应用范围。

(4)《古今医统》载:大承气汤治癫狂热壅,大便秘结。

（5）《伤寒绪论》载：大承气汤治病人热甚，脉来数实，欲登高弃衣，狂言骂詈，不避亲疏。盖阳盛则四肢实，实则能登高也。

（6）《伤寒明理论》载：承气汤，下药也，用之尤宜审焉。审之大满大实坚，有燥屎乃可投之也。如非大满，则犹生寒热。而病不除，况无满实者，而结胸痞气之属，由是而生矣。

（7）《卫生宝鉴》载：大承气汤治狂因触冒寒邪，失于解利，固转属阳明证；胃实谵语，本方加黄连。

（8）《伤寒总病论》载：凡脉沉细数，为热在里，又兼腹满咽干，或口燥舌干而渴者，或六七日不大便，小便自如，或目中瞳子不明，无外证者，或汗后脉沉实者，或下三部脉皆平，心下坚者，或连发汗已，不恶寒者，或已经下，其脉沉按之有力者，宜大承气汤。

（9）《内台方义》载：仲景所用大承气汤者二十五证，虽曰各异，然即泄下之法也，其法虽多，不出大满、大热、大实、其脉沉滑者则所当用也。

（10）《景岳全书》载：大承气汤阳明太阳伤寒谵语，五六日不大便，腹满烦渴，并少阴舌干口燥，潮热，脉实者。刘河间加甘草，名三一承气汤。

（11）《伤寒论今释》载：初学但知腹痛拒按为实证可下，然肠窒室扶斯将出血穿孔时，亦腹痛指按。腹膜炎附子粳米汤证，痛至手不可近，皆禁下者，故拒按可下之说大可商榷。

（12）《直指方》载：热厥者，初病身热，然后发厥，其人畏热，扬手掷足。烦躁饮水，头汗，大便秘，小便赤，怫郁昏愦，盖当下失下，气血不通，故四肢逆冷，所谓热深则厥深，所谓下证悉具见厥逆者此也，与大承气汤。

（13）《小青囊》载：大承气汤，治舌四边微红，中央见灰黑色，此由失下所致。用本方退之。又治舌见黄苔，黑点乱生者，其证必得而谢语。又治舌见灰黑色，有黑纹，脉实者。

（14）《温病条辨》载：画目俱赤，语声重浊，呼吸俱粗，大便闭，小便涩，舌苔老黄，甚则黑有芒刺，但恶热、不恶寒，日晡益甚者，传至中焦，阳明温病也。脉浮洪燥甚者，白虎汤主之。暑温、湿温、温疟，不在此例。又载：阳明温病，面目俱赤，肢厥，甚则通体皆厥，神昏，不大便，七八日以外，小便赤，脉沉伏，或并脉亦厥，胸腹满坚，甚则拒按，喜凉饮者，大承气汤主之。

（15）《温疫论》应下诸证如次：曰舌白苔渐变黄者，曰舌黑苔、曰舌芒刺，曰舌裂、曰舌短、舌硬、舌卷，曰白硬苔，曰唇燥裂，唇焦色、唇口皮起，曰吃臭、鼻孔如烟煤。曰口燥渴，曰目赤，咽干，气喷如火，小便赤黑，涓滴作痛，小便极臭，扬手掷足，脉沉而数。曰潮热，曰善太息，曰心下满，心下高起如块，心下痛，腹胀满，腹痛按之愈痛，曰心下胀痛，曰头胀痛，曰小便闭，曰大便闭，转屎气极臭，曰大肠胶闭（谓大便如黏胶极臭），曰协热下利，热结旁流，曰四逆,脉厥,体厥,曰发狂。案以上诸证,非谓皆大承气,亦有宜小承气、调胃承气者,学者当临事参酌。

(16)《方极》载:大承气汤治发潮热,大便硬者,腹满难解者,腹满胀而喘,两便不通,一身面目水肿,潮热谵语,大便硬或有燥屎者;腹满痛大便不通者,大便不通,须而腹满者,目中不了了,睛不和,大便硬者,自利清水,心下痛,口干燥者;胸满口噤,卧不着席,脚挛急,咬牙者;腹中有坚块,大便不通者;痘疮、腹大满,两便不通,或谵语,口干咽燥者;痢疾谵语,或腹中满而不能食者,食滞腹急痛,大便不通,或呕利者。

(17)《方极》载:大承气汤治腹坚满,若下利臭秽,若有燥屎者。凡有燥屎者,脐下必磊砢也,肌肤必枯燥也。雉间焕云:以手按腹,病人两手护之,眉皱作楚是也。

(18)《类聚方广义》载:(大承气汤)治狂证大言骂詈,昼夜不眠,饮啖过长,胸腹满,大便不通者。

(19)《理伤续断方》载:大承气汤治伤损瘀血不散,腹肚膨胀,大小便不能,上攻心腹,闷乱至死者,于大承气汤内加甘草、陈皮、红花、当归、苏木、木通名大成汤。

(20)《伤寒蕴要》载:大抵下药必切脉沉实,或沉滑、沉疾有力者可下也,以手按脐腹腹硬者,或叫痛不可按者,则下之无疑也。凡下后不解者,再按脐腹有无硬处,如有手不可按,下未尽也,复再下之。若下后腹中虚软,脉无力者,此为虚也。

(21)《眼科锦囊》载:大承气汤治热上冲眼,大便秘结。

(22)《此事难知》载:大承气汤治大实大满,大满则胸腹满,状若合瓦;大实则不大便。痞满燥实四证俱备则用之。杂病则进退用之。

2. 现代应用　现代医家认为大承气汤证为热结气滞均重的腑实重证。其临床运用广泛,病种繁多。

(1)呼吸系统疾病:承气汤类广泛用于治疗普通感冒、病毒感染、大叶性肺炎、急性支气管炎等病证,只要合并阳明腑实证或表现为里实热证的就可应用。周氏用大承气汤加连翘、桑白皮、杏仁、桔梗、贝母等治疗小儿肺炎30例疗效明显。王氏用大承气汤治疗壅实之喘息有效。黄氏用大承气汤加味治疗腑结肺痹之喘急取效。

(2)消化系统疾病

1)肠梗阻:程氏将大承气汤加莱菔子、赤芍,配合西医胃肠减压与对症治疗,通过胃管给药,治疗老年性肠梗阻196例,取得症状缓解,胀痛消失的满意疗效。欧阳氏介绍1982—1985年用大承气汤加味水煎口服或胃管灌入治疗急性肠梗阻38例。莫氏用大承气汤加木香、番泻叶、莱菔子、桃仁、赤芍,水煎服或胃管灌入,治疗急性单纯性肠梗阻 200 例。刘氏用大承气汤治疗粘连性肠梗阻获效。

2)急性胰腺炎:韩氏以大承气汤加黄芩、黄柏、柴胡为基本方,临床随证加减治疗急性胰腺炎 48 例,获痊愈。

3)急性胆囊炎:曾氏以大承气汤加蒲公英、金钱草、三七为基本方,随证加减治疗急性胆囊炎 75 例,每日 2 剂,一般经 1～2 d 治疗,症状及体征即缓解,总有效率为 97%。

4)胆道蛔虫病:朱氏对胆道蛔虫病患者,令其先饮米醋 0.5～0.7 mL/kg 体重,再服大承气汤煎液 100 mL,名苦酒承气汤,治疗本症病人 20 例,除 1 例并发胆结石梗阻,转手术外,其余均获痊愈。

5)上消化道出血:彭氏用大承气汤加味治疗上消化道出血,辨证属胃热炽盛、迫血妄行或肝火犯胃,络伤血溢者,取得满意疗效。

6)小儿肠套叠:孙氏用 30%～40% 的大承气汤 200～400 mL 加入 5%～10% 的钡剂,加温开水适量灌肠,治疗小儿肠套叠,疗效明显而安全。

此外,大承气汤还可应用于胆石症、急性腹膜炎、肠麻痹等消化系统疾病。

(3)内分泌系统疾病:承气汤用于治疗皮质醇增多症、糖尿病等病症。薛氏报道用大承气汤加生何首乌、龙胆草、黄精等治疗皮质醇增多症,糖代谢紊乱者 6 例,获痊愈。证明大承气汤对防止皮质醇增多症,因糖代谢紊乱,合并糖尿病昏迷等有积极意义。

(4)泌尿系统疾病:承气汤可用于治疗尿路感染、尿路结石、肾衰竭、尿毒症等。李氏报道将大承气汤加金钱草、海金沙、鸡内金、穿山甲、王不留行、车前草、木通、泽泻等,治疗尿路结石 138 例,结石直径在 1 cm 以内者 129 例,1 cm 以上者 9 例,结果治愈 134 例,无效 4 例,治愈率为 97.2%。

(5)精神疾病和神经系统疾病:郭氏将大承气汤合逍遥散化裁治疗癫狂 66 例,疗效明显,大多数病人服 8 剂就获效。邓氏用大承气汤治疗高血压脑出血,其中 1 例经一般抢救治疗 4 d 未见好转,经服用大承气汤加减,次日排便 7 次,后神清热退,言语自如。徐氏用大承气汤加蝉蜕、甲硝唑灌肠,配合西医抗感染、中和外毒素、止痉、支持疗法等,治疗破伤风 351 例,中轻型、中型共 249 例,重型 102 例,结果轻、中型全部治愈。重型病人死亡 33 例,占 102 例重型病人的 32.35%,其经验为务必做到尽早腑通,保持每天解大便 1～2 次。

(6)外科疾病

1)肠麻痹:杨氏报道用大承气汤加减灌肠治疗肠麻痹 40 例,病人除原有临床表现外,均存在持续性腹痛,X 射线透视见全腹高度胀气,部分病人有溢出状呕吐。经大承气汤加减灌肠后,获满意疗效。

2)铅中毒腹绞痛:慢性铅中毒腹绞痛是临床急性痛症之一,徐氏用大承气汤加减治疗本病 30 例,腹痛剧烈者加延胡索、乌药,便秘日久者,重用芒硝、大黄,食欲缺乏者加北山楂、莱菔子、鸡内金。结果服药 1 ~ 2 剂,15 例在 6 ~ 12 h 排便,14 例在 12 ~ 24 h 排便。大便一通,腹绞痛即消除或基本缓解。再配合西药短程间歇祛铅疗法,全部治愈。

3)结肠脾(肝)曲综合征:常表现为腹胀、腹痛、便秘、结肠充气、嗳气等症。周氏以大承气汤加木香、青皮、郁金、白芍、陈皮等为基本方,呕吐者加半夏、生姜,腹胀剧者加莱菔子,腹痛剧者加延胡索、川楝子,右上腹胀痛者加柴胡,无便秘者去芒硝,减轻大黄用量。治疗本病 13 例,结果获痊愈。

4)术后粘连:黄氏用大承气汤加金银花、赤芍、桃仁、莱菔子治疗各种腹部手术后因粘连造成的肠梗阻 14 例,结果显效 12 例,有效 2 例。赵氏用大承气汤配合综合疗法预防反复发生的粘连性肠梗阻术后复发者 47 例,与对照组比较,发现对于促进胃肠功能的恢复、预防肠梗阻的复发具有明显作用。

5)术后感染:叶氏用大承气汤加白花蛇舌草、蒲公英、金银花、玄参等煎汁,于病人术前 3 d 起,每天下午服头煎,至术前晚上再用二煎做一次性灌肠,观察 25 例肠道手术病人,发生切口感染者仅 2 例,证明大承气汤具有降低手术切口感染率的作用。

6)梗阻性黄疸术后内毒素血症:本病病死率较高,而内毒素血症是本病术后并发症和病人死亡发生的主要原因。陈氏等用大承气汤加茵陈、牡丹皮、栀子、金银花、蒲公英、黄芩,组成复方大承气汤治疗本病 43 例。于手术前 5 d 服用本方,结果梗阻性黄疸临床体征明显减轻或消失,病人术后内毒素血症的发生率较对照组明显下降。提示复方大承气汤对梗阻性黄疸的内毒素血症有良好的防治作用。

(7)骨伤科疾病

1)呼吸窘迫综合征:本证是由创伤诱发的急性进行性缺氧性呼吸衰竭为主要特征的综合征。起病急,进展快,死亡率高。临床以呼吸窘迫、发绀、便秘、鼓肠为主要表现,与阳明腑实喘满证相似。刘氏等用大承气汤治疗本病 30 例,存活 26 例,有效率为 86.7%,与对照组比较有显著差异($P<0.01$),具有统计学意义。认为大承气汤的泻下通腑作用,促进了"肺与大肠相表里"功能状态的恢复,改善肠道功能,可能促使肺损害的修复。

2)脊椎损伤性气膨症:郭氏报道用大承气汤加番泻叶、枳壳、红花、桃仁治疗脊椎骨折后腹部胀满,上下气机不通者,获得满意疗效。

(8)传染性疾病:马氏报道用大承气汤加牡丹皮、赤芍,治疗流行性乙型

脑炎伴有腑实证者,取得满意疗效。王氏报道,有人曾治流行性出血热少尿期病人 86 例,其中 77 例用中药泻下逐瘀,方用大承气汤去厚朴,加桃仁、生地黄、麦冬等,总有效率为 99.51%。

另外,大承气汤还可用于治疗妇产科疾病,如子痫、产后发热;五官科疾病,如乳蛾;皮肤科疾病,如荨麻疹、斑疹;以及腮腺炎(痄腮)、痔疮等病证。只要符合承气汤的适应证就可应用。

【临证心悟】

三承气汤是阳明腑实证的主要方剂,在《伤寒论》中除了治疗阳明腑实证外,还治疗太阳病的兼变证、热结旁流证、急下证等。大承气汤证以潮热、谵语、腹胀满痛、不大便,脉沉实有力为辨证要点,其病机为阳明热盛,肠胃有实邪结聚。若证情较轻或不典型可选用小承气汤。调胃承气汤以潮热、谵语、腹胀满等里热炽盛证为辨证要点,对于燥热偏胜而肠胃结聚不盛的腑实证可选用调胃承气汤。急下证不必便硬而后下之,吴又可说:"承气本为逐邪而设,非专为结粪而设""要知因邪热致燥结,非燥结而致邪热",主张"有是证则投是药"。可知三承气汤以逐邪为第一要义,具有攻下实热、荡涤燥结之功效,只要是腑热炽盛就可用承气汤急下存阴。临证当根据病情轻重缓急区别应用三方。后世医家广泛运用三承气汤,不但用于外感热病,还用于内伤杂病,更用于危重病证,且疗效显著。但承气汤毕竟是攻下之剂,易于伤正,临床切勿犯"虚虚实实"之戒。

临床应用三承气汤还当注意煎服法。大承气汤当先煎厚朴、枳实,去滓后再煎大黄,以避免枳朴残渣吸收其汁。大黄若用于通便可用生大黄,煎煮时间不宜太长;若用于清热可用制大黄。芒硝最后纳入,也可冲服。调胃承气汤中的甘草、大黄不宜与芒硝长时间同煎,有研究证明,若久煎芒硝能将大黄、甘草中的有效成分沉淀。还当注意服药的灵活性,调胃承气汤有"顿服"与"少少温服"两种服法;小承气汤有"少少与之"的服法;大小承气汤均有得下,余勿服的要求。临证应用三承气汤还当随证加减使用,吴鞠通《温病条辨》的承气汤类方可参考应用。

另外,凡正气内衰,又无可下之证者;或有表证未解者,均不宜用之。孕妇也应在禁用之例。

小承气汤方

【原文】

阳明病,脉迟,虽汗出不恶寒者,其身必重,短气腹满而喘,有潮热者,此外欲解，可攻里也。手足濈然汗出者，此大便已硬也，大承气汤主之。若汗多，微发热恶寒者，外未解也。其热不潮，未可与承气汤；若腹大满不通者，可与小承气汤，微和胃气，勿令至大泄下。（208）

阳明病，潮热，大便微硬者，可与大承气汤，不硬者，不可与之。若不大便六七日，恐有燥屎，欲知之法，少与小承气汤，汤入腹中，转失气者，此有燥屎也，乃可攻之。若不转失气者，此但初头硬，后必溏，不可攻之，攻之必胀满不能食也。欲饮水者，与水则哕。其后发热者，必大便复硬而少也，以小承气汤和之。不转失气者，慎不可攻也。（209）

阳明病，其人多汗，以津液外出，胃中燥，大便必硬，硬则谵语，小承气汤主之。若一服谵语止者，更莫复服。（213）

阳明病，谵语发潮热，脉滑而疾者，小承气汤主之。因与承气汤一升，腹中转气者，更复一升；若不转气者，勿更与之。明日又不大便，脉反微涩者，里虚也，为难治，不可更与承气汤也。（214）

太阳病，若吐若下若发汗后，微烦，小便数，大便因硬者，与小承气汤和之愈。（250）

得病二三日，脉弱，无太阳、柴胡证，烦躁，心下硬。至四五日，虽能食，以小承气汤，少少与，微和之，令小安，至六日，与承气汤一升。若不大便六七日，小便少者，虽不受食，但初头硬，后必溏，未定成硬，攻之必溏；须小便利，屎定硬，乃可攻之，宜大承气汤。（251）

下利谵语者，有燥屎也，宜小承气汤。（374）

【方药】

大黄_{四两}　厚朴_{二两,炙,去皮}　枳实_{三枚,大者,炙}

上三味，以水四升，煮取一升二合，去滓，分温二服。初服汤当更衣，不尔者尽饮之。若更衣者，勿服之。

【功用】

泻热通便，消滞除满。

【方解】

小承气汤由大承气汤去芒硝，除大黄用量不变外，减轻了厚朴、枳实的用量。方中大黄亦当酒洗（疑本条有脱字），具有清热泻火、推陈致新之功，厚朴、枳实破气消滞，本方功效与大承气汤略同，唯以去芒硝，则攻下之力较大承气汤弱。用于治疗较轻的阳明腑实证或不典型的阳明腑实证，以及试探法。本方三药同煎，不分先后次第则大黄泻下之力变缓。同是大黄一药，因煎煮方法不同,其泻下作用就有强弱之别,临床使用时应当注意。分温二服。大便通畅后即停服。若大便不通,则可继续服用,意在泻热除满。

【临证运用】

1. 后世医家对本方的应用

(1)《普济本事方》卷九载:病伤寒八、九日,身热无汗,时时谵语,时因下利,大便不通三日矣,非烦非躁,非寒非痛,终夜不得眠,但心中无安宁时,或时发一声,如叹息之状。医者不晓是何证,予诊之日:此懊侬怫郁,二证俱作也,胃中有燥屎,宜小承气汤,下燥屎二十余枚,得利而解。

(2)《入门良方》载:小承气汤治痢疾初发,精神甚盛,腹痛难忍,或作胀闷,里急后重,数至圊而不能通,窘迫甚者。

(3)《医垒元戎》载:小承气汤治痞实而微满,状若饥人食饱,腹中无转矢气,即大承气汤去芒硝。心下痞,大便或通,热甚,宜此方。

(4)《方极》载:小承气汤治腹满而大便硬者。

(5)《方极》载:小承气汤治腹满大便不通者。汗多大便硬,谵语者。发潮热,大便初头硬后必溏,微烦,小便数。下利谵语者。大便不通,哕而谵语者。

(6)《伤寒绪论》载:小承气汤治疗少阴病手足厥冷,大便秘,小便赤,脉沉而滑者。

(7)《拔萃方》载:顺气散(即小承气汤)消中者,热在胃而能食,小便赤黄,以此下之,不可多利,微微利。至不欲食而愈。

(8)《幼科发挥》载:三化丸(即小承气汤)去胸中宿食,郁蕴之热。

(9)《小青囊》载:小承气汤治痘饮冷伤食,腹痛甚者。

(10)《伤寒瘟疫条辨》载:阳明病,心腹胀满,潮热,狂言而喘,小承气汤主之。

2. 现代应用　现代医家认为本方证为阳明腑实证中气滞较重型。以腹胀满、大便硬、微烦或烦躁、舌苔黄燥为主症。临床见于肠梗阻、痢疾、急性胃肠炎、流行性乙型脑炎、胆道蛔虫病等疾病过程中。

(1)消化系统疾病

1)痢疾:徐氏介绍用小承气汤加味治疗急性细菌性痢疾所致的中毒性肠麻痹7例,均获治愈。

2)胃肠炎:秦亮用小承气汤治疗小儿急性肠炎效良。

3)胆道蛔虫:余信树介绍用小承气汤为主治疗小儿胆道蛔虫病9例,一般1~2剂均获痊愈。

4)腹痛:报道用小承气汤加味治疗证属食滞内停,腑气不通,效良。

5)胃痛:吴照平介绍小承气汤加味治疗证属肝郁犯胃,食滞中焦,气机不畅。

6)肠梗阻:吴照平介绍用小承气汤加味治疗肠梗阻有效。

7)脱肛证:万民安介绍用小承气汤加减治愈脱肛证,辨证属气滞腑实。

(2)呼吸系统疾病

1)哮喘:徐炳琅介绍用小承气汤治愈哮喘1例。此乃肺热下移大肠,津液消灼,肺体不润,大肠失濡,上下不通之故,治宜釜底抽薪,通腑泻热。

2)肺炎:《经方应用》载夏治平治验,用小承气汤合麻杏甘石汤治小儿肺炎有效。

(3)外科疾病

1)术后肠功能紊乱:何氏用小承气汤为基本方治疗腹部手术后胃肠功能紊乱48例,其中血瘀型加大血藤、乌药、木香、川楝子;气滞寒痛型加木香、青皮、肉桂、乌药、小茴香、干姜;气结型加木香、陈皮、青皮、砂仁、香附。每天服2剂,每3~4 h 1次。结果10 h内排气者24例,占50%,10~24 h排气者20例,占41.6%,24~48 h排气者4例,占8.33%,明显早于对照组。

2)阑尾炎:梁氏将小承气汤加败酱草、红藤、丹参、桃仁、虎杖、白花蛇舌草等,同时服用甲硝唑,治疗阑尾炎150例,痊愈147例,占98%,好转2例,转手术治疗1例。与青霉素对照组比较,治愈率有非常显著之差异。

3)胃石症:王氏以小承气汤加鸡内金、郁金、莱菔子、代赭石、陈皮、甘草为基本方,研为细末,每日3次,每次5 g,用米醋20 mL及开水冲服,治疗胃石症35例,痊愈23例,有效11例,无效1例,总有效率为96.7%。

(4)传染病:《蒲辅周医案》用小承气汤治流行性乙型脑炎。症见高热,脉沉数有力,腹满微硬,哕声连续,目赤不闭,无汗,手足妄动,烦躁不宁,有欲狂之势,神昏谵语,四肢微厥,下利纯青黑水。证属邪踞阳明,热结旁流,用小承气汤微和之。药后,哕止便通,汗出厥回,热退神清,诸症豁然。

(5)其他

1)伍氏介绍用小承气汤治眩晕获效,证属气阻肠腑,传导失职,浊气上逆所致。

2)吴照平等介绍用小承气汤治自汗获效,此乃错投温补,热结胃肠,迫津外溢。

3)蔡根兴介绍以小承气汤加减治疗过敏性紫癜效良,证为邪结阳明,热入血分,迫血妄行。

调胃承气汤方

【原文】

伤寒脉浮,自汗出,小便数,心烦,微恶寒,脚挛急,反与桂枝欲攻其表,此误也。得之便厥,咽中干,烦躁,吐逆者,作甘草干姜汤与之,以复其阳;若厥愈足温者,更作芍药甘草汤与之,其脚即伸;若胃气不和,谵语者,少与调胃承气汤;若重发汗,复加烧针者,四逆汤主之。(29)

发汗后,恶寒者,虚故也。不恶寒,但热者,实也,当和胃气,与调胃承气汤。(70)

太阳病未解,脉阴阳俱停,必先振栗汗出而解。但阳脉微者,先汗出而解,但阴脉微者,下之而解。若欲下之,宜调胃承气汤。(94)

伤寒十三日,过经谵语者,以有热也,当以汤下之。若小便利者,大便当硬,而反下利,脉调和者,知医以丸药下之,非其治也。若自下利者,脉当微厥,今反和者,此为内实也,调胃承气汤主之。(105)

太阳病,过经十余日,心下温温欲吐,而胸中痛,大便反溏,腹微满,郁郁微烦。先此时自极吐下者,与调胃承气汤。若不尔者,不可与。但欲呕,胸中痛,微溏者,此非柴胡汤证,以呕故知极吐下也。调胃承气汤。(123)

阳明病,不吐不下,心烦者,可与调胃承气汤。(207)

太阳病三日,发汗不解,蒸蒸发热者,属胃也,调胃承气汤主之。(248)

伤寒吐后,腹胀满者,与调胃承气汤。(249)

【方药】

大黄_{四两,清酒洗}　　甘草_{二两,炙}　　芒硝_{半升}

上三味,切,以水三升,煮二物至一升,去滓,内芒硝,更上微火一二沸,温顿服之,以调胃气。

【功用】

泻热和胃,润燥软坚。

【方解】

调胃承气汤由炙甘草、芒硝、大黄三味组成。方中大黄苦寒,酒洗,除了清热泻火外,还有推陈致新之功。芒硝咸寒,润燥软坚,通利大便。甘草甘平和中,以缓药性,使攻下而不伤正。三药同用具有泻热润燥、软坚通便之功效。用于治疗阳明腑实证,燥热偏胜的证型,即通过泻大便,以达到清热润燥的目的。本方先煎甘草、大黄,后入芒硝。其服法有二:一为"温,顿服",用于热邪偏盛为主的阳明腑实证,意在泻热润燥,即方后所言"调胃气"。一为"少少温服之",用于温药复阳后胃热扰心之谵语,意在泄热。

【临证运用】

1. 后世医家对本方的应用

(1)刘完素将三方合为一方,名三一承气汤,通治大、小、调胃三承气汤所主诸证。

(2)吴瑭《温病条辨》载:三方分别治疗阳明温病的不同证型,并在三方基础上增订了新加黄龙汤、宣白承气汤、导赤承气汤、牛黄承气汤、增液承气汤等,扩大了承气汤的临床应用范围。

2. 现代应用

(1)呼吸系统疾病:本方广泛用于治疗普通感冒、病毒感染、大叶性肺炎、急性支气管炎等病证,只要合并阳明腑实证或表现为里实热证的就可应用。如阳氏用调胃承气汤加减治疗上呼吸道感染合并腑实证取得满意疗效。胡梦先介绍:用调胃承气汤治咳嗽取效。如某病人病已月余,现咳嗽痰多,舌黄糙,脉数无力,不思饮食,大便硬,用调胃承气汤,服后微下二三次,咳嗽若失。

(2)消化系统疾病:《伤寒论方古今临床》介绍用调胃承气汤加味治愈食滞头痛1例。某病人体质素壮,饮食不节,久留停滞不运,嗳气吞酸时作,腹胀便难,渐至头痛难忍。诊为食滞而发也,拟调胃承气汤加味,服药3剂头痛止。处方:甘草、玄明粉、莱菔子各9 g,酒大黄、麦芽各12 g,山楂16 g,薄荷6 g。水煎服。

《山东中医研究所资料汇编》载治疮发红肿高热,用调胃承气汤加当归、金银花。又用大黄、甘草等分为末,芒硝化水调服,治疮痈初起,红肿胀痛,干则易之。病初起不过一二次即消,瘟毒发颐亦可用。

贵阳医学院外科介绍用调胃承气汤加柴胡、胆草、黄连、败酱草等,非手术治疗胰腺炎64例,全部治愈。他们认为过去西医治疗胰腺炎强调了一个"静"字,使胰腺功能处于相对静止状态,分泌减少,从而减低胰腺内压,使胰腺分泌不再外溢,以停止病变发展,但中西医结合治疗,着眼一个"通"字,疏通消化道,消除痰积,恢复消化功能,贯穿一个"动"的过程。他们认为"动"和"静"的治疗作用,在胰腺炎中"动"是主要的。"静"的有利面是抑制了胰腺的分泌,但因禁食机体处于半饥饿状态,组织内出现消耗性分解代谢,又因胃管减压大量抽出胃液,引起水、电质紊乱,补液虽能供给一定热量、水分和电解质,但比起通过消化吸收的营养是远远不足的,而"动"则是积极的,着眼于"通",有利于克服上述缺点。

成湘兰介绍一胆石症病人,因"总攻"胆石下移形成肠梗阻,用调胃承气汤加莱菔子、广木香降气通下,服药 2 次,得快利 3 次,排出大型结石(4 cm×5 cm×5 cm)2 个,脐周阵发性疼痛、腹胀、便秘、呕吐等症状霍然消失。

吴宗让介绍用调胃承气汤加味,治愈 2 岁小儿热利证一例。患儿病下利,目闭,身冷。曾用理中、四逆之剂治之,病转危笃。诊其脉,寻按均不可得,据前医云,脉绝已半日。遂启齿观察,见其舌苔黄燥,再视其肛门,周围红赤异常,验其大便,则甚黏腻,下利虽频,而量极少,与少阴下利清谷大相悬殊。此系伏热,热深厥深,故见身冷脉伏。内真热而外呈寒象。遂依"热淫于内,治以咸寒,佐以甘苦"之旨,与调胃承气汤加味:朴硝 7.5 g,大黄 4.5 g,黄芩 3 g,黄连、甘草各 2.4 g。服后数小时,下黑粪甚多,脉出,肢温,知渴索饮。次日按原方服 1 剂,竟告获愈。

(3)内分泌系统疾病:吕俊烈等介绍用调胃承气汤治中消证取效。如某病人 3 个月前起善食善饥,每天虽进 7 餐,仍感饥饿,并有上腹部嘈杂、疼痛。口不渴,小便如常,大便秘结,数日一通。苔黄不燥,脉滑有力。病属阳明里热实证,即所谓"中消"也,治宜清胃泻火,佐以养阴。处方:大黄、芒硝各 6 g,甘草 5 g,黄芩 4.5 g,知母、天冬、生地黄、牛膝各 9 g,石膏 12 g。水煎服。连服 18 剂,苔净脉和,食量正常,尿检查,尿糖转阴。

(4)精神疾病和神经系统疾病:王氏等用本方加枳壳、丹参、川芎、桃仁、赤芍、当归,名通腑化瘀法,治疗中风急性期实证 50 例,结果基本痊愈 21 例,占 42%,有效 26 例,占 52%,无效 3 例,占 6%。

陈华鹰介绍用调胃承气汤与竹叶石膏汤交替治愈蛛网膜下腔出血 1 例。病人突然头痛,伴呕吐、昏迷 2 d,经检查诊为"蛛网膜下腔出血"。经治疗神志已清,头痛呕逆,烦躁未见改善。转中医诊治,证见烦躁不安,头痛如裂(前额),恶心,饮水即吐,肢厥,屡见昏迷。脉弦细,按之实,苔黄,溲少,大便 5 d 未行,脉证尚实,先作釜底抽薪计。处方:大黄、玄明粉各 9 g,甘草 3 g。药后溏泻 4 次,约一痰盂,臭秽难闻。昏厥不作,但心中如焚,烦躁不堪。头痛略挫,呕吐更甚,口干,颧赤,舌红中薄苔,脉转虚数。腑实虽通,胃阴受劫,胃热蒸腾。治宜清胃热复胃阴,兼用降逆镇呕。处方:党参、麦冬各 12 g,生石膏(先煎)30 g,竹叶、粳米、半夏各 9 g,甘草 3 g,灶心土 1 块(研细,开水溶化后,沉淀去渣,冲入)。上方仅服 2 茶匙,呕吐即止。后随证加减,见功。

(5)传染病:虞觐冠介绍用调胃承气汤加清热息风豁痰之品治疗重症流行性乙型脑炎获良效。病人在发病 3 ~ 5 d 出现暑邪蕴结阳明,热痰胶着,风火相煽的证候。证见高热、抽筋、神志昏迷、腹胀便秘、脉象弦数、舌红或绛、苔黄厚腻等危重症状,即采用通下之调胃承气汤加味。方药:大黄、芒硝、钩藤、生石膏、龙胆草、大青叶、僵蚕、菖蒲、郁金、甘草。浓煎鼻饲，每日1～2剂。得泻后减芒硝，据病情酌用蚤休、竹叶、天竺黄、连翘等，不同兼证灵活变通。治多例重证流行性乙型脑炎，均取捷效。

（6）其他：《经方应用》载以本方治愈牙周炎1案。病人张姓，男，33岁。患上齿牙周炎已5 d，牙龈红肿、疼痛、充血，大便秘结，已6 d无便，脉滑数有力，舌苔黄厚，舌质红。辨证为胃火实热，用清泻胃火法，方用调胃承气汤加玄参15 g、黄连3 g。服2剂后，得泻数次，牙龈肿痛减轻，身热渐退，继以清胃散加减，以善其后。

《中医眼科学讲义》载：黄液上冲，病急势重，而见目赤畏光，头目疼痛，二便不利等症，急当通腑泻热，清火解毒为治。如眼珠灌脓方，或三黄石膏汤合调胃承气汤并服。另用立胜煎外点，以消炎止痛。

黄孝明介绍：凡具有下列指征之一者，即可用调胃承气汤加减攻下。①24 h尿量少于1000 mL，或每小时尿量，少于40 mL。②球结膜充血，伴腹痛，腹胀拒按，大便燥结。③少尿期血压在80/60 mmHg，颈静脉明显充盈，或伴有高血容量综合征者。处方，调胃承气汤加减：生大黄（后入）、芒硝各12 g，枳壳5 g，厚朴、生甘草各6 g，芦根30 g，以及增液承气汤加减方，生大黄（后入）15 g，生地黄30 g，麦冬、元参各24 g，元明粉（冲）、赤芍各12 g，桃仁10 g，煎成200 mL药液做保留灌肠。

桃核承气汤

【原文】

太阳病不解，热结膀胱，其人如狂，血自下，下者愈。其外不解者，尚未可攻，当先解其外；外解已，但少腹急结者，乃可攻之，宜桃核承气汤。（106）

【方药】

桃仁五十个,去皮尖　大黄四两　桂枝二两,去皮　甘草二两,炙　芒硝二两

上五味，以水七升，煮取二升半，去滓，内芒硝，更上火，微沸下火，先食温服五合，日三服，当微利。

【功用】

泻下瘀热。

【方解】

本方为调胃承气汤减芒硝之量而加桂枝、桃仁而成，意在假借通下之法

以达逐瘀泄热之目的,故以桃仁为君而冠以承气之名。方中桃仁活血化瘀,滑利下行,是为主药;得桂枝辛温通达,则活血之力更强;尤妙在以调胃承气汤疏瀹通道,而不失泄热逐瘀之原旨。大黄既可荡涤实热,又能凉血化瘀,为气血两调之圣品,以之相佐,则全方泄热通瘀之组方奥义昭然得显。芒硝咸寒软坚,润燥清热,以助大黄通泄之功,甘草益胃护中,调和诸药。诸药合用,通瘀于泄热之中,逐邪于行血之际,诚为配伍精妙之典范。

病在下焦,为使药力直达其所,故宜"先食温服",空腹温服,则逐瘀下行之力更为迅速而药效显著。此临床用药所当着意处,不可漠然视之。

【临证运用】

1.后世医家对本方的应用

(1)《古今录验》载:疗往来寒热,胸胁逆满,桃核承气汤。

(2)《伤寒总病论》载:桃仁承气汤,又治产后恶露不下,喘胀欲死,服之,十差十。

(3)《三因阴颓门》载:兼金丸,治热入膀胱,脐腹上下兼胁肋疼痛,便燥,欲饮水,按之痛者,本方五味为末,蜜丸梧子大,米饮下五七丸至十丸。妇人血闭疼痛,亦宜服之。

(4)《直指方》载:桃仁承气汤,治下焦蓄血,漱水迷妄,小腹急痛,内外有热,加生薄黄。

(5)《儒门事亲》载:妇人月事沉滞,数月不行,肌肉不减……急宜服桃仁承气汤,加当归,大剂料服,不过三服,立愈;后用四物汤补之。

(6)《伤寒六书》载:伤寒,按之当心下胀满而不痛者,宜泻心汤加桔梗,是痞满也;以手按之小腹苦痛,小便自利,大便兼黑,或身黄谵妄燥渴,脉沉实者,为蓄血,桃仁承气汤,空心服,效。

(7)《传信尤易方》载:治淋血,桃仁承气汤,空心服,效。

(8)《温疫论》载:胃实失下,至夜发热者,热留血分,更加失下,必致瘀血,初则昼夜发热,日晡益甚,既投承气,昼日热减,至夜独热者,瘀血未行也,宜桃仁承气汤。服汤后,热除为愈;或热时前后缩短,再服再短,蓄血尽而热亦尽,大热已去,亡血过多,余焰尚存者,宜犀角地黄汤调之。至夜发热,亦有瘅疟,有热入血室,皆非蓄血,并未可下,宜审。

(9)《证治大还》载:吐血势不可遏,胸中气窒,上吐紫黑血,此瘀血,内热盛也,桃仁承气汤加减下之。打扑内损,有瘀血者,必用。

(10)《小青囊》载:桃仁承气汤,治伤寒呃逆,舌强短者,以疟夜发者;又治脏毒,下瘀血;又治痘后失血证,乃余毒热邪迫于经,血妄行,自大便出;又治痘后狐惑证,其人好睡,不欲食,上唇有疮,虫食其府;下唇有疮,虫食其脏;其声哑嘎,上下不定,故名狐惑。此证最恶,麻疹后尤多。如大便不通,以此下之。

(11)《识病捷法》载:桃仁承气汤,治噎膈有积血者。

(12)《张氏医通》载:虚人虽有瘀血,其脉亦芤,必有一部带弦,宜兼补以去其血,桃核承气汤加人参五钱,分三服,缓攻之。可救十之二三。又云龋齿数年不愈,当作阳明蓄血治,桃核承气为细末,炼蜜丸如梧桐子大,服之;好饮者多此,屡服有效。

(13)《伤寒来苏集》载:此方治女子月事不调,先期作通,与经闭不行者最佳。

(14)《方机》载:桃核承气汤治血证,小腹急结,上冲者。

(15)《方机》载:治小腹急结,如狂者;胞衣不下,气急息迫者;产后小腹坚痛,恶露不尽,中不大便而烦躁,或谵语者;痢病,小腹急痛者。

(16)《芳翁医谈》载:齿痛难堪者,宜用桃核承气汤。龋齿、齿介疽、骨槽,诸种齿痛难堪者,余用之屡有效,盖多属血气冲逆故也。

(17)《青州治谭》载:妇人久患头痛,诸药不效者,与桃核承气汤,兼用桃花散,则愈。火患头疮,用前药亦效。

(18)《类聚方广义》载:治痢疾身热,腹中拘急,口干唇燥,舌色殷红,便脓血者;治血行不利,上冲心悸,小腹拘急,四肢坚痹,或痼冷者;治经水不调,上冲甚,眼中生厚膜,或赤脉怒起,睑胞赤烂。或龋齿疼痛,小腹急结者;治经闭,上逆发狂者;治产后恶露不下,小腹凝结,上冲急迫,心胸不安者。凡产后诸患,多恶露不尽所致,早用此方为佳。又云淋家小腹急结,痛连腰腿,茎中疼痛,小便涓滴不通者,非利水剂所能治。用此方,二便快利,痛苦立除。小便癃闭,小腹急结而痛者;打扑疼痛,不能转侧,二便闭涩者,亦良。

(19)《经方传真》载:本方所治之辨证要点为调胃承气汤证见腹痛有定处、气上冲者。

2. 现代应用　本方为活血逐瘀之代表方剂,临床运用相当广泛。现就近 10 年有关报道简述如下。

(1)精神疾病和神经系统疾病:原著用治瘀热冲心之如狂发狂等症,为现代临床广泛应用本方治疗精神疾病和神经系统疾病奠定了理论基础。一般而论,其现代运用辨证要点主要着眼于血热夹瘀或单纯性血分瘀滞,而不仅仅局限于下焦蓄血。日本汉方医学研究者曾报道运用本方治疗 6 例多发性脑梗死病人,3 例有效,其瘀血得到明显改善。因此,如若审证明确,常可用治脑挫伤、癫痫、精神分裂症、癔症、反应性精神病、三叉神经痛等诸多病症。

(2)循环系统疾病:循环系统功能障碍或其器质性病变而辨证属瘀属实

者,多可选用本方治疗。流行性出血热虽属传染病范畴,临床以多系统损害和多功能障碍为其病理特点,然微循环障碍则是其重要病理环节,故而本方已作为该病治疗的重要手段之一。傅氏等报道以本方治疗流行性出血热症见显著蓄血证者19例,其中辨证属少阳蓄血者合小柴胡汤,少阳阳明并病蓄血者合大柴胡汤,阳明蓄血者与白虎汤或三承气汤同用,少阴蓄血表现为暖休克者合用四逆汤,冷休克者合用人参四逆汤或真武汤,而并见热结胸者合用大陷胸汤,寒结胸者并用三物白散。一般服药1~2剂则出血停止,而蓄血证消失。治疗结果除1例因投药稍晚继发肠道大出血、脑干出血而死亡外,其余18例均成功获救,蓄血见症全部消失。他如脑血管意外、心肌梗死、动脉硬化、高血压等病证,若属瘀血内阻或血热互搏者,本方亦是其常用之剂。

(3)泌尿生殖系统疾病:以下腹部急结硬痛及小便、月经异常等为辨证要点。刘氏报道以本方化裁治疗特发性血尿22例,痊愈17例,5例无效病例中,3例服药中断,而2例为停药后复发。处方:桃仁、牡丹皮、当归各15 g,芍药10 g,大黄、玄明粉各5 g,每日1剂、随兼症而略事加味。慢性肾盂肾炎每多虚实错杂之证,若邪实为主者,仍可酌情选用本方。以本方治疗该病46例,便溏者去芒硝,尿频急者加滑石,小腹拘急明显者加重桂枝量,或加台乌;结果显效24例,好转15例,无效7例,总有效率达80.4%。而井上雅晴对196例乳腺病病人按双盲法4:1比例随机分为桃核承气汤组和桂枝茯苓丸组,结果显示两组之间无显著差异,说明本方与桂枝茯苓丸于本病化瘀消症的作用基本相同。以本方加青蒿、柴胡、牡丹皮,并据证略事加减,治疗经行发热80例,结果痊愈73例,好转7例,总有效率达100%。其他病症如慢性肾衰竭、尿路结石、肾炎尿毒症、运动性血红蛋白尿、尿潴留、产后感染、子宫肌瘤、胎死腹中等,若其病机相符,均可据证选用本方治疗。

(4)消化系统疾病:以饮食异常、腹痛、便血等为主要临床表现,而血热相结为其辨证要点。以本方化裁(桃仁、生大黄、枳实、厚朴各10 g,芒硝30 g,生甘草6 g)治疗69例老年消化道术后肠功能减退者,并设63例对照病例。未置胃管者于术后6 h 1~2次服完150 mL,置胃管者于术后次日经胃管注入,夹管2~4 h,如恶心或胃胀不适,则随时松夹引流;一般1~2剂,部分病例3~4剂。结果服药组于10~48 h排气排便率达69.56%,对照组为31.74%;服药组平均体温低于对照组0.2~0.5 ℃,4~5 d体温复常,而对照组则为5~7 d;白细胞计数服药组明显低于对照组,于3~4 d复常,对照组为5~7 d。急性坏死性肠炎其病理特点与本方所主颇合,故有以之加减而获良效者。据报道,以桃仁、红花、大黄、芒硝、甘草、黄芩、黄连、金银花、桂枝、枳实、莱菔子为基本方,随证化裁,治疗该病22例,结果痊愈19例,死亡2例(均因中毒性休克于入院5 h内死亡),转外科治疗1例(肠穿孔)。

另据报道,用本方治疗肝性血卟啉病35例,痊愈31例、好转3例,总有效率达97.1%。治疗时,根据该病皮肤、腹部和神经三大证候群,凡证属瘀热蓄血、腑气不通者,均采用本方化裁(桃仁、桂枝、大黄、芒硝、白芍、甘草),并随证略事加味,每日1剂,分2次服。对于急慢性肝炎、急慢胆囊炎、肝昏迷、胰腺炎、机械性肠梗阻、消化性溃疡等,在病理机制相同的情况下,本方也可随证施用而每获良效。

(5)内分泌系统疾病:熊曼琪教授等研究人员,在认真分析古今文献的基础上,认为糖尿病这一内分泌疾病,有着"病久入络"的潜在性病理机制,且其小便频多见症正与《伤寒论》蓄血证辨证要点相符,故以加味桃核承气汤用于治疗本病,取得显著疗效。曾系统观察30例本病者的治疗效果,其中单纯中药组(上方)20例,中西药合用组10例。结果显示中药组有效率为90%,其中显效率为55%;而合用组则分别为80%和0,充分表明该病的病理机制与血瘀密切相关,而本方亦属的对之剂。

(6)外科疾病:脑外伤后遗症、早期胸腰椎骨折合并肠麻痹、肠梗阻、腰痛、痔疮、肛门周围炎,有少腹急结、便秘者。

(7)传染性疾病:细菌性痢疾、肠伤寒、脑炎、脑膜炎、猩红热、流行性出血热等,发高热、谵语、狂躁,见于腹部拘急者。

另外,本方也被广泛用于骨质增生、风湿病、结核、肠道寄生虫病、五官疾病、皮肤病等的临床治疗,而其应用标准皆不离瘀热结实的基本病机。

【临证心悟】

历代医家在长期临床实践中,大大扩展了本方运用范围。不论内伤外感,无分三焦上下,凡病机不离血瘀热结者,皆可酌情以此方治之。而《经方发挥》之作者赵明锐先生认为:本方对证属寒凝血瘀者,也可通过加大桂枝用量,或酌加一些温补之品,制为丸散剂,缓缓服用,仍可收到预期效果。表明本方化瘀行滞之功效非凡,值得临床工作者借鉴和重视。然则从辨证论治之精确性和原则性而言,则仍当以热瘀互结为本方之应用准则,因其制方之主旨实着意于泄热逐瘀也。至于加减变化,活法圆机,乃遣方用药之巧妙,实另立新法之途径,如是则海阔天空,境界大开。

🌀 抵当汤方

【原文】

太阳病六七日,表证仍在,脉微而沉,反不结胸,其人发狂者,以热在下焦,少腹当硬满,小便自利者,下血乃愈。所以然者,以太阳随经,瘀热在里

故也,抵当汤主之。(124)

太阳病身黄,脉沉结,少腹硬,小便不利者,为无血也。小便自利,其人如狂者,血证谛也,抵当汤主之。(125)

阳明证,其人喜忘者,必有畜血。所以然者,本有久瘀血,故令喜忘。屎虽硬,大便反易,其色必黑者,宜抵当汤下之。(237)

病人无表里证,发热七八日,虽脉浮数者,可下之。假令已下,脉数不解,合热则消谷善饥,至六七日不大便者,有瘀血,宜抵当汤。(257)

【方药】

水蛭_熬　虻虫_{各三十个,去翅足,熬}　桃仁_{二十个,去皮尖}　大黄_{三两,酒洗}

上四味,以水五升,煮取三升,去滓,温服一升。不下更服。

【功用】

破瘀泻热。

【方解】

本方以水蛭、虻虫直入血络,破血逐瘀,攻坚散结;以大黄泄热导瘀,疏通出路;更用桃仁之滑腻通利,活血化瘀,既增水蛭、虻虫破血之力,复佐大黄下泄之功,是一箭双雕之法。四药共成峻散峻行,其功效之强,猛于桃核承气汤。

【临证运用】

1. 后世医家对本方的应用

(1)《方极》载:抵当汤、抵当丸,治瘀血者。凡有瘀血者二焉:少腹硬满、小便快利者,一也;腹不满,其人言我满者,二也。急则以汤,缓者以丸。

(2)《方机》载:抵当汤,治小腹硬满、小便自利、发狂者;喜忘、大便硬、反易通、色黑者;脉浮数而善饥、大便不通者;经水不利者。

(3)《类聚方广义》载:堕扑折伤、瘀血凝滞、心腹胀满、二便不通者;经闭、少腹硬满或眼目赤肿疼痛、不能瞻视者;经水闭滞、腹底有症、腹皮见青筋者,并宜此方。若不能煮散者,为丸,以温酒送下,亦佳。

2. 现代应用　临床辨证要点为下腹部胀满,压之有抵抗及疼痛,或硬满疼痛;有精神症状,如烦躁、狂乱,喜怒异常,或健忘;有瘀血征象,如口唇、牙龈、舌、皮肤、爪甲有瘀血斑等。

本方作为破血逐瘀、泄热通下之峻剂,临床运用较为慎重,因之大样本临床观察报道甚为罕见,而以个案报道占主导地位,而涉及病种有急慢性前列腺炎、痛经、闭经、月经不调、子宫肌瘤、卵巢囊肿、盆腔血肿、血块、血栓习惯性便秘、黄疸、精神分裂症、癫痫等。日本杵渊彰等通过对日本汉方医学文献有关资料分析,认为本方所主之证,以 30 岁左右的女性最为多见,出现的症状多数与流产、月经不调有关。

【临证心悟】

抵当汤之证治,仲景论述颇详,后世医家更有发扬。其症脉繁多,临床应用时既要合看,又要分辨。只要详细辨证,紧扣病机,可不受中西医各病种所限,投之能收异病同治之效。若一症突出时,应辨其病位之深浅,病情之轻重,用药亦应灵活变通,以奏其效。若病重势急,则用大剂抵当之。若病轻热缓,可改汤为丸,以图缓攻。若瘀血在上,加桂枝、大黄酒制,促其上行;在下,重用水蛭以破下焦污积之血,同时酌增桃仁以滑利污浊,加川牛膝以引药下行。热重瘀甚,增大黄之量;兼湿热者加黄柏;脉沉结兼有寒热错杂之证加附子以通阳破结,又有泻下止痛之功。总之须观其脉症,辨其瘀积,随证治之。

吾师在论述本方剂的运用时说:"抵当汤药物性味峻猛,医家用时多望而后畏,而仲景于方中处水蛭 30 枚,其大者过钱,小者亦有数分,其用量为 1~2 两,并嘱大剂频服,在用量和煎服法上给我们树立了楷模。"基于此说,我们在数十年的临床中,水蛭用量常在 10~30 g,运用之多,不可胜数,近治一王姓病人,系深静脉血栓形成,属瘀血重证,用水蛭 30 g 后收到满意的效果,未见有不良反应和中毒之弊。方中虻虫属虫类走窜之品,常用量 3~6 g,即使用至 15 g,一般亦无不良反应。从临床观察到:水蛭、虻虫若研细冲服,虽量减 2/3,但有同样的效果,方中大黄后下,其泻下之力更显著。

抵当丸方

【原文】

伤寒有热,少腹满,应小便不利,今反利者,为有血也。当下之,不可余药,宜抵当丸。(126)

【方药】

水蛭二十个,熬　　虻虫二十个,去翅足,熬　　桃仁二十五个,去皮尖　　大黄三两

上四味,捣分四丸,以水一升,煮一丸,取七合服之。晬时当下血,若不下者更服。

【功用】

泻热逐瘀,峻药缓图。

【方解】

抵当丸所用药物与抵当汤相同,其中水蛭、虻虫已减 1/3,且一剂分四丸,每次仅服一丸,所以一次服用量较抵当汤为小。加之以汤改丸,故其破血作用相对缓和。服药采取"煮丸之法",连药渣一并服下,故云"不可余药"。大陷胸丸和理中丸亦是采用这种煎法,值得研究和重视。

因丸药性缓,其下瘀血之力比汤药和缓而作用持久,故服药后"晬时当下血"。若不下者可再服。

【临证运用】

抵当丸所治病症以有形积聚及病程长为特点。该方有软化消除瘀血肿块的作用,治疗癥瘕积聚,如血吸虫性肝硬化、炎性包块等。

【临证心悟】

见抵当汤条临证心悟。

十枣汤方

【原文】

太阳中风,下利呕逆,表解者,乃可攻之。其人漐漐汗出,发作有时,头痛,心下痞硬满,引胁下痛,干呕短气,汗出不恶寒者,此表解里未和也,十枣汤主之。(152)

【方药】

芫花_熬 甘遂 大戟

上三味等分,分别捣为散,以水一升半,先煮大枣肥者十枚,取八合,去滓,内药末,强人服一钱匕,羸人服半钱,温服之,平旦服。若下少,病不除者,明日更服,加半钱。得快下利后,糜粥自养。

【功用】

攻逐水饮。

【方解】

十枣汤是芫花、甘遂、大戟三味药,等分研粉,用枣汤调服"半钱匕"或"一钱匕"。芫花、甘遂、大戟三味都是峻下逐水药,三药合用,药力尤猛。故用肥大枣煎汤调服,以顾护胃气,并缓和诸药的烈性和毒性,使邪去正不伤。但三味药都有一定的毒性,因此,用药要慎重,剂量要因人而异,严格掌握。从病情出发,结合病人体质强弱及对药物的耐受程度,从小剂量(0.5~1.0 g)开始,逐渐加大剂量,视病情需要,或连续用药,或间隔一二日或数日再用。本方刺激肠黏膜产生腹泻而逐水,因此,必须清晨空腹服,药在胃内停留时间短,可减少对胃的刺激,避免发生不良反应。服药得畅利后,糜粥自养,以补养正气。对于邪实而正气已虚者,当慎用。对孕妇禁忌。若近期有消化道出血或有出血倾向者、发热者,均不宜使用。由于药末对口腔及咽喉有刺激作用,现多装入胶囊服用。服药后常有恶心、呕吐、头晕等不良反应,当注意观察。若恶心呕吐剧烈,当予停药。

本方剂是"治标"之剂,未能解除引起水饮停聚的病因,所以在应用时,宜配伍其他"治本"之法。

【临证运用】

1. 后世医家对本方的应用

(1)《外台秘要》载:深师朱雀汤(即本方,大枣用十二枚)治久病癖饮,停痰不消,在胸膈上液液,时头弦痛,苦挛,眼睛、身体、手足、十指甲尽黄,亦疗胁下支满,饮辄引胁下痛。

(2)《三因方》载:控涎丹即本方去大枣、芫花,加白芥子,治痰涎在胸膈上下者。

(3)《丹溪心法》载:卷一,舟车丸,又名舟车神佑丸,即本方去大枣,加牵牛、大黄、青陈皮、广木香而成,证治相同,但较十枣汤稍为缓和。卷三,十枣丸,即十枣汤以枣肉作丸,梧桐子大,每服三十丸,早晨服,以利为度。治水气病,四肢浮肿,上气喘急,大小便不利。

2. 现代应用　临床以饮停胸胁,升降不利,咳唾胸胁引痛,以下痞硬,干呕短气,甚则胸背掣痛不得息,舌苔薄或白滑,脉沉弦等为辨证要点。临床上主要用于治疗胸腔积液(悬饮)、腹水(肝硬化腹水)及肾性水肿(肾炎、肾病综合征、流行性出血热少尿期肾衰竭)等病证。

(1)胸腔积液:常氏治疗14例渗出性胸膜炎,方用十枣汤。以芫花、甘遂、大戟三味生用,等量研末,装入胶囊内,每粒重0.5 g。晨起空腹以大枣10枚煎汤送服1~3 g,日服1次。每日量和间隔时间根据病人体质和胸腔积液多少而定,一般服 4~8 次。病程最短 10 d,最长 20 d,胸腔积液消除,无 1 例用胸腔穿刺抽液,经复查仅有 1 例胸膜轻度粘连。张氏等自 1989—1992 年共收治结核性渗出性胸膜炎 48 例,随机分组,其中甲组 20 例,以十枣汤加抗结核药治疗;乙组 28 例采用抗结核药加胸腔抽液治疗。甲组痊愈 16 例,占 80%,好转 3 例,无效 1 例。乙组痊愈 23 例,占 82%,好转 5 例。两组治愈率比较无显著差异,但症状缓解、胸腔积液消失时间,甲组明显优于乙组,且甲组胸腔积液重复出现率少,很少形成胸膜粘连。因此认为,十枣汤能排除胸腔积液,但只是一种对症治疗,还需配合抗结核治疗,以巩固和提高疗效。本方对干性胸膜炎和脓胸无效。曾氏等以十枣汤合血府逐瘀汤,攻逐饮邪,活血祛瘀,治疗陈旧性结核,左胸腔血性积液 1 例。张亚声以十枣汤加减外敷治疗恶性胸腔积液 34 例,病人中Ⅲ、Ⅳ期原发性肺癌 23 例,转移性肺癌 11 例。方法:取生大黄、香白芷、枳实、山豆根、石打穿等药研成细末,作为基质,以十枣汤加减,芫花、甘遂、大戟等为主药,煎成浓汁,作为溶剂。取药粉 60 g 溶入 50 mL 溶剂中,加少许冰片,调成膏状,外敷肺俞及病变部位 2~4 h,无皮肤反应者可适当延长,每日 2 次,每用 2 d 停 1 d。用药 1~4 d 后,完全缓解(胸腔积液不再复发至少 30 d)7 例,显效 15 例,有效 8 例,无效 4 例,总有效率为 88.2%,生存期为 2~36 个月,中位生存期为 7.5 个月。对改善病人临床症状效果十分明显,能控制恶性胸腔积液增长速度,明显提高病人的生存质量。外用药不经口服,不影响病人食欲,无创伤性,无不良反应,病人易接受。

(2)腹水:十枣汤对消除多种疾病所致的腹水有一定疗效。靳氏治肝硬化腹水 1 例,以芫花、甘遂、大戟各 5 g,枣 20 枚,捣泥为丸,3 d 量,日服 1 次,药后稍有恶心呕吐、腹痛之感,泻水多次,腹部松软,间服清热利水、健脾化瘀之品调养,视其精神尚好,又以上方各减量 2 g,大枣 10 枚捣泥为丸,3 d量,间日 1 服,药后又泻水多次,腹胀顿消,继以补气健脾益肾之品调理,近百服终愈。认为肝硬化腹水病人,多有食管静脉曲张,十枣汤易引起呕吐,有使静脉曲张破裂而导致出血不止之恶果,因而用枣泥为丸,则呕恶可减。王氏等以本方治疗渗出性胸膜炎 6 例,肝硬化腹水 5 例,平均在 4~5 d 积液显著减少,改善最快者 3 d,最慢者 14 d。宾学森治疗晚期血吸虫病、肝硬化腹水 1 例,采用先攻后补法,先用十枣汤攻逐水饮,后改用调理肝脾法以善其后,1 个月后好转出院。

(3)肾性水肿:张薏农用十枣汤治疗 40 例急、慢性肾炎致全身水肿病,获得满意疗效。其中 1 例急性肾炎,症见面目四肢浮肿,腹部肿胀,尿少。尿液检查:红细胞(+)、白细胞(+)、蛋白(+)。先以风水论治未效,改用十枣丸 2 次,每次 4.5 g,药后下利稀水甚多,水肿消退,继用健脾培补之剂,肾功能、尿液检查恢复正常而痊愈。别福仙等以附子泻心汤合十枣汤化裁攻补兼施,治疗慢性肾炎尿毒症1例,3剂后尿量增多,浮肿减轻。7剂后浮肿、腹水消失,尿量稳定,1000~2000 mL/24 h,酚红试验总排除率恢复至20%,自觉症状均减轻,但尿蛋白仍(+~++),后改为与济生肾气丸化裁,继续治疗半年余,诸症消失,尿蛋白微量(−)阴性,酚红试验总排泄率恢复至65%。出院后随访3年无复发。江氏、卢氏等用本方治疗肾病综合征并顽固性水肿效果满意。药后尿量迅速增多,水肿消退,肾功能改善明显。

(4)其他:房氏等用十枣汤治疗小儿耐药菌株肺炎,有显著效果。方法:芫花、甘遂、大戟三药等量,用醋煮沸后晾干,研成细末,置干燥处备用。6个月以内小儿服0.5 g,6个月至1岁服0.75 g,1.0~1.5岁服1.0 g,1.5~3.0岁服1.5 g,4岁以上服1.5~2.0 g。服用时以大枣10枚煎汤约50 mL冲服,每日1次。对某些顽固的痰饮咳喘重证,因饮邪留伏,用一般的化痰饮药收效不显,只要病人正气尚可,朱紫来常用十枣汤峻逐之,取其斩关夺将,直捣窠臼,效果甚佳。但此法只可用于邪正俱实,病情较急,且最近又未用过此类药者,否则不可轻试。刘氏用十枣汤治愈顽固性便秘1例。吕同杰认为慢性肥厚性胃炎等胃部疾患,证属水饮内聚,饮邪犯胃及停于胸胁者,同样可以应用十枣汤辨治,并改散剂为汤剂,通过本方逐水泻下和刺激胃肠致吐、致泻作用,使水饮尽除,一次廓清,邪祛正安。

【临证心悟】

十枣汤为峻下逐水方,治疗多种疾病引起的胸腹水及全身水肿有一定疗效,尤以结核性渗出胸膜炎、肝硬化腹水、肾性水肿最为常用,且疗效较好。但治疗此种疾病,逐水仅是对症治疗,属治标之法,未能治疗引起水饮停留的原因。因此,在用十枣汤同时,宜配合其他治法,积极治疗原发病,提高疗效。十枣汤药性峻猛,逐水同时也损伤正气,易导致脱水、电解质紊乱,故宜从小量开始试用。服用法宜晨起空腹,最好临时用生药研末,效力最强。体质虚弱者,虽有水饮积聚,也要慎用。

大陷胸汤方

【原文】

太阳病,脉浮而动数,浮则为风,数则为热,动则为痛,数则为虚。头痛发热,微盗汗出,而反恶寒者,表未解也。医反下之,动数变迟,膈内拒痛,胃中空虚,客气动膈,短气躁烦,心中懊憹,阳气内陷,心下因硬,则为结胸,大陷胸汤主之。若不结胸,但头汗出,余处无汗,剂颈而还,小便不利,身必发

黄。（134）

伤寒六七日，结胸热实，脉沉而紧，心下痛，按之石硬者，大陷胸汤主之。（135）

伤寒十余日，热结在里，复往来寒热者，与大柴胡汤；但结胸，无大热者，此为水结在胸胁也，但头微汗出者，大陷胸汤主之。（136）

太阳病，重发汗而复下之，不大便五六日，舌上燥而渴，日晡所小有潮热，从心下至少腹硬满而痛，不可近者，大陷胸汤主之。（137）

伤寒五六日，呕而发热者，柴胡汤证具，而以他药下之，柴胡证仍在者，复与柴胡汤。此虽已下之，不为逆，必蒸蒸而振，却发热汗出而解。若心下满而硬痛者，此为结胸也，大陷胸汤主之。但满而不痛者，此为痞，柴胡不中与之，宜半夏泻心汤。（149）

【方药】

大黄_{六两,去皮}　芒硝_{一升}　甘遂_{一钱匕}

上三味，以水六升，先煮大黄取二升，去滓，内芒硝，煮一两沸，内甘遂末，温服一升，得快利，止后服。

【功用】

泻热散结，攻逐水饮。

【方解】

大陷胸汤由大黄、芒硝、甘遂三味药组成。方中甘遂峻逐水饮，用量为一钱匕。大黄泻热荡实，芒硝软坚破结。其中大黄六两，为大承气汤中大黄用量之 1.5 倍；芒硝一升是大承气汤用量的 3 倍多，是调胃承气汤中芒硝用量的 2 倍，故能峻下逐水，泻热破结。以方测证，可知大结胸证结聚严重，证情危急。此方煎服法：先煮大黄，去滓，后内芒硝，待溶化后，用药汁送服甘遂末。因本方泻下峻猛，故应中病即止，不可过服，免伤正气，所谓"得快利，止后服"。方名所以称陷胸者，如成无己所说："结胸为高邪，陷下以平之，故治结胸曰陷胸汤。"

【临证运用】

1. 后世医家对本方的应用　《方函口诀》载大陷胸汤为热实结胸之主方。

2. 现代应用

（1）肠梗阻：天津南开医院以本方加厚朴、枳实组成复方大陷胸汤治疗急性肠梗阻,辨证为肠腑热结、正气未衰型,有较好效果。大陷胸汤的临床应用剂量可大可小,以达到祛邪而不伤正之目的。北京海淀医院改汤为散,用甘遂0.9 g,大黄0.6 g,芒硝0.3 g,称"321峻剂",主治粘连性肠梗阻、蛔虫性肠梗阻及轻度肠扭转。北京大学第六医院以甘遂硝黄散(生甘遂0.9 g,大黄末0.6 g,芒硝0.3 g)治疗急性高位机械性、完全性、单纯性肠梗阻,并认为绞窄性肠梗阻为本方之禁忌。李氏则用加味大陷胸汤(大黄12 g,桃仁9 g,甘遂3 g)治疗麻痹性肠梗阻。

(2)急性流行性出血热:王氏等从1983年11月初到12月底共收治流行性出血热112例,运用伤寒六经辨证治疗,病死率为1.79%。根据临床发现,出血热若出现高血容量综合征及肺水肿等严重合并症时,与结胸证颇多相似,可急投大陷胸汤:制大黄30~50 g,芒硝10~15 g(冲服),甘遂末1~2 g(冲服)。服药后病人常出现水样便,使大量水分和毒素由肠道排出体外,循环血容量得到动态平衡,从而减轻肺水肿、脑水肿,减轻心脏负荷,使高血容量综合征得到缓解与纠正。傅氏等报道,以中药泻法为主,治疗流行性出血热并发急性肾衰竭(ARF)25例,效果满意。病人如高血容量综合征明显(浮肿、血压和中心静脉压升高,脉洪大,甚至心力衰竭、肺水肿),用大陷胸汤冲剂(大黄50 g,芒硝15 g,甘遂3 g,共为细末冲服)。如凝血功能紊乱明显(皮肤黏膜出血、有瘀斑、腔道出血,出凝血时间异常),用桃仁承气汤(大黄50 g,芒硝15 g,桃仁20 g,桂枝、炙甘草、水蛭各10 g)煎取200 mL,温服。不能口服者,用胃管注入。傅氏等认为,按《伤寒论》六经辨证,出血热ARF属结胸证候,由于"水结胸胁"引起胸胁下,甚至少腹疼痛、硬满拒按,或伴有心中懊憹、烦躁之大结胸证,宜用大陷胸汤主之。尤其适用于没有透析条件的基层医院使用,但注意严重消化道出血或有失血性休克的病人不宜用此法。低血压休克期与少尿期重叠时,应先纠正休克,待血压稳定后再进行导泻。马氏等在总结流行性出血热常见危重症的中西医结合治疗体会中指出,流行性出血热重度急性肾衰竭,在逐渐加大利尿剂的基础上,若腹胀明显、拒按、不大便,可合用大陷胸汤。流行性出血热合并心力衰竭、肺水肿及急性呼吸窘迫综合征(ARDS),治疗当限制输液,并予吸氧、强心、稳压、导泻、利尿。中医辨证如属水气上逆、凌心射肺,治宜泻肺利水,可用大陷胸汤加葶苈子。

(3)急性胰腺炎:孙氏用清胰Ⅰ号加大陷胸汤治疗急性出血性坏死性胰腺炎,中医辨证:热结阳明,即腹膜炎肠麻痹期。方用柴胡10 g,黄芩10 g,胡连10 g,木香10 g,延胡索10 g,杭芍15 g,大黄10~30 g(后下),芒硝15~30 g(冲),甘遂2~3 g。服2~3剂,煎汤从胃管内分次注入。肠麻痹症状3 d左右能得以恢复,腹膜炎也能在3~4 d得控制,腹腔的血性渗出液3 d

左右吸收。

（4）急性胆系感染：林氏认为急性胆系感染，包括急性胆囊炎、急性胆管炎，中医学胆胀、结胸、胁痛、心下急等病症均属本病范围，所用大柴胡汤、大陷胸汤确有良效。邓氏用大陷胸汤加厚朴、枳实、茵陈治愈 1 例胆囊炎胆石症。

（5）肺基底部肺炎与渗出性胸膜炎：乔氏认为肺基底部肺炎与渗出性胸膜炎，类似水热结胸，与（或）小结胸，可用大陷胸丸与小陷胸汤，这两方也常用于治疗渗出性胸膜炎、支气管肺炎及心力衰竭肺水肿、ARDS 等，且颇有成效。

（6）其他疾病：胃痛、胃石症、绞窄性膈疝等，凡属实热病邪结聚于胸腹部者，皆可按结胸辨治。许氏用大黄 15 g，芒硝 12 g，甘遂末 2 g，治疗 1 例绞窄性先天右侧摩甘尼孔膈疝，服药 2 剂，诸症缓解，继以小陷胸合泻心汤，服用 5 剂而愈。

【临证心悟】

结胸是一个证候，可以出现于许多疾病中，如流行性出血热少尿期、肠梗阻、急性胆囊炎、急性胰腺炎、腹膜炎等，临床表现上腹部或全腹疼痛、压痛、硬满拒按，舌红苔黄腻，脉弦数等。辨证属实热病邪结聚于胸腹部，均可按结胸辨治。大陷胸汤为泻热逐水破结之剂，临床应用时应注意病人正气情况。辨证要点：正气未衰，以实邪结聚为主，热邪为次，便可虑大陷胸汤证。由于结胸证较危重，临床可采用汤剂或散剂口服或自胃管注入，2～4 h 一次，以保证疗效。但因泻下峻猛，有些病人药后有腹痛加剧、下利频频的表现，此时应中病即止，不可久服。

大陷胸丸方

【原文】

病发于阳，而反下之，热入因作结胸；病发于阴，而反下之，因作痞也。所以成结胸者，以下之太早故也。结胸者，项亦强，如柔痉状，下之则和，宜大陷胸丸。（131）

【方药】

大黄半斤　葶苈子半升，熬　芒硝半升　杏仁半升，去皮尖，熬黑

上四味，捣筛二味，内杏仁、芒硝，合研如脂，和散，取如弹丸一枚，别捣甘遂末一钱匕，白蜜二合，水二升，煮取一升，温顿服之，一宿乃下，如不下，更服，取下为效。禁如药法。

【功用】

泻热逐水,破结缓下。

【方解】

大陷胸丸用大黄、葶苈子研末;杏仁、芒硝合研如脂,然后合和二者为丸,如弹丸大,取一丸,与甘遂末一钱匕,白蜜二合,加水二升,煮取一升,趁温连药渣服下。方中甘遂峻逐水饮,破其结滞,为主药。大黄、芒硝泄热破结,以荡实泻热,使泻下作用更为全面,但用量不宜大,为峻药轻用之法。葶苈、杏仁泻肺利气,使肺气开豁,水之上源通畅,其凝结于高位之邪随之泻下,荡涤无余。加白蜜可减缓甘遂峻猛之性,使攻下不致过猛,而缓缓发挥作用,达到峻药缓攻,以攻为和之目的。

【临证运用】

1. 后世医家对本方的应用

(1)《伤寒总病论》载:虚弱家不耐大陷胸汤,即以大陷胸丸下之。

(2)《医宗金鉴·删补名医方论》载:大陷胸丸,治水肿、肠澼,初起形气俱实者。

2. 现代应用

(1)辨证要点:心下结硬,胸脘疼痛较轻而项背强急。

(2)临床多应用于治疗小儿喘息型支气管炎、绞窄性膈疝、失语。

【临证心悟】

结胸证是有形之邪凝结于胸膈,以胸脘部疼痛为主症,本丸剂治结胸之较重者,其位较高者,以峻药小其制用之,且以丸剂煎而顿服法。药后须观一宿,意在药用不可过。凡年老体弱者、孕妇、未成结胸者,或为寒性结胸者,或纯表证者等,均不宜应用本丸剂。

小陷胸汤方

【原文】

小结胸病,正在心下,按之则痛,脉浮滑者,小陷胸汤主之。(138)

【方药】

黄连一两　半夏半升,洗　栝楼实大者一枚

上三味,以水六升,先煮栝楼,取三升,去滓,内诸药,煮取二升,去滓,分温三服。

【功用】

清热涤痰开结。

【方解】

小陷胸汤亦由三味药组成,但药力比大陷胸汤为小、为缓,为辛开苦降、清热化痰之方。方中黄连苦寒,清泄心下热结;半夏辛温滑利,化痰涤饮;瓜蒌实甘寒滑润,清热化痰开结而兼润下,导痰浊下行,既能配黄连清热,又能协半夏化痰开结。三药合用,使痰热各自分消,结滞得以开散。本方以化痰开结为主,清热为辅。

【临证运用】

1. 后世医家对本方的应用

(1)《千金翼方》载:陷胸汤,主胸中心下结坚,食饮不消。方由大黄、瓜蒌、甘草、甘遂、黄连组成。

(2)《内台方议》载:小陷胸汤又治心下结痛,气喘而闷者。

(3)《证治大还》载:本方加枳实、栀子,治火动其痰而嘈杂者。

(4)《张氏医通》载:凡咳嗽面赤者,胸腹胁常热,唯手足有凉时,其脉洪者,热痰在膈上也,小陷胸汤主之。

(5)《羽间宗元》载:本方加芒硝、甘遂、大黄、葶苈、山栀,名中陷胸汤,治惊风。

2. 现代应用

(1)消化系统疾病:常用于治疗食管炎、食管憩室、急慢性胃炎、急性胆囊炎、慢性肝炎等。高氏认为小陷胸汤主治小结胸证,主要病机是痰热互结胸中或胃脘,阻滞气机。方中黄连苦寒清热燥湿,同时现代医学认为,许多胃炎是由幽门螺杆菌所致,而黄连具有良好的杀灭幽门螺杆菌的作用。半夏辛温,为化痰之要药,与黄连配伍,取半夏之辛开、黄连之苦降,用于非辛不开、非苦不降之痰热互结。瓜蒌微苦性寒,善降胃涤痰,又能疏肝泄热。三药合用,二寒一温,祛痰不耗阴,清热不伤阳,实为治痰热互结在胸、脘的最佳配伍。高氏以本方加香豆豉、炒山栀、炒枳壳、代赭石、生甘草治反流性食管炎;本方加郁金、炒山栀、生甘草治胆汁反流性胃炎;加郁金、菖蒲、炒山栀、枳壳、生草,治幽门螺杆菌相关性胃炎;加竹茹、百合、北沙参、三棱、生甘草,治慢性浅表性萎缩性胃炎。顾氏以小陷胸汤加味,结合抗生素治疗急性湿热型胆囊炎 62 例,治愈 25 例,显效 26 例,好转 6 例,无效 5 例,总有效率为 91.9%。邵氏用加味小陷胸汤治疗乙型肝炎日久成肝硬化病人 72 例,药用瓜蒌、半夏、黄连、枳实、佛手、白术、甘草,30 d 为 1 个疗程。伴黄疸、腹水病人,待症状消退后再用本方。经治 1~2 个疗程,41 例症状消失,肝功能恢复正常;29 例症状及肝功能得到不同程度的改善;2 例改用他方治疗。

(2)呼吸系统疾病:可用于治疗急慢性支气管炎、肺气肿、肺炎、渗出性胸膜炎等。李氏以小陷胸汤加味治疗渗出性胸膜炎 22 例,根据病情,适当配伍用抗结核药或消炎药,显效(用药 1 个疗程,胸痛、咳嗽、气促消失,X 射线片复查:胸腔积液吸收,胸膜肥厚消失)13 例,有效(用药 1 个疗程以上,胸痛、咳嗽、气促减轻,X 射线片复查:胸腔积液 80% 吸收,胸膜肥厚减轻)7 例,无效(治疗前后无变化或加重)2 例,总有效率为 90.9%。樊氏用小陷胸汤合瓜蒌薤白半夏汤治疗煤工尘肺合并肺部感染 33 例,药用瓜蒌、生龙牡、半夏、黄连、桂枝、薤白、杏仁,每日 1 剂,水煎服。20 d 为 1 个疗程,治疗 2~3 个疗程,显效 28 例,好转 3 例,无效 2 例。

(3)心血管系统疾病:郭氏认为真心痛于 3~5 d,见舌苔黄厚腻时,为宿食化热生湿之故,此时当"以通为顺",可用小陷胸汤或温胆汤加藿香、佩兰、酒军以通腑泻热化湿。体弱者可用熟大黄、番泻叶缓泻之。若腑气不通,湿热不去,则可加重胸阳闭阻之苦。李氏用生脉小陷胸汤加味(太子参、麦冬、全瓜蒌、半夏、五味子、黄连),治疗肺心病缓解期 32 例,显效 19 例,有效 7 例,无效 6 例,总有效率为 81%。路氏以加味遗粮汤(土茯苓)、小陷胸、菖蒲、郁金等汤于一方,共奏清热解毒、开胸散结之功,治疗梅毒性心脏病 1 例,3 剂后症状明显改善,易佛手为旋覆花,增活血开结之力,更进 20 余剂,诸证悉除,追访 3 年,未再复发。

(4)流行性出血热:耿氏等认为,出血热初起,多为寒湿犯表,郁遏卫阳而发热,或湿热郁遏卫气,随着病情的发展,表邪入里,邪热渐盛,轻者可炼津成痰,而成痰热互结的小结胸证。此证多见于出血热的发热期或多尿期,病邪尚浅,症见发热,或恶寒,或不恶寒,咳嗽痰黄而黏,胸闷,心下硬满,按之痛,不欲饮食,恶心欲吐,口渴但饮不多,舌红苔黄腻或黄白相间而腻,脉浮滑或滑数,用小陷胸汤加味(加黄芩、枳壳、蔻仁、木通、淡竹叶、青蒿)清热化痰散结。

(5)其他:常用治胸膜粘连、肋间神经痛等病。凡见有胸胁间阵发性胀痛或触痛,深呼吸及咳嗽时增剧,每多选用本方合四逆散加减治疗。江氏曾治膈下脓肿,以及妇人乳痈初起,均以此方为基础,加上清热解毒、活血排脓之药,收效亦佳。

【临证心悟】

小结胸证是热实结胸轻证,病机为邪热内陷与痰饮互结于心下,可向上影响肺气,使肺失宣降,则咳痰喘鸣并作。其在心下者,涉及于胃,使胃气不降,则呕恶兼见。小陷胸汤功能清热祛痰开结,为痰热内结证之良方,治疗重点在"痰、热、结"三字。临床上凡属痰热互结,症见胸脘痞满,按之疼痛,或咳嗽、气急、痰黏、便秘、口苦、苔黄腻、脉浮滑者皆可用之。故多以本方加减用于治疗呼吸系统及消化系统疾病。

白散方

【原文】

病在阳,应以汗解之,反以冷水潠之,若灌之,其热被劫不得去,弥更益烦,肉上粟起,意欲饮水,反不渴者,服文蛤散;若不差者,与五苓散。寒实结胸,无热证者,与三物小陷胸汤。白散亦可服。(141)

【方药】

桔梗_{三分}　巴豆_{一分,去皮心,熬黑,研如脂}　贝母_{三分}

上三味为散,内巴豆,更于白中杵之,以白饮和服,强人半钱匕,羸者减之。病在膈上必吐,在膈下必利,不利进热粥一杯,利过不止,进冷粥一杯。

【功用】

温寒逐水,涤痰破结。

【方解】

寒实结胸,因胸中水寒结实,非热药不足以开水寒,非峻药不足以破结实。三物白散由巴豆、贝母、桔梗三味药组成。巴豆辛热有毒,攻逐寒水,泻下冷积,破其凝结,为本方之主药。贝母解郁开结去痰,桔梗开提肺气,既可利肺散结去痰,又可载药上浮使药力作用于上,更有助于水饮之邪泻下。三药并用,使寒痰冷饮一举而出。邪结于上者,可从吐而解;邪结于下者,可从泻下而解。因三药颜色皆白,故名"三物白散"。本方药性峻猛,吐下易伤胃气,故以白饮和服,既能和养胃气,又可制巴豆之毒性。若欲加强泻下之力,可进热粥以助药力;若泻下过猛,可进冷粥以抑制泻下。用粥之冷热以调节药物作用,又可借水谷以保胃气、存津液。因本方药性峻猛,属温下寒实之剂,故身体羸弱,应减量而行。原方剂量为桔梗三分、巴豆一分、贝母三分,为了便于控制剂量,现有的按三味药等分,研极细末,和匀备用。用此方的关键在于巴豆的炮制,为减低毒性,大多制成巴豆霜用。

【临证运用】

1. 后世医家对本方的应用

(1)《外台秘要》载:仲景桔梗白散(即本方)治咳而胸满,振寒脉数,咽干不渴,时出浊唾腥臭,久久吐脓如米粥者,为肺痈。方后云:若利不止者,饮冷水一杯则定。

(2)《类聚方广义》载:此方对肺痈、幽门痈、胃脘痈及胸膈中有顽痰而胸背挛痛者,咳家胶痰缠绕、咽喉不利、气息秽臭者,皆有效。卒中风、马脾风、痰潮息迫、牙关紧。

2. 现代应用　临床以胸满疼痛,咳唾脓浊而属寒实证者为辨证要点。主要用于治疗以下病症。

(1)肺痈、重症支气管炎,胸闷疼痛,咳唾腥臭,浊痰不畅,咽干不渴。

(2)白喉及其他咽喉肿痛,痰阻胸咽,或有痈脓之变,以至呼吸困难。

(3)流行性出血热,辨证属寒热结胸者。

(4)痫证、狂证,为寒饮蕴肺所致者。

【临证心悟】

三物白散本为治疗寒实结胸而设,方用桔梗、贝母以开胸痹,化顽痰;巴豆辛温峻热,为温下猛药,服后不但能使人剧烈地泻下,并可引起剧烈呕吐,而起"开通闭塞"的作用。三药合用温寒逐水,涤痰破结。对气管食管间停潴壅塞的痰涎异物,可以通过呕吐或泻下而迅速排除。临床运用的病例多有一定的热象,如体温升高、咳痰黏稠黄浊、苔黄、脉数等,服药后,出现上吐下泻而病亦趋愈。此时用本方,取其峻逐痰浊之力,痰浊一去,热亦随之而散。但本方毕竟偏温,故吐泻之后,可用冷粥调其偏,用清热药除其余热,方可巩固疗效。

麻子仁丸方

【原文】

跌阳脉浮而涩,浮则胃气强,涩则小便数,浮涩相搏,大便则硬,其脾为约,麻子仁丸主之。(247)

【方药】

麻子仁_{二升}　芍药_{半斤}　枳实_{半斤,炙}　大黄_{一斤,去皮}　厚朴_{一尺,炙,去皮}　杏仁_{一升,}

_{去皮尖,熬,别作脂}

上六味,蜜和丸如梧桐子大,饮服十丸,日三服,渐加,以知为度。

【功用】

泻热润肠通便。

【方解】

麻子仁丸即小承气汤加麻子仁、杏仁、芍药而成。大黄、厚朴、枳黄具有小承气汤意,有泻热去实、行气导滞之功,冀胃热衰减,脾不受制,可望恢复运转,行其津液。麻子仁润肠滋燥,通利大便。杏仁润肠,又能润肺而肃降,使气下行,从而有利于传导之官,芍药和营血而缓急迫。本方合和,以蜜和丸,旨在缓行润下。又曰:"丸如梧桐子大,饮服十丸,日三服",知药量甚小,是缓而又缓也。"渐加,以知为度",亦见其病有轻重,禀赋有厚薄,投量多少,可审情度势而定。然多少之间,必以知为度,是不使其太过或不及。

【临证运用】

1. 后世医家对本方的应用

(1)《太平惠民和剂局方》载:本方治肠胃燥涩,津液耗少,大便坚硬,或秘不通,脐腹胀满,腰背拘急及有风人大便结燥。

(2)《仁斋直指方论》载:本方治风秘及脾约证,小便数,大便秘。用枳壳散送下。

(3)《活人书》载:脾约丸(即本方)治老人津液少,大便滞,又脚气有风,大便燥结者。

(4)《方极》载:麻子仁丸治平日大便秘结。

(5)《外台秘要》载:古今录验载麻子仁,丸疗大便难,小便利,而反不渴者,脾约。

(6)《方函口诀》载:引闲斋曰治老人秘结最佳。

(7)《圣济总录》载:麻仁丸(其丸由大麻仁、大黄、厚朴、枳壳组成)。治大便秘难。雉间焕云:麻子仁丸宜痔病。

(8)《济生方》载:脾约麻子仁丸,虽不言治肿,然水肿人,肾肿水气不可行者,三服神验。

(9)《长沙药解》载:伤寒麻仁丸治阳明病脾约便难,以脾气约结,糟粕不能顺下,大肠以燥金主令,敛涩不泄,日久缩约而为燥结不下,是以便难。

2.现代应用

(1)便秘:麻子仁丸润肠通便,作用较缓和,临床常用于津亏燥热的便秘。王氏等报通用麻子仁汤(丸)防护肛肠病术后并发症 327 例,因便秘既是肛肠病手术后并发症之一,又是形成其他并发症的主要原因,因此,防治便秘尤为重要。方法是术前 1 d 服用,对手术前有便秘者,提前 3~5 d 服用。结果表明,服用本方后对术后痔、裂、瘘及肛旁脓肿等并发症均有明显的防治作用,且缩短了愈合时间,对于肛裂的预防治疗作用尤其明显,有效率高达 98.5%。唐氏认为麻子仁丸之大便难乃脾阴不足,大便干燥所致,临床以面色晦暗、舌质红绛、舌苔黄燥、食纳减少、胸胁痞闷微烦、大便秘结、小便频数、脉沉涩等症为常见。方中麻子仁用 15~30 g 为宜,酌加麦冬、玄参以清热养阴,用治糖尿病、冠心病、不完全性肠梗阻引起的大便难,多能取效。朱氏认为临床使用不必论其是否"脾约",也不论何病,只要见证为邪郁肠胃,大便秘结而又不宜使用承气攻下或单纯养阴润下者,皆可投以此丸。但本方虽是润肠缓下,仍兼有攻下破气之弊,因此,在临床上应推广张仲景的经验,即"日三服,渐加,以知为度",必须适可而止。

(2)肺部疾病:根据中医理论"肺与大肠相表里",临床上常有肠腑不通,肺气不降者,如见咳嗽、哮、喘等病症,徐氏报道用麻子仁丸加瓜蒌、苏子、桑皮等治疗 16 例(其中支气管哮喘 6 例、肺炎 3 例、肺气肿并感染 2 例、老年慢性支气管炎急性发作 5 例)。肠腑一通,咳喘渐平。朱氏治疗一肺气肿病人,大便秘结近 2 个月,咳嗽,喘息加重,服止咳化痰平喘药及补肾纳气药物均无效,舌红,苔薄黄,脉细数,用麻子仁丸加当归、生地黄、川贝母等药,3 剂,大便通畅,诸症减轻,续予 5 剂,咳喘渐平。唐氏报道以麻子仁丸方加减治疗肺源性心脏病、高血压心胜病之咳喘及老年支气管哮喘伴有大便不通之症者,多能取效。杏仁用量为 10~15 g,蜂蜜以 30~60 g 为宜,酌加麦冬、沙参、桔梗以养阴清热。

(3)胆系疾病:朱氏用麻子仁丸合柴胡、黄芩、金钱草等药治疗胆石症,症见右胁疼痛、呕吐、腹胀、大便干结,3 剂而诸症皆除。又治胆道蛔虫病,病人突然右下腹疼痛,阵发性加剧,呈钻顶样,并向右肩背部放散,伴恶心呕吐,并吐蛔虫 2 条,大便 2 d 未解,烦躁不安,手足厥冷,舌苔薄黄。治用麻子仁丸合乌梅、柴胡、槟榔等药,2 剂后疼痛减半,大便 1 次,有蛔虫 2 条,复予 2 剂,痛止,大便日行 4 次,又下蛔虫 2 条,后予西药驱蛔虫而安。

(4)噎膈:可见于贲门痉挛、慢性咽炎、幽门梗阻、食管癌等疾病。唐氏报道以麻子仁丸加减治疗非占位性病变所致的噎膈,多取效。对于占位性病变,服后亦能缓解症状。临床常见症状有形体消瘦,面色晦暗,肌肤枯燥,吞咽困难,胸膈痞闷,大便干,小便频数或黄赤,舌质红而少津,脉细数。方中厚朴用量在 15 ～ 30 g,酌加旋覆花、代赭石。徐氏认为食管癌病人病至后期,多见胃津亏耗,虚热内生,肠腑燥结,症见吞咽梗塞、口干咽燥、大便干结、舌红少津。以麻仁丸合韭汁牛乳饮,徐徐咽下。治疗 5 例,2 ～ 3 d 后,大便溏软,热渐去而津渐生,症状缓解可进半流质饮食,能延缓病人生命。

(5)其他:徐氏用麻子仁丸加生地黄、龟甲、杭菊等药,治疗高血压兼有肠燥便秘者 48 例,其中 44 例在 2 ～ 3 d 血压下降,病情好转,有效率达91.6 %。又治吐血见大便干结、心烦易怒、脘腹胀闷、舌红脉数等症,用本方加仙鹤草、牡丹皮、栀子、黄芩之属,下而兼清之列,治疗 7 例,腑通热清,其血即止。徐氏还用本方合神曲、焦山楂、莱菔子等治疗因宿食内停,积热化燥,胃气不和的失眠证,每获效验。

【临证心悟】

麻子仁丸在《伤寒论》中主治津液亏乏,肠胃干燥,大便因硬的脾约证,后世医家大都沿袭仲景用法。近代医家注意到大便秘结在许多疾病中起着举足轻重的作用,因此将本方不仅用于外感热病的善后调治,还广泛用于内伤杂病中见有大便干结的病症,使腑气得通,则诸症随减。本方属缓下之剂,既可祛邪之有余,又可补津之不足,故适应证较广,其辨证要点是肠燥便秘,虚实夹杂,纯虚证的腑气不通,非本方所宜。在具体运用中,有医家认为改丸为汤,其效更佳。麻仁、杏仁质润多脂,宜久煎;大黄以后下为宜;蜂蜜待药煎好后兑于药内混匀频服,疗效较好。亦有认为以开水或汤药送服此丸力大,共煎力小。本方服用时还须注意中病即止,掌握此点再加上辨证而用,多方兼顾,可不为年老体弱所囿。

泻心汤类方

生姜泻心汤方

【原文】

伤寒汗出解之后,胃中不和,心下痞硬,干噫食臭,胁下有水气,腹中雷鸣,下利者,生姜泻心汤主之。(157)

【方药】

生姜_{四两,切}　甘草_{三两,炙}　人参_{三两}　干姜_{一两}　黄芩_{三两}　半夏_{半升,洗}　黄连_{一两}　大枣_{十二枚,擘}

上八味,以水一斗,煮取六升,去滓,再煎取三升,温服一升,日三服。附子泻心汤,本云加附子。半夏泻心汤,甘草泻心汤,同体别名耳。生姜泻心汤,本云理中人参黄芩汤,去桂枝、白术,加黄连并泻肝法。

【功用】

和胃降逆,散水消痞。

【方解】

本方即半夏泻心汤减干姜二两,加生姜四两而成,仍为辛开苦降,和胃消痞之剂。因本证水饮食滞较甚,故重用生姜为君,其辛温善散,宣泄水饮,配半夏而和胃化饮、降逆止呕之功著;更以芩连之苦寒,清热泄痞;干姜、人参、大枣、甘草温守中,补益脾胃,合而辛苦并用,开泄寒热痞结,水气得宣,谷物得化,中焦升降复常,则痞利诸症自除。

【临证运用】

1. 后世医家对本方的应用

(1)《施氏续易简方》载:用本方治大病新差,脾胃尚弱,谷气未复,强食过多,停积不化,心下痞硬,干噫食臭,胁下有水,腹中雷鸣,下利发热,名曰食复,最宜服之。

(2)《伤寒论新注》载:用本方治卒痫干呕。

(3)《类聚方广义》载:凡患嗳气干呕,或吞酸嘈杂,或平日饮食,每觉心烦满,胁下水饮增降者,其人多心下痞硬或脐上有块,常服此方。

2. 现代应用　临床以寒热错杂,中虚饮停,心下痞硬,干噫食臭,腹中雷鸣,下利,舌苔白或黄,脉弦或沉,或兼上腹部疼痛,心下有振水音等为辨证要点。

(1)消化系统疾病:本方主要用于治疗胃中不和,兼水饮食滞的消化系疾病的治疗。凡证见心下痞硬,胃脘嘈杂,干噫食臭,呕吐酸水,腹中雷鸣下利,脉弦滑,苔腻者,均可用本方或其加减治疗。常用于治疗急慢性胃肠炎、胃炎、胃溃疡、幽门梗阻、胃肠功能紊乱、胃下垂、慢性结肠炎、心下痞、胃脘痛、呕吐、泄泻、嘈杂、胃扭转、胃弛缓扩张、多酸症等。如刁氏报道用生姜泻心汤治疗心下痞证245例,发现在7、8、9月发病较多,故认为本证与长夏之际,暑热下迫,湿气上蒸之气候有关。这些病人临床症状均有两肋以下,脐部以上之胃脘部位满而不痛,唯感气壅不舒为主证。发作时鼓之有声,休止时腹部柔软,按之无物。多为午后发作,逐渐加重,至半夜后逐渐减轻,或至黎明得下利而消者。早午如常人,早宽暮急,周而复始,多伴有嗳气、口臭、厌食等症。用生姜泻心汤,偏热者减生姜、半夏,偏寒者减黄芩、黄连。结果痊愈187例,有效45例,无效13例,总有效率为94.7%。杜氏报道用生姜泻心汤加川朴、白术、茯苓,治肠鸣泄泻,胃脘痞闷,干噫食臭,泻下如水,舌苔厚腻,脉浮滑者获效。

(2)其他:由于心胃关系密切,很多心脏病病人,临床表现有心下痞的症状,泻心汤亦常用于心脏病的治疗。如李氏报道某些急性传染病、黄疸、黏液性水肿等疾病过程中常可见窦性心动过缓,若症见头昏胸闷、呕吐清涎、脘腹鸣响、大便稀溏、舌晦滞、苔薄滑、脉迟而虚,可用生姜泻心汤化裁治疗。梁氏据"胃不和则卧不安"之理论,用本方治疗因食滞不化,影响心神而致夜寐不安,并见脘腹痞满不适,嗳腐吞酸,厌食,大便不爽或泄泻,苔厚腻,脉滑等症获得良效。吕氏报道用本方加肉桂、茯苓、白术治愈1例舌体肿痛,证属脾胃不和,水阻中焦,寒热错杂者。

【临证心悟】

见甘草泻心汤临证心悟。

甘草泻心汤方

【原文】

伤寒中风,医反下之,其人下利日数十行,谷不化,腹中雷鸣,心下痞硬而满,干呕心烦不得安,医见心下痞,谓病不尽,复下之,其痞益甚,此非结热,但以胃中虚,客气上逆,故使硬也,甘草泻心汤主之。(158)

【方药】

甘草_{四两,炙}　黄芩_{三两}　干姜_{三两}　半夏_{半升,洗}　大枣_{十二枚,擘}　黄连_{一两}

上六味,以水一升,煮取六升,去滓,再煎取三升,温服一升,日三服。

臣亿等谨按……是半夏、生姜、甘草泻心三方,皆本于理中也,其方必各有人参,今甘草泻心中无者,脱落之也。又按《千金》并《外台秘要》治伤寒䘌食用此方皆有人参,知脱落无疑。

【功用】

和胃补中,消痞止利。

【方解】

本证为寒热错杂,中焦升降失司致痞,但因脾胃虚甚,故方以半夏泻心汤加重炙甘草用量而成。重用炙甘草,并以之为名,其甘温补中,健脾和胃,以缓客气之上逆。佐人参、大枣,更增其补中之力;干姜、半夏温中散寒,辛降和胃,黄芩、黄连苦寒清热消痞,合而使脾胃健而中州得复,阴阳调而升降协和,故痞利干呕诸证除。

《伤寒论》载本方无人参,考《金匮要略·百合狐惑阴阳毒病脉证治第三》用本方有人参,《千金方》《外台秘要》治伤寒蜃食,用本方亦有人参;又半夏泻心汤、生姜泻心汤中皆有人参。再观方后臣亿等谨按"其方必各有人参,今甘草泻心汤中无者,脱落之也"。本证是误下脾胃更虚,痞利俱甚之证,加入人参是为合理,故本方脱落人参之说可从。

【临证运用】

1. 后世医家对本方的应用

(1)《张氏医通》用治噤口痢,"痢不纳食,俗名噤口,如因邪留胃中,胃气伏而不宣,脾气因而涩滞者,香连枳朴、橘红、茯苓之属。热毒冲心,头痛心烦,呕而不食,手足温暖者,甘草泻心汤去大枣,易生姜。此证胃口有热,不可用温药"。

(2)《伤寒六书》用本方治动气在上,下之则腹满,心痞,头眩者。

(3)《勿误药室方函口诀》用治产后口糜有奇效。

(4)《温知医谈》用治走马牙疳特奇验。

(5)《类聚方广义》用治慢惊风。

2. 现代运用 辨证要点为寒热错杂,脾胃虚弱。心下痞硬而满,干呕,心烦不得安,肠鸣,下利频作,水谷不化,舌苔滑腻,或白或黄,脉弦或沉。或兼脘腹疼痛。

(1)消化系统疾病:本方为补中之虚,缓中之急,苦辛并用,和胃消痞之剂,常用于脾胃虚弱,寒热错杂于中,中焦升降失司而致心下痞硬胀满,腹中雷鸣,下利至甚,水谷不化,干呕心烦不安诸证的治疗,凡属此病机之寒热互见,虚实夹杂的消化系统疾病,均可用本方或其加减治疗。据报道,急慢性胃炎、消化不良、溃疡、胃脘痛、慢性胰腺炎、肝胆疾病、肠易激综合征、严重腹泻导致的低钾血症、食管裂孔疝、胃脘颤动等符合上述病机者,皆可用之。如毕氏用重剂甘草泻心汤[药味不变,只按原方比例加重其剂量:甘草 60 g,干姜 45 g,大枣 30 g(去核),黄连 15 g(捣),半夏 100 g,黄芩 45 g。加水 2000 mL,煎至 1000 mL,去滓,再浓缩药液至 500 mL,共分 3 次服,日服

3 次]治疗急性胃肠炎 60 例,呕吐频繁者,先服生姜汁 30~50 mL,再服药液。未用西药,服药 1 剂而愈者 8 例,2 剂而愈者 23 例,3 剂而愈者 15 例,4 剂而愈者 8 例,5 剂而愈者 6 例,治愈率为 100%。万氏用甘草泻心汤加减治疗肠道易激综合征 23 例,获得良好疗效。肠道易激综合征为常见的肠道功能性疾病,其发病与平滑肌反应异常有关。目前西医药对此病尚缺乏特效疗法,其临床表现为经常腹痛、腹泻,或有时腹泻与便秘交替出现,颇似甘草泻心汤证。故笔者以甘草泻心汤去黄芩,加白芍 20 g,合而补中和胃,缓急止痛,所治 23 例中,治愈 15 例,占 65%;有效 6 例,占 26%;无效 2 例,占 9%,总有率为 91%,收到满意疗效。沈氏报道用本方治疗严重腹泻所导致的低钾血症 5 例,心电图恢复正常,全部治愈。此外,还有报道用治噤口痢、湿滞中焦之便秘等,均获良效。

(2)白塞综合征:本病相似于《金匮要略》之狐惑病,仲景认为由感染虫毒、湿热不化而引起,主予甘草泻心汤清热解毒,安中化湿。本病以口、眼、外阴三部溃疡为主要表现,肠道溃疡亦为主要临床表现,常有恶心呕吐、腹胀腹泻、嗳气食少等症,西医药现主要用肾上腺皮质激素治疗,可暂时缓解症状,然复发率高,目前尚无特效疗法。本病初为湿热毒邪壅盛,多为实证,但病情迁延日久致虚,又多本虚标实,虚实夹杂,用甘草泻心汤加减,多获较好疗效。如王氏报道用甘草泻心汤加味治疗 21 例白塞综合征病人,以本方加白花蛇舌草、土茯苓、当归为基本方,久病阴虚加生地黄、元参;气虚加黄芪;湿阻脾胃,舌苔厚加蚕砂、苍术;腹痛加炒大黄。结果痊愈 10 例(临床症状全部消失,局部症状减轻),疗效良好。姚氏报道用甘草泻心汤和重剂板蓝根(30 g)治疗狐惑病 31 例,其有 1/4 病例兼有胃肠症状,急性发作期治愈率为 100%,3~5 年随访治愈率为 84.6%,6~13 年随访根治率为 100%。笔者的体会是:①选用甘草泻心汤为主方,随证加减,辨证施治,在急性活动期,重用板蓝根(或大青叶注射液)、生甘草清热解毒,剂量要大(20 g),时间适当延长,且不可临证见效而停药。②脾气虚弱,重用人参与黄芪和胃扶正,增强白细胞及肝脏、网织内皮系统的吞噬能力,增强机体的免疫能力,促进机体产生干扰素,促进抗体的产生。③在缓解期,要间断服用板蓝根冲剂或大青叶口服液及六味地黄丸或金匮肾气丸,具有防止复发的作用。焦氏报道,赵锡武善用甘草泻心汤治疗白塞综合征,赵老体会甘草的用量一定要重(30~35 g),如果疗效不佳,则要用人参代党参。此病的溃疡灶常常时好时坏,较易复发,用药时间较长,同时要配合外用药物。王氏、姚氏、上官氏均有用甘草泻心汤辨证加减,或配合外治药物治疗白塞综合征获效的报道。

(3)其他:甘草泻心汤还常用治心下痞硬而满、肠鸣下利、干呕心烦、大便不调诸多病证。如谷氏报道用甘草泻心汤治疗口腔溃疡 21 例,结果痊愈

18例(用药3~7 d溃疡消失,随访半年无复发),有效3例(用药7 d内溃疡消失,半年内复发1~2次,再次应用本方仍有效)。郭氏根据《金匮要略》用甘草泻心汤主治狐惑病,该方清热利湿、扶正解毒之功力宏,用治淋病、尖锐湿疣42例,取得显著疗效。本方重用生甘草30 g,加土茯苓30 g,白花蛇舌草30 g,紫草15 g,为基本方,淋病者加蒲公英30 g、车前子(包煎)30 g、滑石60 g;尖锐湿疣加穿山甲(鳖甲代)5 g、皂刺15 g、茜草15 g。疣体多或大者可配合氟尿嘧啶外点。日1剂水煎服。20剂为1个疗程。煎剂第三遍可熏洗或湿敷外阴30 min。结果淋病31例中,1个疗程治愈者6例,2个疗程治愈者12例,3个疗程治愈者13例,总有效率为100%;尖锐湿疣11例中(其中3例配合氟尿嘧啶外点而愈),1个疗程治愈者3例,2个疗程治愈者5例,3个疗程治愈者3例,总有效率为100%。以上病人无再治游,1年后随访无复发。王氏报道用本方加黄柏9 g、大黄6 g、泽泻12 g,治湿热蕴结,毒热内扰之阴部溃烂瘙痒获效;荆氏报道本方清热解毒,燥湿安中,辨证加减,用治男科的急性尿道炎、龟头溃疡、前列腺炎、不射精均获良效;白氏用本方内服、外洗治疗药物过敏(四环素过敏4例,青霉素过敏1例)5例,反应引起皮肤黏膜皮疹、外阴龟头溃烂,取得显著疗效。宣氏报道用本方治疗湿热上蒸之舌溃烂;李氏报道用本方加陈皮、鸡内金治疗脾胃虚弱,寒热内蕴中焦,上扰心神所致的不寐症均获良效。陈氏用治脏躁、癔症、梦魇、失惊、睡行症、舌敏裂,还有报道用治神经症、癫痫、心房颤动、心力衰竭、艾滋病外阴腐蚀等疾,均可获效。

【临证心悟】

半夏、生姜、甘草泻心汤三方所主治的证候、病机、方药组成大致相同,都是用于治疗寒热错杂于中,气机痞塞,脾胃升降失职而致的心下痞,呕而肠鸣下利之证,但同中略有差异,所同者,以半夏泻心汤为基本方,均以黄芩、黄连苦寒泄降,清中焦之热;干姜、半夏辛温开通,除中焦之寒,辛开苦降,寒热并调为主;辅以人参、大枣、甘草甘温补中,益脾胃之气,共奏和胃消痞之功。所异者,半夏泻心汤证以心下痞,呕逆较著,故以半夏为主,和胃降逆;生姜泻心汤证因兼有水饮食滞,以干噫食臭为主,故于半夏泻心汤中加生姜四两,减干姜二两,重在宣散水气,和胃降逆;半夏泻心汤证,脾胃虚弱较甚,以干呕、心烦不安、腹中雷鸣、下利较甚、谷物不化为主,故于半夏泻心汤中增炙甘草至四两,以增补中缓急之力。三方大同小异,是治疗消化系统疾病之良方,主要用治心下痞满,呕吐,肠鸣,下利,苔黄白相兼,脉滑数,属寒热夹杂,虚实互呈之证。临证加减,用之甚广。近10年来报道用治的疾病很多,不论是消化系统,还是消化系统以外的疾病,凡见上述证候者,均可广为应用。

3个泻心汤均属和剂,重在清热祛寒,补益中气,以调和胃气而消痞结。《景岳全书》谓:"和方之剂,和其不和者也。凡病兼虚者,补而和之;兼滞者,行而和之;兼寒者,温而和之;兼热者,凉而和之,和之为义广矣。"此三方之应用除掌握上述辨证要点外,当辨其兼夹,如寒者,可加重干姜用量,酌加香附子、肉桂;热者,可加重黄芩、黄连用量;气滞者,可入枳实、厚朴、广香之属;实火者,可加大黄;表不解呕吐剧烈者,可加苏叶、竹茹;腹中痛者,可重用白芍、甘草;湿热下利者,可加白头翁、马齿苋;夹痰热者,可与小陷胸汤合方;湿盛苔腻者,可加藿香、白术、蔻仁等,可据证而随宜加减,犹如《医学心悟》所曰:"……和之义则一,而和之法变化无穷焉",因而贵在抓住主证与病机,随宜而施,多获良效。

半夏泻心汤方

【原文】

伤寒五六日,呕而发热者,柴胡汤证具,而以他药下之,柴胡证仍在者,复与柴胡汤,此虽已下之,不为逆,必蒸蒸而振,却发热汗出而解。若心下满而硬痛者,此为结胸也,大陷胸汤主之。但满而不痛者,此为痞,柴胡不中与之,宜半夏泻心汤。(149)

【方药】

半夏半升,洗　黄芩　干姜　人参各三两　黄连一两　大枣十二枚　甘草三两,炙

上七味,以水一斗,煮取六升,去滓,再煮取三升,温服一升,日三服。

【功用】

和中降逆消痞。

【方解】

本证因寒热错杂,中焦痞塞,升降失常所致,症以呕吐为主,故方以半夏为君,并以之为名。其性辛滑走散,燥湿化痰,降逆止呕,下气消痞,对于无形之气结气逆和有形之痰浊皆有良效。干姜辛热,为治脏寒之要药,尤擅温运脾胃,驱散中寒,姜夏配用,辛温复燥,可使阳气布化,阴寒四散,痰饮湿浊消退,痞结之邪气解除。黄连寒以泄热,苦可燥湿,又能降逆止呕,故凡湿热、痰热所致的呕吐、恶心、嗳气都用之。黄芩苦寒,在此加强黄连清热燥湿之功。连芩与姜夏相伍,寒温同用,辛开苦降,翰旋中焦,可使阴阳和调,寒散热清,升降反作之势得以平复。甘温之人参、甘草、大枣补脾益胃,健运中

焦,其中人参更能安补五脏,振奋元气,强壮体质。甘补与辛温两组药配伍,散寒补虚之力尤著,脾土健旺,凡中焦阳气亏虚,因虚生寒者,每必用之。温中有补,补中有散,可使气机调畅,虚痞消除。

本方既须泻心下之邪,又要扶脾胃之气,故辛、苦、甘温合用,是为和剂,方后云去滓再煎者,为其特殊的煎服法,意在使药性纯和,并停留胃中,利于和解。

【临证运用】

1.后世医家对本方的应用

(1)《备急千金要方》载:"心虚实门"用本方治老少下利,水谷不消,肠中雷鸣,心下痞满,干呕不安。"冷痢门"载泻心汤去大枣,加瓜蒌根、橘皮治卒大下利热,唇干口燥,呕逆引饮。

(2)《类聚方广义》载:用治痢疾腹痛,呕而心下痞硬,或便脓血者,及饮食汤药后,下腹部每漉漉有声转泄者;症瘕、积聚,痛浸心胸、心下痞硬、恶心、呕吐、肠鸣、下利者。

(3)《三因极一病证方论》载:"心实热门"用治心实热,心下痞满,身黄发热,干呕不安,腹中雷鸣,溺溲不利,水谷不化,欲吐不吐,烦闷喘息。

2.现代应用

(1)消化系统疾病:凡因寒热错杂于中,损伤脾胃,导致中焦升降失司,症见心下痞闷,按之濡软不痛,呕吐,肠鸣,下利,食欲缺乏者均可应用本方或加减治疗。现代报道本方主要用于治疗很多消化系统疾病,并非拘于心下痞一证,凡属中焦寒热错杂,虚实相兼者,均可应用。较多地用于治疗胃炎(急性胃炎、浅表性胃炎、萎缩性胃炎、糜烂性胃炎、胆汁反流性胃炎、疣状胃炎)十二指肠炎、溃疡(胃溃疡、胃十二指肠溃疡、胃窦部溃疡、胃角部溃疡、胃大弯溃疡、胃小弯溃疡)、上消化道出血、消化性溃疡大出血、贲门痉挛、急性肠炎、痢疾、泄泻、慢性结肠炎、小儿暑泻、小儿消化不良、胃下垂、便秘、胃扭转、胆囊炎、消化道肿瘤(胰头肿瘤、贲门癌、食管中段癌术后综合征)、病毒性肝炎、慢性活动性肝炎转氨酶持续异常、胃黏膜脱垂、多涎症、假性胰腺囊肿等。

1)胃炎、十二指肠炎:柴氏报道用半夏泻心汤治疗幽门螺杆菌相关性胃炎72例,并与西药痢特灵治疗40例进行对照,病人多见胃脘痛、胃脘堵闷、嗳气、纳食差、大便异常及舌象变化的主要表现,结果半夏泻心汤组总有效率为93%,痢特灵组总有效率为68%,半夏泻心汤组的疗效明显高于痢特灵组,$P<0.05$,有显著差异。认为本方不仅能治疗脾胃虚弱、升降失司、寒热错杂之痞证,而且对胃肠疾病致功能失调,寒热错杂之证有较好的治疗效果。

国外报道慢性胃炎中幽门螺杆菌的检出率高达 90.5%；柴氏报道 324 例慢性胃炎中幽门螺杆菌阳性率达 71.3%，如此高的检出率，说明幽门螺杆菌参与胃炎的发病过程，为致病因素之一。另外，幽门螺杆菌的存在对慢性胃炎的复发也是一个重要因素。因此，清除幽门螺杆菌可以明显降低胃炎的复发率。体外抑菌试验证实黄连、黄芩、干姜、党参、甘草均有不同程度的直接杀灭幽门螺杆菌的作用。这些药物还可以消除胃肠及肝、胆等的慢性炎症，并能拮抗炎性反应物质所致的变态反应和攻击因子，有利于炎症消失。从而认为半夏泻心汤能明显改善症状，减轻胃黏膜炎症，对幽门螺杆菌感染有较好的清除作用。李氏报道用半夏泻心汤治疗慢性胃炎 263 例，临床表现为胃脘部痞闷胀痛，食欲减退，恶心呕吐，嗳气吐酸，长期反复发作。治以半夏泻心汤为基本方，呕吐甚，加吴茱萸、代赭石；痛甚加砂仁、九香虫；嗳气吐酸者，加龙骨、牡蛎，腹胀纳差者加山楂、神曲。每日 1 剂，6 d 为 1 个疗程，服药期间，禁食生冷及对胃肠道有刺激性的食物。结果显效 181 例，占 69%；有效 63 例，占 24%；无效 19 例，占 7%，总有效率为 93%。疗程最短者为 10 d，32 例，11~30 d 者 157 例，1 月以上者 74 例。宋氏报道用本方加味治疗胆汁反流性胃炎、毛氏用治疣状胃炎，均取得明显疗效，王氏用本方加减治疗胃窦炎 60 例，服药最少者 15 剂，最多者 36 剂，一般服 21 剂临床症状消失，经治疗痊愈 35 例，好转 23 例，胃黏膜脱垂 2 例无效，总有效率为 96.66%，均取得满意效果。

2）上消化道出血：多种消化道疾病均可以出现消化系统出血，或呕血、便血，若症见胃脘隐痛作胀、呕吐、口干、口苦、苔黄腻等寒热错杂，脾胃不和者，亦可用半夏泻心汤加减治疗，取得很好的止血效果。如张氏报道用本方加味治疗上消化道出血 24 例，其中有慢性胃炎、胃十二指肠溃疡、贲门黏膜糜烂并浅表性胃炎、胃癌等所导致的吐血、便血，用本方加大黄、白及、三七（粉、冲服），气虚者，加黄芪，加重人参用量；腹痛者，加延胡索、九香虫。水煎取汁 300 mL，待温后频服，6 d 为 1 个疗程。配合对症治疗，如纠正休克，血红蛋白<60 g/L 者给予输血、输液等。结果痊愈 22 例，无效 2 例（1 例胃溃疡穿孔，1 例胃癌转手术治疗）。服药 1 个疗程大便转黄，大便隐血转阴 20 例；服药 2 个疗程大便转黄，大便隐血转阴 22 例，总有效率达 92%。

3）消化性溃疡、幽门梗阻、贲门痉挛：这些疾病临床常见胃脘痞闷、胀满不适、嗳气反酸，恶心呕吐，或大便不调，甚至呕血、便血等表现，寒热夹杂，中焦升降失调，用本方或加味治疗，每能收到满意疗效。如徐氏用半夏泻心汤治疗胃脘痛 158 例，其中十二指肠球部溃疡 61 例，占 38.7%，胃小弯溃疡 13 例，占 8.2%，复合性溃疡 9 例，占 5.7%，余为各种胃炎等。用半夏泻心汤加味，以本方加川楝子、延胡索、丹参为基本方，寒热错杂型，投基本方治疗;肝胃气滞型用基本方加柴胡、香附、白芍;肝胃郁热型,基本方减干姜之量,黄连用至 9 g,吴茱萸 2 g;脾胃虚寒型,基本方去黄芩,加大干姜用量,增入香附、高良姜。此外,反酸加乌贼骨、瓦楞子;嘈杂加南沙参、麦冬;大便色如柏油样加白及、云南白药;呕吐频作加生姜。1 个月为 1 个疗程,一般治疗 1~3 个疗程。结果近期治愈 87 例,占 55.1%,显效 39 例,占 24.6%,好转 22 例,占 13%,无效 10 例,占 6.4%,总有效率为 93.7%。中国人民解放军第一军医大学第一附属医院溃疡病科研协作组报道,对 280 例溃疡病人按中医辨证分型治疗,其中属寒热错杂 142 例,并设对照组观察,结果半夏泻心汤分型治疗平均治疗日为 39.6 d,与对照组 51.1 比较 $P<0.05$。刘氏报道用本方加旋覆花、代赭石为基本方,加减治疗贲门痉挛 41 例,总有效率为 90.2%。林氏报道用本方加生大黄为基本方,再辨证加减,治疗幽门梗阻 41 例,总有效率达 85.37%,疗效均较满意。

4)肠炎、痢疾、泄泻或便秘:如邹氏等报道用加味四君半夏泻心合方(党参、黄连、黄芩、白术、茯苓、干姜、扁豆、芡实、生甘草、半夏、大枣)治疗慢性非特异性溃疡性结肠炎 141 例,证见湿热夹杂。若湿热重加二花、败酱草、白头翁;寒重加制附片、吴茱萸;腹痛加白芍、延胡索;腹胀甚加木香;夹食滞加焦三仙;里急后重加枳壳、槟榔;脓血便加三七粉(冲服)、仙鹤草。15 剂为 1 个疗程,可服 1~3 个疗程。结果治愈 100 例,有效 27 例,无效 5 例,总有效率为 96.2%。任氏报道用半夏泻心汤治疗小儿寒热夹杂泄泻 90 例,总有效率为 94.4%。提示本方有泄热、温中、降逆止呕、补中益气,调节胃肠功能等作用。林氏用本方加石菖蒲、地榆、白芍治疗非溃疡性消化不良,李氏用本方加葛根、茯苓、车前子治疗小儿消化不良,顽固性呕吐、泄泻,均获良效。

5)其他消化系统疾病:近 10 年有用半夏泻心汤治疗食管癌、胰头肿瘤、胆囊癌致肝转移、贲门癌个案报道,均取得满意疗效。近几年有报道用半夏泻心汤配合化疗,减少化疗的毒副作用的报道。如张氏等用半夏泻心汤配合化疗,治疗老年人食管癌 25 例,结果可见病变或转移灶缩小,全部病人均有轻度纳差、乏力,但无白细胞下降及血小板减少反应,化疗顺利。赵氏等报道,食管癌的联合化疗是目前主要治疗方法之一,化疗的毒副反应主要表现在胃肠道功能紊乱和抑制骨髓造血功能两方面,临床表现为恶心、纳差、脘闷、腹泻、周围血象降低、体质下降等,大部分符合半夏泻心汤证,故而用本方在化疗开始时便同时服用,每日 1 剂,分两次温服,连服 7 周。胃脘痞满较重,厌油,舌质红,苔黄厚腻者,去干姜,加藿香、佩兰,以芳香化浊,醒脾健胃;大便稀薄,日行 2 次以上者,加炒山药、焦白术、焦三仙以健脾燥湿;白细胞计数(WBC)$\leqslant 3.5\times10^{9}$/L,红细胞计数(RBC)$<3.00\times10^{12}$/L,出现乏力嗜卧者,加黄芪 40 g,以益气养血;口咽干燥、舌红苔黄燥者,去干姜,加生地黄、

石斛,以养阴润燥。结果 26 例病人,25 例顺利完成 1 个疗程化疗,疗程完成率为 96%,高于文献报道的单纯化疗组之化疗完成率为 50%~70%。控制胃肠道反应:仅见轻度恶心,极少出现呕吐症状。缓解骨髓抑制:化疗期间血红蛋白(Hb)≥90 g/L,RBC≥3.00×10^{12}/L,WBC≥3.0×10^9/L。根据"食管癌药物治疗疗效标准",26 例病人经 1 个疗程的治疗,部分缓解达 100%,完全缓解 19 例,达 73%。经 1 年随访,26 例病人仅 1 例死亡,其余 25 例均能进食半流质以上饮食,生存质量明显优于单纯化疗者。从而认为本方对化疗的减毒增效作用明显,疗效满意。

李氏报道用本方加减,治慢性肝炎转氨酶持续异常,获得较好疗效。用本方加苍术、白术、茯苓、茵陈为基本方,随证加减,口苦咽干,尿黄,苔黄腻加山栀、车前草;纳呆、腹胀,加川朴、鸡内金;五心烦热,舌红少苔,腰膝酸软加生地黄、枸杞子、麦冬;胁肋疼痛加延胡索、制香附。每日 1 剂,水煎分 2 次服,1 个月为 1 个疗程。结果所治的 81 例病人中痊愈(3 个月内谷丙转氨酶复常,临床症状消失)46 例;好转(谷丙转氨酶下降超过 30%,临床症状改善)19 例;无效 16 例。

总之,属于寒热错杂,虚实互呈的很多消化系统疾病,具有半夏泻心汤证表现者,用本方及其加减治疗,可获良效。

(2)泌尿系统疾病:近几年有报道将本方用于治疗肾病综合征或肾衰竭,因这些病患虽病位在肾,但就临床证候而言,湿浊弥漫,寒热错杂于中,中焦升降失常,常出现心下痞闷,恶心呕吐,口干口苦,大便不调。本方能寒热并调,复其中焦升降,清热化痰,降逆和胃,故可用其加味治之,取得较好的治疗效果。如刘氏报道用大黄黄连泻心汤加生大黄 9 g(后下)。每日 1 剂,水煎,分早晚两次服。另用大黄附子汤加味高位保留灌肠,治疗 1 例慢性肾炎尿毒症,取得良效。肖氏亦报道用半夏泻心汤加枳壳、泽泻治疗 1 例肾病综合征病人,病程 5 年,尿蛋白常为(+~++)。近半月颜面及下肢浮肿加重,阵发性恶心欲吐,头晕,上腹痞满,胃纳锐减,尿少而黄,苔薄黄稍腻,脉细数。证属寒热错杂中焦,升降失调。故以上方寒温并调,升清降浊,5 剂后,小便增多,呕恶消失,症状明显改善。再续服 10 剂,上腹痞满消失,能进食二两左右,浮肿消退,尿蛋白(±~+),获效满意。此外,还有报道,用治尿路感染、肾炎尿毒症尿素性肠炎获得疗效。

(3)循环系统疾病:凡属寒热错杂,心下满闷,恶心欲呕,或呕吐痰涎,食少腹胀,心悸胸闷,或心律失常等心血管疾病,可用本方或其加减治疗取效。据报道属此证候之心悸、胸痹、高血压、病毒性心肌炎、心力衰竭、心肌炎、心律失常,均可用本方治疗。如肖氏报道用本方加炒枳壳、苏梗、瓜蒌皮、生姜治疗 1 例胸痹属湿热互结,症见胸闷痛、气短、胃脘痞满、遇冷胃脘痛、头重如

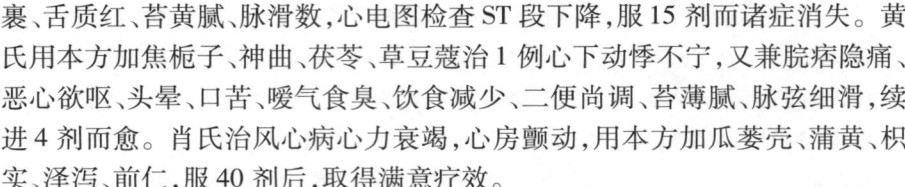

裹、舌质红、苔黄腻、脉滑数,心电图检查 ST 段下降,服 15 剂而诸症消失。黄氏用本方加焦栀子、神曲、茯苓、草豆蔻治 1 例心下动悸不宁,又兼脘痞隐痛、恶心欲呕、头晕、口苦、嗳气食臭、饮食减少、二便尚调、苔薄腻、脉弦细滑,续进 4 剂而愈。肖氏治风心病心力衰竭,心房颤动,用本方加瓜蒌壳、蒲黄、枳实、泽泻、前仁,服 40 剂后,取得满意疗效。

(4)妇科疾病:由于湿热或痰热内阻,致胸脘痞闷,恶心呕吐,或肠鸣腹泻,寒热夹杂,脾胃不和,升降失司者,均可用本方或加减治疗。较多地用于妊娠恶阻的治疗,如徐氏报道治疗 25 例妊娠恶阻,用半夏泻心汤,火盛者,重用芩连;痰涎多者,重用甘姜、半夏;脾不虚者,减去党参;剧吐伤阴者,党参改为沙参。结果痊愈 19 例(其中服药 3 剂治愈者 13 例),有效 6 剂,总有效率为 100% 。汪氏报道用本方加味,治疗子烦、子嗽、妊娠泄泻、恶阻、妊娠呃逆,均取得良效。此外,对行经口糜、不孕症、经闭、带下等证,用本方加味获效。

(5)其他:据报道半夏泻心汤还可用治呼吸系统的痰热喘咳、慢性支气管炎;神经系统的失眠、头痛、梅核气;生殖系统的阳痿、早泄、遗精;五官科的变应性鼻炎、口舌生疮、梅尼埃病、顽固性啮齿;外科的手术后顽固性呕吐,眼科术后呕吐;皮肤科的湿疹、带状疱疹。此外,亦有报道用本方治疗嗜酸粒细胞增多症、肝血卟啉症、小舞蹈症、午时腋汗等,均获疗效。

半夏泻心汤的汤剂及散剂疗效探讨:巴氏报道将半夏泻心汤制为汤剂、散剂,与常规应用西药组对照观察治疗急性热证胃痛的疗效,汤剂为本方煎制成 200 mL 药液(相当于生药 48 g),1 次顿服;散剂为本方研末,6 g,温开水调成糊状,吞服;西药对照组常规使用山莨菪碱(654-2)、颠茄合剂、普鲁苯辛、阿托品或西咪替丁等药物。将 114 例急性热证胃痛病人随机分为 3 组,治疗 A 组 37 例用半夏泻心汤剂治疗,总有效率为 75.68%;治疗 B 组 35 例用半夏泻心方散剂治疗,总有效率为 80.00%;对照组 42 例用常规西药治疗,总有效率为 73.81%,经统计学处理,3 组总有效率无明显差异($P<0.05$),但中药组无西药对照组普遍存在的口干、心悸、皮肤干燥、潮红等不良反应。在给药方法上,半夏泻心方散剂这种口服形式,一方面能及时给药,适应临床急症的需要,另一方面用量仅相当于汤剂用量的八分之一,节约了药材,从临床观察看,这种给药剂量仍能获得满意的效果。由此可见,本方散剂具有给药简便、价格低廉、无毒副作用等特点,充分显示了散剂的优越性。

【临证心悟】

见甘草泻心汤临床心悟。

大黄黄连泻心汤方

【原文】

心下痞,按之濡,其脉关上浮者,大黄黄连泻心汤主之。(154)

伤寒大下后,复发汗,心下痞,恶寒者,表未解也。不可攻痞,当先解表,表解乃可攻痞。解表宜桂枝汤,攻痞宜大黄黄连泻心汤。(164)

【方药】

大黄_{二两}　黄连_{一两}

上二味,以麻沸汤二升,渍之须臾,绞去滓,分温再服。

臣亿等看详大黄黄连泻心汤,诸本皆二味。又后附子泻心汤,用大黄、黄连、黄芩、附子,恐是前方中亦有黄芩,后但加附子也,故后云附子泻心汤,本云加附子也。

【功用】

泻热消痞。

【方解】

大黄黄连泻心汤,方中仅有大黄、黄连二味,但按林亿等方后注及考《千金翼方》等记载,当有黄芩为是。三者均为苦寒之味,大黄泄热和胃;黄连泄心胃之火;黄芩泄中焦实火,三者合用,使邪热得除,则痞结得开,气机流畅,心下痞闷之证自除。本方苦寒泄热,专治无形邪热壅滞之热痞。值得重视的是,三味药物用量轻,大黄二两,仅为承气之半,黄连、黄芩各一两,用量亦轻,且煎法特殊,以麻沸汤浸渍短时,去滓温服,是取其气之轻扬,以泄心下热结。不用煎煮法,系不取重浊之味,以免达下导泻。全方重在泄心下热结消痞,不在于泻下燥结荡实。

《金匮要略·惊悸吐衄下血胸满瘀血病脉证治第十六》的泻心汤,与本方药物相同,治吐血衄血,但用煎煮之法,而且顿服。可见同一方剂,由于采用不同的煎服法,其主治病证因此有别,可谓法中之法,值得我们研究学习。

【临证运用】

1.后世医家对本方的应用

(1)《备急千金要方》载:三黄散,治黄疸,身体面目皆黄,即是大黄、黄连、黄芩各四两,捣筛为散,先食服方寸匕,日三服。亦可为丸服。《外台秘要》集验疗黄疸亦载。

（2）《千金翼方》载：三黄汤，主治腹胀痛，下焦热结，不得大便即是大黄、黄连、黄芩各三两，水七升，煮取三升，分为三服，一方作丸。又载三黄丸，治男子五劳七伤，消渴不生肌肉，妇人带下，手足寒热。即是用大黄、黄连、黄芩，随四时加减其量，捣末，炼蜜和如大豆，饮服五丸，日三服，不知，稍增至七丸，服一月病愈。

（3）《太平圣惠方》载：大黄黄连泻心汤治热蒸在内，不得宣散，先心腹胀满，气急，然后身后悉黄，名为内黄。

（4）《太平惠民和剂局方》载：三黄丸，即三黄各等分，捣末，炼蜜为丸，如桐子大，每服三十九，热水吞服。治丈夫、妇人三焦积热。上焦有热，攻冲眼目赤肿，头项肿痛，口舌生疮；中焦有热，心膈烦躁，不美饮食；下焦有热，小便赤涩，大便秘结。五脏俱热，即生背疮疮痍及痔疾，粪门肿痛，或下鲜血。亦治小儿积热。

（5）《活人书》载：泻心三黄汤，即大黄黄连泻心汤，治妇人伤寒，六七日，胃中有燥屎，大便难，烦躁谵语，目赤，毒气闭塞不得通。如目赤睛痛，宜加白茯苓、嫩竹叶，泻肝之余气。

（6）《拔萃方》载：大黄黄连泻心汤加地黄，治血积胸中，热甚，血在上焦者。

（7）《张氏医通》载：大黄黄连泻心汤加木香，治噤口痢，有积秽太多，恶气熏蒸者。

（8）《肘后方》载：恶疮三十年不愈者，大黄黄连各三两为散，洗疮净，粉之且三，无不瘥。又治乳中起瘭病痛方：大黄黄连各三两，水五斤，煮取一升三合，分三服，得下即愈。

（9）《临证指南医案》载：凡吐血成盘碗者，服大黄黄连泻心汤最效。

（10）《保赤全书》载：大黄黄连泻心汤治麻疹赤白痢，里急后重，身黄者。

（11）《慎斋遗书》载：大黄黄连泻心汤加减治牙根烂。牙根烂，非胃火也。因肾水不足，大肠膀胱之火横行，而与心火合炽者。

（12）《眼科六经法要》载：大黄黄连泻心汤治太阳伤风证，服桂枝汤不解，目赤痛，小便黄，大便结，心下痞，眵多而硬。

2. 现代应用 大黄黄连泻心汤是一首清泻实火的方剂，仲景为心下痞热及邪火迫血妄行之吐衄而设，历来医家应用甚广，现代凡属实热邪火诸证，无论各科，均可应用。

（1）消化系统疾病：本方可清泄脾胃之实热，凡由于热邪所致的脾胃功能紊乱，气机升降失调，脘痞心烦，热利口渴，苔黄脉数之证，均可应用。如王氏报道急慢性胃肠炎、细菌性痢疾、上消化道出血、胆囊炎、化脓性胆管炎合并胆道出血、伤寒、急性阑尾炎、慢性阑尾炎、非特异性结肠炎、酒客热痞等属邪热扰乱肠胃者,可用本方或加味治疗。本方治上消化道出血,属火热迫血妄行者,疗效甚为满意。程氏报道用本方加白及、乌贼骨、生地榆、仙鹤草、侧柏炭、茜草炭浓煎成 300 mL,每日 1 剂,分 3 次服。治疗上消化道出血 24 例,症见烦躁不安、口干渴、舌质红、苔黄腻、脉弦数,属胃热者,其中十二指肠球部溃疡 14 例,胃溃疡 5 例,慢性胃炎 5 例,止血率为 100%,呕血 1 ～ 2 d 停止,黑便转黄时间为 2 ～ 5 d。袁氏报道,用本方加味,治疗 1 例罕见之贲门撕裂病人,狂暴吐血,下血如注,属胃火炽盛,戕伤血络,火迫血溢,奔流无制,在禁食、输血、补液等支持疗法的基础上,应用大黄黄连泻心汤与四生丸合方加减(本方加生地黄、牡丹皮、生荷叶、侧柏炭),1 剂而吐血止,再剂便血停的佳效。

(2)循环系统疾病:由于热迫血分,导致的循环系统疾病,亦可用本方或其加味治疗。如高血压、高脂血症、血管硬化、脑出血、脑血栓形成等,属于邪热内迫之病机者,均可应用。刘氏报道治疗 1 例高血压眩晕病人,血压 200/120 mmHg,左手拘挛,不能伸开,腿僵直而行路不便,心烦乱,脉数有力,舌红苔黄,为心火独盛,引动肝风,以本方泻三焦之实热,以折心肝之火,取实则泻其子,泻心即所以泻肝之义。药后二便通利,心烦顿释,头目清爽,血压降至 170/100 mmHg,获得卓效。李氏报道用泻心法治心律失常,其中气热互结,窘迫心君导致的心动过速,症见胸宇闷室、脘痞不舒、口苦便结、舌苔薄、脉滑者,治疗以清热散痞为主,用大黄黄连泻心汤加味获效。山田氏报道,本方与钙拮抗剂并用,治疗 6 例高血压病人,证明对降低血压有相乘作用。这些经验与研究,说明本方对心血管疾病的治疗,有可喜苗头。

(3)呼吸系统疾病:由于热邪内陷迫肺所致的发热咳喘,烦躁不安,舌红苔黄,脉数;或热邪灼伤肺络,血热妄行之咯血、鼻衄,本方或加味治疗,常获良效。如肺炎、急性支气管炎、肺性脑病、支气管扩张、胸膜炎、多种原因所致的咯血(如肺癌、肺结核、支气管扩张)、鼻衄属实热者,均可应用。

(4)精神疾病和神经系统疾病:本方的清热泻火作用,常用于治疗邪热扰乱心神,神明失主,表现为实火内盛的各种精神、神经疾病的治疗,每能获效。如精神分裂症、癫狂、三叉神经痛、失眠、头痛、肝豆状核变性等均有报道。乔氏用本方加黄柏、生石膏为基本方,加减制成 Ⅰ、Ⅱ、Ⅲ 号方,每日 1 剂,水煎连服 24 剂为 1 个疗程,一般用 1 ～ 2 个疗程,治疗精神分裂症 500 例,痊愈 401 例,好转 93 例,无效 6 例,治愈率为 80.2%,总有效率为 98.8%。

(5)五官科疾病:本方清泄三焦实火,常用于治疗火热炽盛,邪热上扰清窍所致的五官科疾患。如王氏报道,用本方或加减可治急性溃疡性口腔炎、口鼻生疮、鹅口疮毒、耳疖、眼痛、针眼、风赤疮痍、风炫烂眼、胬肉攀睛、天行赤眼、目衄、鼻衄、齿衄、牙痛、唇肿等疾病。李氏用本方加五倍子、大青叶、竹叶为基本方,治疗小儿急性口疮33例,均见发热、舌边尖、颊黏膜、唇内侧、牙龈、咽峡部有大小不等的糜烂溃疡,表面覆以黄白色假膜,溃疡边缘绕以红晕,口痛拒食或吮乳困难,口臭多涎,烦渴,唇红面赤,便秘溲赤,舌红苔黄,脉数。热甚者加生石膏;津耗阴伤者,加玄参、麦冬;体温达40 ℃以上者结合物理降温。同时加强口腔护理,适当给予冰硼散吹入口疮表面。服药1 d退热者10例,2 d退热者16例,3 d退热者7例,溃疡在2～5 d愈合者25例,5～7 d愈合者8例,总有效率达100%。戴氏等用本方加味治眼科急性结膜炎、巩膜外层炎、砂眼性角膜炎、急性虹膜睫状体炎、风热郁于肺经者,本方加麻黄、赤芍、刺蒺藜;瘀热滞结肺经者,加夏枯草、制香附、生甘草;肝经郁热者,加石决明、蝉蜕、木贼草;阳明热甚者加生石膏、知母、天花粉、生甘草,均取得满意效果。陈氏用本方加栀子、龙胆草、甘草、石决明治疗1例头痛头晕、视物不清,属心火炽盛、肝火上炎者,对视力的恢复及眼底出血的吸收有良效。

(6)其他:据报道,本方或其加减,还可用于治疗属实火炽盛的下述诸症:倒经(子宫内膜异位症)、心火内迫之多汗症、脂溢性脱发、急性湿疹、带状疱疹、生殖系疱疹、烧伤、肾盂肾炎、糖尿病性肾功能不全、银屑病、再生障碍性贫血、慢性骨髓炎、乙型脑炎、急性扁桃体炎、疮疡等。如刘氏等报道用本方加味治疗湿热为主的急性湿疮,症以皮肤潮红、灼热、瘙痒、水疱、糜烂、渗液为主,基本方为本方加地肤子、白鲜皮、茵陈,湿热型加金银花、连翘、黄柏;湿阻型,加炒山药、炒白术、云苓。另据发病部位加引经药,发于上部或全身者,加菊花、蝉蜕;发于下部者,加川牛膝、防己;部分渗水过多者,加土茯苓,重用茵陈。外用黄连5份,甘草1份,共研细末,渗水多者,干撒患处,渗水少或无渗液者,香油适量调涂患处,每日2次。对泛发全身者可用六一散外扑。1周为1个疗程。1～3个疗程后停药观察。痊愈99例,占59.71%;显效33例,占19.88%;无效14例,占8.36%,总有效率为91.64%。顾氏等将泻心汤加紫草、虎杖、地榆、珍珠等研末过120目筛消毒,凡士林调制成膏,清创后每日用1～2次,3 d后逐渐减少用药次数,必要时配抗感染药对症处理,共治疗1000例,治愈998例,未愈2例,总治愈率达99.8%。此外,刘氏还报道用泻心汤加柴胡、鱼腥草、白芍、枳实等,每日1剂,水煎连服21 d为1个疗程,治疗阿片成瘾戒断综合征20例,治愈17例,好转3例,总有效率达100%,且治疗后血清可卡因、吗啡、烟碱明显降低。亦有报道用治肝性血卟啉病湿热型获效。

【临证心悟】

大黄黄连泻心汤为仲景治心下痞,按之濡,其脉关上浮者,乃攻实之剂,主要用于热痞的治疗,但临床应用甚广,凡因邪热实火所导致的各种病症,不仅是脾胃,对消化系统以外的各科病症,均可应用本方或其加减治疗。李时珍谓:"仲景治心气不足,吐衄血者,用泻心汤,实泻心包、肝、脾、胃四经血中之伏火也。"足见本方涉及的脏腑较宽,所及病症较多,不仅限于心下痞及吐衄之证,《太平惠民和剂局方》所载三黄丸,即本方,治"丈夫妇人三焦积热。上焦有热,攻冲眼目赤肿,头项肿痛,口舌生疮;中焦有热,心膈烦躁,不美饮食;下焦有热,小便赤涩,大便秘结。五脏俱热,即生背疽、疮痍及痔疾,粪门肿痛,或下鲜血。亦治小儿积热"。现代临床报道,所治更为广泛,关键是掌握实火邪热的病机,当有口渴脉数、苔黄溲赤等各种热实的证候,据证加减,火势得挫,每能奏效。如因火而动之吐衄,本方加生地黄、牡丹皮、赤芍、枳壳、三七(粉,吞);鼻衄者可入白茅根、藕节炭;痰热内扰之失眠,可用本方合温胆汤;热利者,本方选加广香、白芍、马齿苋、地榆、白头翁;热毒疮疡皮疹,可选加牡丹皮、地肤子、白鲜皮、荆芥炭、红花、蒲公英、金银花、连翘,亦可用本方研粉,调敷患处;火热上扰清窍之目赤肿痛,可加入山栀、龙胆草、草决明、车前子。总之,随证而施,可获得满意疗效。

本方煎煮法,颇具特色,可用沸水渍之,取其味薄清淡,以泄心下痞热,亦可煎煮,取其苦寒味厚,直折火势,以止吐衄。此外,后世及现代还可为丸剂服用,可作散剂调敷。本方纯属苦寒之剂,临证对非实火者不可用,对阴虚内热者,亦不可单纯使用。

附子泻心汤方

【原文】

心下痞,而复恶寒汗出者,附子泻心汤主之。(155)

【方药】

大黄二两　黄连一两　黄芩一两　附子一枚,炮,去皮,破,别煮取汁

上四味,切三味,以麻沸汤二升渍之,须臾,绞去滓,内附子汁,分温再服。

【功用】

泻热消痞,扶阳固表。

【方解】

附子泻心汤即大黄黄连泻心汤加附子,方用大黄、黄连、黄芩,经麻沸汤

浸渍,取其气而薄其味,意在清心下之热而消痞。附子另煮取,使其发挥温肾阳、固肌表的作用。此寒热异其气,生熟异其性,药虽同行而功效各奏。

附子泻心汤亦是寒热并用的方剂,然与和解寒热的半夏泻心汤等方剂的立意不同,因其主治的病证是心下邪热壅盛而卫阳虚于外,寒热分踞内外,所以该方的使用必须达到既能清在里之热,又驱在外之寒的目的。若苦寒与辛温四药同煮则药性相互牵制,不能发挥各自的功效。如何使寒药与热药并行不悖,取得应有的疗效。其特殊的煎服法就成了应用该方的关键。

【临证运用】

1.后世医家对本方的应用

(1)《此事难知》载:附子泻心汤治病人身热而烦躁不宁,大小便自利,脉浮满无力,按之全无者。

(2)《类聚方广义》载:附子泻心汤治老人瞀闷昏倒,不省人事,心下满,四肢厥冷,面无血色,额上冷汗,脉伏如绝,其状仿佛中风者,谓之饮郁食厥。

(3)《珍本医书集成》载:附子泻心汤治脘腹胀满,心下连少腹,中横一纹,如葫芦状。此中宫痞塞,阴阳结绝。勉进附子泻心汤,温阳泻浊,通便挽危,否则恐致喘汗厥脱。

2.现代应用　本方为热痞又兼表阳不固,而复恶寒汗出而设的一首寒温并用的方剂,现代临床常用于热邪内盛,又兼阳气不足的寒热错杂、虚实互呈之各种疾病的治疗,不单用于消化系统疾病,亦用于治疗消化系统以外的诸多疾病。

(1)消化系统载:凡由于热邪内阻,又兼阳虚的病理机制所致的脘腹痞闷,饮食欠佳,恶寒,汗出者,均可使用本方或其加减治疗。据报道上消化道大出血、胃及十二指肠溃疡病、肠炎、结肠炎、胃脘痛、下利热厥、沙门菌属感染、慢性痢疾、复发性口疮、便秘等,符合上述病机者,皆可应用。如李氏用本方加味治疗胃脘痛21例,腹胀痛,走窜两胁者,加醋柴胡、炒枳壳,舒肝解郁,消胀除痞;呕恶不能食者,加佛手、白蔻仁,温中行气,醒脾开胃;气短乏力加炒山药、炙黄芪,益气健脾。结果痊愈14例,好转5例,无效2例,总有效率为90.5%。熊氏用本方加田七末治疗十二指肠球部溃疡便血;用本方合失笑散加佛手、珍珠层粉(冲服)治疗浅表性胃炎、十二指肠溃疡,取得良效。姜氏用本方加西洋参治疗慢性胃炎及十二指肠溃疡吐血1例,证属热邪壅滞中焦,气火上炎,络血外溢,呕血后虚阳外越,气虚不摄,上热下寒,服药2剂,神志转清,胸脘痞闷消失,呕血停止的显著效果。杜氏用本方加桂枝、党参、生姜、甘草治疗胃脘痞闷,恶寒汗出,苔白,脉浮数之外感引起的腹泻获效。

（2）循环系统载：凡属邪热内郁，又兼阳虚，以眩晕、胸脘痞闷、恶寒汗出为辨证要点的病证，均可用本方或其加减治疗。如符合此病机的高血压、脑血管意外（中风）。熊氏报道用本方加味治中风后盗汗不止；姜氏用本方加味治疗中风后言謇语塞、左侧肢体瘫痪均取得显著疗效。

（3）泌尿系统载：郭氏等报道慢性肾衰竭（尿毒症）具本虚标实、阳虚阴盛、浊毒泛滥、气乱溲闭的特点，属于正阳虚衰，热邪内郁，脘腹胀满，恶心呕吐证型，选用附子泻心汤扶正祛邪，泄浊解毒，寒温并用，攻补兼施正为合拍。故用本方加马鞭草、六月雪，再据阴阳气血虚衰偏重，酌加黄芪、党参或生地、当归，每日 1 剂，早晚分 2 次口服，21 d 为 1 个疗程，并与肾安注射组为对照，对 72 例慢性肾衰竭病人（原发病中慢性肾小球肾炎 20 例、慢性肾盂肾炎 2 例、肾小动脉硬化 3 例、多囊肾 5 例、痛风性肾病 4 例、梗阻性肾病 2 例、狼疮性肾炎 1 例，其中肾功能不全代偿期 2 例、氮质血症期 12 例、尿毒症期 23 例）随机分成两组，观察中药组、肾安注射组的疗效，发现中药组总有效率为 91.89%，肾安组为 64.86%，经统计学处理，中药组优于肾安组（$P<0.05$），且不良反应，症状改善明显，有可喜的临床价值。该项研究证明中药组能纠正机体内环境平衡，也就是中医认为的调节机体气血阴阳错乱，通过轻补重泄，解毒祛邪，荡涤三焦壅塞之浊毒，缓急分明，恰到好处，通利二便，增进食欲，改善精神状态等，均优于肾安组（$P<0.05$）。从而认为中医药对保护肾功能，降低尿毒素，延缓肾衰竭过程，改善临床症状，有广阔前景，值得进一步发掘及探讨其机制。

（4）其他：据现代报道，血管神经性头痛、阳虚感冒兼慢性胃炎、牙痛、口腔溃疡、肝性血卟啉病、齿衄、上热下寒证、痈、疖等，凡属阳气虚衰，热邪内阻者，均可应用本方或其加减治疗。

【临证心悟】

附子泻心汤，是仲景为热痞又兼表阳不固，恶寒汗出而设，其应用当以邪火内郁，又兼阳虚为辨证要点，所用亦广，大凡大黄黄连泻心汤证又见阳气不足，寒热错杂，虚实互呈之证，均可应用。其煎煮之法，三黄渍之，附子另煎，合而各司其职，寒热并治，临证当予重视。

黄连汤方

【原文】

伤寒，胸中有热，胃中有邪气，腹中痛，欲呕吐者，黄连汤主之。（173）

【方药】

黄连_{三两}　　甘草_{三两,炙}　　干姜_{三两}　　桂枝_{三两,去皮}　　人参_{二两}　　半夏_{半升,洗}
大枣_{十二枚,擘}

上七味,以水一斗,煮取六升,去滓,温服,昼三夜二。疑非仲景方。

【功用】

清上温下,和胃降逆。

【方解】

黄连苦寒,以清在上之热;干姜辛热,以温在下之寒;桂枝辛温,既可温散下寒,又可交通上下之阳气,共为本方主药。配人参、甘草、大枣之甘温,补脾益气、和胃安中,以复中焦升降之职;半夏辛温和胃,降逆止呕。全方寒温并用,辛开苦降,清上温下,有平调寒热、和胃降逆、升降阴阳的作用。

本方与半夏泻心汤药味相近,但主治病证迥然有别。半夏泻心汤有黄芩无桂枝,去滓再煎,取其药性和合,每日三服,温服一升。用治寒热错杂于中焦,气机壅滞,以心下痞为主的病证。本方用桂枝无黄芩,治上热下寒、寒热分踞上下,表里不和,心烦、腹痛为主的病症,况且只煎 1 次,取其各自功效,日三夜二,采用小量频服,可免药后呕吐,利于提高疗效。

【临证运用】

1. 后世医家对本方的应用
(1)《张氏医通》载:本方治胃中寒热不和,心下痞满。
(2)《保赤全书》载:本方治痘疮热毒在胃中,以致腹痛,甚则欲呕吐。
2. 现代应用　辨证要点为上热下寒,胸中烦热,口苦,腹中痛,欲呕吐,舌红苔薄白,脉虚数,或兼恶寒发热。
(1)消化系统疾病:本方对急慢性肠胃炎、慢性胆囊炎胆石症、某些溃疡及其他肠胃疾患,只要见症有胁痛、心下痞满、恶心呕吐、腹痛、食少或大便利下,证属阴阳失调、寒热上下者,均可以之和调升降。王氏等以本方加味治疗慢性萎缩性胃炎98 例,治愈16 例,显效64 例,有效17 例,无效1 例,总有效率为98.98％。并认为本方对慢性萎缩性胃炎属上热下寒者,尤为允当,非上热下寒者,则不宜用之。姬氏认为心下痞满拒按,脘痛时如锥刺刀割,恶心欲呕,饮食不进,口干不欲饮,或喜热饮,大便干结或溏薄,畏寒肢冷,体无热或微热,舌质红,苔微黄滑腻,脉弦细或弦缓,为上下寒热不调,阴阳升降失调,兼微有表证之胃痛。治愈22 例,好转16 例,无效2 例,总有效率为95%。疗程最短者3 d,最长者10 d,平均6 d。苏氏以本方治疗慢性浅表性胃炎25例,认为本病皆由饮食与情志所伤,虽病因各异,但病变重在脾胃。脾胃不和,中州升降失调,水津不能四布,病久不愈,邪居胃中,使阴阳不交,阴不得升而寒留于下,阳不得降而热隔于上。故用黄连汤清上温下,升降阴阳之气,使其脾胃协调,肝脾得和,病可获愈。何氏认为胆囊炎之病、证,多为寒热错杂,阴阳失其升降。对慢性胆囊炎,或伴有胆石症,症见胸中有热、胃中有邪气、胁腹痛欲呕吐,用黄连汤为首选方。用以升降阴阳,寒热并投,上下兼治,寒散热消,胃和逆降,其症自愈。

（2）妇科疾病:熊安民以本方治疗胎动不安及经漏各1例。两病例虽有异,但病机相同,皆为寒热互见,清阳不升,浊阴不降,表里不和所致,故均以黄连汤治之而效。

（3）其他:王德元认为本方非特具有调节阴阳、畅达气机之能,且具燥湿化痰、调脾和胃之用。它既可用于胃寒胸热,又可用于胃热胸寒;既可用治失眠,又可用于多寐;既可用治呕吐,又可用于泄泻,还能治疗便秘,具有双向调治作用。本方升降阴阳,平调寒热,翰旋胃气,可治疗因上中二焦阴阳相格所致之胸寒胃热及胸热胃寒。本方用于肝郁呕、泄症,则辛开苦降,畅达气机,散结除痞,常能信手奏功。方中黄连苦寒燥湿,半夏燥湿化痰;桂枝、甘草、干姜辛甘化阳,温振心阳;黄连、桂枝一寒一热,一苦一辛,泻火振水,交泰心肾;半夏、甘草、大枣更能和胃而宁神,故而因痰湿作祟所致之失眠与多寐症,均能获效。本方尚能化湿悦脾、畅气安中,故对脾胃气弱引起的泄泻、便秘能收异病同治之效。

【临证心悟】

黄连汤实为小柴胡汤之变方,以桂枝代柴胡,以黄连代黄芩,以干姜代生姜。所谓:"从中而和之法"。故其能收平调寒热、升降阴阳、和胃降逆之功。正如喻嘉言说的:"不问下寒上热,上寒下热,皆可治之也"。

黄芩汤方、黄芩加半夏生姜汤方

【原文】

太阳与少阳合病,自下利者,与黄芩汤;若呕者,黄芩加半夏生姜汤主之。(172)

【方药】

1. 黄芩汤方

黄芩_{三两}　芍药_{二两}　甘草_{二两,炙}　大枣_{十二枚,擘}

上四味,以水一斗,煮取三升,去滓,温服一升,日再夜一服。

2. 黄芩加半夏生姜汤方

黄芩_{三两}　芍药_{二两}　甘草_{二两,炙}　大枣_{十二枚,擘}　半夏_{半升,洗}　生姜_{一两半,一方三两,切}

上六味,以水一斗,煮取三升,去滓,温服一升,日再夜一服。

【功用】

清热止利,和胃降逆。

【方解】

黄芩汤用黄芩之苦寒,清泄肝胆邪热,燥湿止利;芍药味酸微苦,养阴补血,制肝胆损逆之气,缓急止痛;芩芍配伍,酸苦相济,调中存阴以止利,是治热利之要药。甘草、大枣益气和中,调补正气。诸药合用,共奏清热止利之功。若胃气上逆而呕吐者,则加半夏生姜,和胃降逆止呕。

《伤寒论》中论合病下利者,共三条,证治各异,应予鉴别:32条太阳与阳明合病下利,病变重在表,治用葛根汤,解表和里。256条阳明与少阳合病,病变重在阳明,其下利属内有宿食之热结旁流之属,治用大承气汤泻热通腑而止利。本条则是太阳与少阳合病下利,病变重在少阳,治用黄芩汤,清热止利。

【临证运用】

1. 后世医家对本方的应用

(1)《活人书》载:本方去大枣,名黄芩芍药汤,治鼻衄。

(2)《活法机要》载:本方去大枣,名黄芩芍药汤,治热痢、湿热痢,或火升鼻衄。

(3)《济生拔粹》载:治泄痢腹痛,或里急后重、身热久不愈、脉洪疾,及下痢脓血黏稠。

(4)《类聚方广义》载:治痢疾,发热腹痛,心下痞,里急后重,脓血便者。

(5)《外台秘要》载:本方去芍药、甘草,加半夏、人参、干姜、桂枝,名外台黄芩汤,治干呕下痢。

(6)叶天士:《三时伏气外感篇》本方治春温。

(7)《温病条辨》载:本方去大枣,加猪苓、茯苓、泽泻、白术、厚朴、陈皮、木香,名四苓芩芍汤,治湿食交阻之初痢,并见尿短者。

2. 现代应用　辨证要点为湿热下迫、热痢、便有黏液或脓血,口苦口干、腹痛、恶心呕吐,或里急后重,或口渴。舌红苔黄腻,脉沉弦、弦数。

(1)消化系统疾病:现代本方常用于治疗急性胃肠炎、细菌性痢疾、阿米巴痢疾等病症。王氏用黄芩汤合白头翁汤治疗1例痢疾,症见腹痛下痢脓血、肛门灼热、里急后重、口渴,粪检:白细胞(+++),脓球(+++),红细胞(++),黏液(+++)。服上方3剂后,腹痛下利均止。再以原方小其制,续服4剂痊愈。杨氏报道用黄芩汤为主治疗阿米巴痢疾1例。病人妊娠2个多月,症见腹痛频频,下痢红白黏液,日二三十次,里急后重颇剧,少腹坠胀,犹如欲产情形,体温37.9 ℃,大便检出阿米巴原虫。方用黄芩3 g,白芍10 g,甘草4.5 g,香连丸3 g,服2剂后症情明显好转,下利次数大减,日仅二三次,原方再进16剂,下利止,先后2次检查大便未发现阿米巴原虫。曹氏以本方加减,表里同治,湿热兼顾,治疗婴幼儿泄泻,属湿食内蕴郁久化热,又为外邪所袭,表里同病,脾胃湿热下迫暴注所致。姜氏以本方加减清化湿热,治疗下焦湿热,邪气旺盛,正气不衰之慢性腹泻。王立基用本方加味清肠化湿,通腑泄热治疗肠腑湿热所致慢性结肠炎。

(2)儿科疾病:传染性单核细胞增多症,是小儿时期常见的急性传染病之一。师群等认为,本病属中医学"温病"范畴,多因外感风温,热毒内生或化热入里。其主要病机为正邪相争,邪热内陷,血热互结,气滞血瘀。在治疗上,根据叶天士"在卫汗之可也,到气才可清气,入营犹可透热转气"之说及吴鞠通的"治上焦如羽,治中焦如衡,治下焦如权"的大法,对于气营热盛者,以黄芩汤合清营汤为主苦寒清热,清营解毒。

(3)其他:吴勤文用黄芩汤治诸病气血不和,属于热证者,莫不应手取效。以本方加防风、秦艽、生薏苡仁清热祛风除湿,治疗风湿热痹。治黄疸,尤以小儿湿热发黄及妊娠妇女发阳黄之黄疸证,则以本方加猪苓、怀山药、茯苓、泽泻以利小便,扶脾退黄。治妇女白带,则以本方加苍术燥湿,海螵蛸收敛而热清、湿化、带止。治崩漏,以本方加山栀子、藕节、地榆、炒蒲黄,和血调经而崩漏自止。

【临证心悟】

黄芩汤清热止利,多用于治疗腹痛下重、大便不爽的热痢。治疗痢疾之方,如朱丹溪的黄芩芍药汤、张洁古的芍药汤,多以此演化而来,故《医方集解》称黄芩汤为"万世治痢之祖"。本方不限于治下利,亦用于伏气温病,为清里热之主方。叶天士根据其方苦寒直清里热的作用特点,以及春温初起即有阴精素亏、里热炽盛的病理特点,亦选之作为正治之方。《三时伏气外感篇》春温条:"春温一证……昔贤以黄芩汤为主方,苦寒直清里热。热伏于阴,苦味坚阴乃正治也。"此为温病学家对《伤寒论》的发展。

干姜黄芩黄连人参汤方

【原文】

伤寒本自寒下,医复吐下之,寒格更逆吐下,若食入口即吐,干姜黄芩黄连人参汤主之。(359)

【方药】

干姜　黄芩　黄连　人参_{各三两}

上四味,以水六升,煮取二升,去滓,分温再服。

【功用】

清胃温脾。

【方解】

本方黄芩、黄连苦寒清热,热清则胃气得降,呕吐自止;干姜辛温祛寒,寒去则脾气得升,下利可停。人参甘温,益气补中,以复中焦升降斡旋之职,更利于寒热诸药各行其道,以解阴阳寒热之阻格。寒热并用之中,以苦寒泄降为主;攻补兼施之中,以祛邪为首。辛开苦降甘调,制方颇类半夏泻心汤。

【临证运用】

1.后世医家对本方的应用

(1)《伤寒来苏集》载:凡呕家夹热者,不利于香砂桔半,服此方而晏如。

(2)《类聚方广义》载:治胃反、心胸郁热、心下痞硬或嘈杂者,骨蒸劳热、心胸烦闷、咳嗽干呕,或下利者,宜此方。

(3)《保幼大全》载:四味人参汤,治伤寒脉迟,胃冷呕吐。即本方。

(4)《方函口诀》载:此方治膈有热,吐逆不受食者,与半夏、生姜诸止呕吐药无寸效者,有特效。又治噤口痢。

2.现代应用　现代临床应用本方的报道,相对较少,而且主要用于治疗消化系统疾病。如刘氏用之治疗夏月炎热时贪食寒凉,而致吐泻交作,以呕吐为主,伴心烦口苦、舌苔黄润、脉滑数之证;治幼儿便溏、吐乳,伴口舌糜烂等证。田氏用之加味治疗消化性溃疡56例,效果甚佳。张氏治1例百日咳疫苗后当夜发热恶寒,食入即吐、胸痛,大便3 d未解,神志昏沉,肛温38 ℃,舌红苔黄,脉沉细。证为冒风伤胃,用本方1剂症消,继用小柴胡汤1剂和其表里而愈。王氏常用本方加减治疗急慢性肠炎、痢疾等,属于中虚夹热,或寒热夹杂者,多可获效。

【临证心悟】

干姜黄芩黄连人参汤辛开苦降甘调,寒热并用,攻补兼施,故对寒热阻格、升降紊乱、虚实兼见之呕吐、下利、胃脘疼痛等症有效。《伤寒论》中寒热并用、攻补兼施的组方有多首,但作用又各有特点,如泻心汤类寒热并用、攻补兼施之中偏于和中消痞;乌梅丸寒热并用、攻补兼施之中则偏于酸收驱蛔;麻黄升麻汤寒热并用、攻补兼施之中偏于发越阳郁;而干姜黄芩黄连人参汤则在寒热并用、攻补兼施之中偏于苦泄降逆。故本方在临床应用上虽治吐利,但仍应以胃热气逆之呕吐为主要表现,而脾家虚寒则为病本。

旋覆代赭汤方

【原文】

伤寒发汗,若吐若下,解后心下痞硬,噫气不除者,旋覆代赭汤主之。(161)

【方药】

旋覆花_{三两}　人参_{二两}　生姜_{五两}　代赭_{一两}　甘草_{三两,炙}　半夏_{半升,洗}
大枣_{十二枚,擘}

上七味,以水一斗,煮取六升,去滓,再煎取三升。温服一升,日三服。

【功用】

和胃化痰,镇肝降逆。

【方解】

本方以旋覆花、代赭石为伍,"诸花皆升,旋覆独降",以旋覆花为主药,味咸苦辛,主下气消痰,软坚散结消痞,降气行水,主治心下痞满,噫气不除;代赭石苦寒入肝,镇肝降逆,二者相合,下气消痰,镇肝胃之虚逆,佐以半夏、生姜,化痰散饮,和胃降逆;人参、大枣、甘草补中益气,扶脾胃之虚,使脾胃之气得健,痰饮之邪得除,肝胃气逆得平,痞硬噫气之证可除。

本方即半夏泻心汤去黄芩、黄连、干姜,加旋覆花、代赭石而成。本证里无热邪,非寒热错杂,故不用黄芩、黄连;阳虚不甚,故不用干姜;因本方同属和解之剂,故在煎服时,要去滓重煎,以使药性充分和合。

使用本方时,代赭石一药的用量须特别注意,原方中代赭石用量与生姜、甘草、人参、旋覆花的比例是1:5:3:2:3。本证病本中虚,因虚生痰,痰生气阻。代赭石重镇降逆,但用量宜小不宜大。因其质重性坠,若用量过大,必伤其已伤之气,嗳气、痞塞不但不除,反会加重。

【临证运用】

1. 后世医家对本方的应用

(1)周扬俊《伤寒三注》载:用本方治反胃噎食,气逆不降,靡不神效。

(2)朱肱《活人书》载:用治有旋覆代赭石证,其人或咳逆气虚者,先服四逆汤;胃寒者,先服理气丸,次服旋覆代赭汤,为良。

(3)《医学纲目》载:用治呕吐之证,大便秘结者。

(4)《伤寒附翼》载:用旋覆、半夏作汤,调代赭末,治顽痰结于胸膈,或涎沫上涌者最佳,夹虚者加人参甚效。

2. 现代应用 临床用于脾胃虚弱,痰湿内阻,肝胃气逆,心下痞硬,按之不痛,嗳气频作,或呕吐或呃逆不止,或噎膈,舌苔白滑,脉弦者。或兼胃脘疼痛,眩晕等为辨证要点。

(1)消化系统疾病:本方镇肝降逆、化痰和胃,现代报道较多,常用于治疗胃虚气逆,肝胃不和,痰饮内阻之嗳气、呕逆、噎膈反胃、心下痞硬等证,如急慢性胃炎、胃及十二指肠溃疡、幽门梗阻、胃肠神经症、食管炎、食管梗阻、贲门痉挛、食管癌、胃癌、肝炎、便秘、食管贲门失弛缓症、十二指肠壅积症、胃扭转、胃痒症等,凡见上述证候者,均可用本方加减治疗获效。王氏报道,用本方治疗浅表性胃炎40例,肝胃不和者,加柴胡;脾胃虚者,加白术;胃内蕴热者,加黄连;每日1剂,水煎服,30 d为1个疗程。治疗1个疗程后,胃镜检查,治愈15例,好转21例,无效4例,总有效率为90%。又有报道,用旋覆代赭汤合小柴胡汤加郁金、竹茹、瓦楞壳,治疗胆汁反流性胃炎100例,肝胃不和,加白芍、枳壳、香附;气滞血瘀,加蒲黄、绛香、五灵脂、延胡索、乳香、没药、三七;脾胃虚寒,加白术、公丁香、小茴香、吴茱萸。每日1剂,水煎服。结果痊愈56例,好转29例,无效15例,总有效率为85%,其中以肝胃不和型和气滞血瘀型疗效最佳。

(2)神经系统疾病:本方的和胃降逆消痰作用,常用治神经系统疾患,较多报道的是眩晕、呕吐、梅尼埃病、神经症、癔症。此外,还有失眠、头痛、脑膜炎后遗症等,属胃虚气逆痰阻者。如栾氏报道,因痰湿中阻,痰浊上扰所致的眩晕、痰浊扰及心神之失眠、痰浊上扰心神之头痛(血管神经性头痛),用本方化裁,和胃降逆,化痰降浊,均取得良好效果。亦有报道用本方治疗神经性呕吐、癔症、中风呃逆等,疗效满意。

(3)呼吸系统疾病:本方健脾和胃、降气消痰,常用于治疗痰饮咳喘,肺胃气逆之证,如急慢性支气管炎、哮喘、肺气肿、肺源性心脏病、咯血等,加减适当,均可取得满意疗效。戴氏报道,慢性支气管炎、哮喘,证见肺胃气逆,咳喘痰多、心下满闷、呕吐痰涎者,用本方降逆下气,和胃消痰,随证加减,若属痰热者,可用本方与小陷胸汤合方;寒痰者,可入麻黄、款冬花、百部,均获良效。李氏报道,用旋覆代赭汤升清降浊,涤痰散结,治愈一例罕见支气管结石。

(4)循环系统疾病:据报道本方还可用于脾胃失和、痰气阻遏的某些循环系统疾病的治疗。如陈氏用平肝潜阳、化痰下气法,以本方合半夏白术天麻汤化裁,治疗肝风夹痰之高血压危象一例,取得良好效果。田氏报道,由中焦不足,气机郁结,痰饮内聚,脾胃失和,心失所养,导致的室性阵发性心动过速,用本方加活血化瘀、理气化痰之品,调治30余日而愈。赵氏报道,脾胃气虚,湿郁生痰,胃失降浊,痰湿阻遏心阳,心阳不振而导致之心绞痛,有冠心病所致者,有心肌梗死所致者,用本方加减化湿降浊,使邪去正安,心痛可愈,疗效满意。

(5)妇科疾病:本方调理脾胃、降气消痰,临床报道较多用于妊娠恶阻的治疗,效果甚佳。如王氏、刘氏均报道用本方加味,治疗妊娠恶阻,获得良效。刘氏认为:"方书虽记载赭石、半夏为妊娠禁忌药物,但据张赞臣《本草概要》记载,半夏与参术并行,但有开胃之功而不损胎元,代赭石具有安胎健脾,镇逆止呕之效。笔者亦认为半夏,赭石为降逆止呕圣药,屡用于治疗妊娠呕吐,无纤毫不爽者。"此外,亦有报道用本方加味治疗不全流产、产后恶露淋漓不尽均获良效。

(6)外科疾病:有些外科疾病,手术或非手术治疗后,出现胃虚气弱,嗳气不止,或腹胀呕吐,心下痞硬,神疲纳差的证候,用旋覆代赭石汤补虚和胃,斡旋中州,降逆化痰,和胃消痞,可取得满意的疗效。如刘氏报道,用本方加味治疗食管癌手术后并发症(术后吻合口狭窄、反流性食管炎、胃肠功能紊乱)46例,症见呕吐、胸痛、嗳气、呃逆、纳差、腹胀、便溏等,服药1~3个月,显效29例,占63%,好转13例,占28.3%,无效4例,占8.7%,总有效率为91.3%。又有刘氏报道用本方加柴胡、郁金、云苓、陈皮、竹茹治一77岁高龄老妪行直肠癌切除腹壁造瘘术,6年后并发的粘连性不全肠梗阻,取得佳效。此外,亦有报道用本方加味治疗脑外伤后遗症之眩晕呕吐,证属胃虚气逆者,胆石症术后重证呕吐等,均获良效。

(7)其他:现代报道,凡属胃虚气弱、嗳气不除、肝胃不和的多种疾病,均可用本方加减取效。如眼科之视歧(复视、视物倒转);关格;长期低热;肝失疏泄,肝胃气逆之奔豚证;肝火上升而致的吐血、衄血、咯血,用之均取得满意疗效。

【临证心悟】

旋覆代赭汤具有和胃化痰、镇肝降逆之功,《伤寒论》主治胃虚痰阻,肝胃不和,心下痞硬,嗳气不除之证,本条虽言本方主治伤寒发汗后嗳气不除,但历来医家用于治痰饮、止呕逆、调肝胃,应用甚广,更多地应用于杂病的治疗,以消化系统病症应用最常见,凡属脾胃虚弱,痰气上逆之嗳气、呕逆、心下痞硬等证,不论病属何科,均可加减应用。

本方代赭石为重镇降逆之要药,原方用量较轻,而临证可酌情重用,有用至30 g而收佳效者。兼热者可加入黄连、黄芩、竹茹;兼寒者,可加干姜、丁香、柿蒂;气虚者,可加入黄芪、黄精;阴虚者,可加沙参、麦冬、石斛,去半夏、人参;血虚者,可加黄芪、当归、生芍;脾虚甚者,加白术、茯苓;痰多者,加陈皮、茯苓;纳差者可加山楂、麦芽之属;肝胃不和,可入白芍、枳实、制香附,因证而施,灵活加减,可获满意疗效,对某些难治重证亦可建奇功。

厚朴生姜半夏甘草人参汤方

【原文】

发汗后,腹胀满者,厚朴生姜半夏甘草人参汤主之。(66)

【方药】

厚朴半斤,炙,去皮　生姜半斤,切　半夏半斤,洗　甘草二两,炙　人参一两

上五味,以水一斗,煮取三升,去滓,温服一升,日三服。

【功用】

温运健脾,消滞除满。

【方解】

方中厚朴下气燥湿,消胀除满;半夏、生姜燥湿化痰,和胃降逆;人参、甘草益气补中,健脾助运。在用量上,厚朴、生姜宜大,人参、甘草宜轻,以使全方共成七消三补之剂,以防大剂甘补,壅滞助满之变,此方对实多虚少之证尤为相宜。

【临证运用】

1．后世医家对本方的应用

(1)《备急千金要方》载:厚朴汤,治发汗后腹满,即本方。

(2)《张氏医通》载:用本方治胃虚呕逆,痞满不适。

(3)《伤寒论尚论篇》载:移此治泄后腹胀果验。

2．现代应用

(1)慢性胃炎、慢性肠炎、慢性胰腺炎、溃疡、慢性肝炎、早期肝硬化、胃下垂、胃扩张、腹膜炎等消化功能紊乱所致腹胀,甚则腹痛,呕吐,或伴有嗳气及吞酸者。

(2)急性胃肠炎、食物中毒引起吐泻之后,胸腹部手术后,见腹胀、嗳气者。

白虎汤类方

白虎汤方

【原文】

伤寒脉浮滑,此以表有热,里有寒,白虎汤主之。(176)

三阳合病,腹满身重,难以转侧,口不仁面垢,谵语遗尿。发汗则谵语。下之则额上生汗,手足逆冷。若自汗出者,白虎汤主之。(219)

伤寒脉滑而厥者,里有热,白虎汤主之。(350)

【方药】

知母_{六两}　石膏_{一斤,碎}　甘草_{二两,炙}　粳米_{六合}

上四味,以水一斗,煮米熟汤成,去滓,温服一升,日三服。

【功用】

辛寒清热。

【方解】

白虎汤是《伤寒论》中辛寒清气分大热的代表方。石膏甘寒滋润,而味辛,既可解肌热,透邪外出,又可生津止渴,以制阳明之热,而重在清泻肺胃,除烦热,可谓一举三得,为君药。知母性苦寒,但质润,清肺胃之实热,养阴,助石膏以清热,为辅药。二味配合则清热除烦之力更强。甘草甘温、粳米甘平,二药和胃护阴,缓石膏、知母的苦寒重降之性,以防寒凉伤中之弊,并使药气流连于胃,使诸药充分发挥作用,共为佐使。本方药虽四味,但清热生津之功却甚显著,气热得清,则大热、大汗、大渴、脉洪大等诸症自解,实为气分大热之良方。

白虎汤的煎服法,以煮至米熟汤成即可。从目前临床应用来看,石膏当打成细末,并宜先煎,治疗此类疾患,宜生用,并宜大剂量频服,则效果更好。

【临证运用】

1.后世医家对本方的应用

(1)《类证活人书》载:本方加苍术名白虎加苍术汤,治湿温多汗,身重足冷。

(2)《温疫论》载:本方加生姜同煎,治"温疫脉长洪而数,大渴复大汗,通身发热"。

(3)《温病条辨》载:本方称为"辛凉重剂",治疗"太阴温病,脉浮洪,舌黄,渴甚,大汗,面赤,恶热者"。并提出了"脉浮弦而细者,不可与也;脉沉者,不可与也;不渴者,不可与也;汗不出者,不可与也"的四大禁忌证。

(4)《医学入门》载:本方治一切时气、瘟疫、杂病、胃热、咳嗽、发斑及小儿疱疮、瘾疹、伏热等症。

(5)《医学衷中参西录》载:本方治"阳明之实热,一半在经,一半在腑"者。

2.现代应用 白虎汤证属阳明病热证。病机为无形燥热亢盛于里,充斥内外,气阴被伤。凡见此病机者,不论内科杂病,或急性热病,如流行性感冒、流行性乙型脑炎、肺炎、麻疹、中暑、痢疾、夏季热、糖尿病、钩端螺旋体病、流行性出血热、皮肤瘙痒、天行赤眼等,均属其适应证范围。

(1)呼吸系统疾病:广泛用于治疗普通感冒、流行性感冒、病毒性感染、大叶性肺炎等急性感染性病证。辨证要点以气分热盛为主,其机制与本方有抗炎、退热、解毒作用有关。若兼有表邪常表里同治,并可酌加清热解毒之品。范氏等制成"知石清解注射液"(知母、石膏、连翘、大青叶、大黄、牡丹皮等),治疗风温肺热(包括急性肺炎、支气管周围炎、急性支气管炎等)20例,治愈13例,总有效率为100%。提示该方有抑菌、抗炎、调节免疫功能的作用。范氏将本方加味治疗感冒发热689例,认为发热较高者早配白虎汤,未见寒凉冰遏,引邪深入之危害。却有阻止传变,防患于未然之优点。如果必定要在出现"四大症"时才使用,则不仅疗程拖长,且热盛伤津,反而被动。杨氏总结近来采用中药治疗急性发热的临床报道,认为单味药应用频率,白虎汤中的生石膏为第1位,知母为第7位。

（2）神经系统疾病:脑血管意外病人常伴有腑实证,对于此类病症张锡纯多先投大剂白虎汤加人参汤,倘经数剂治疗后,仍燥屎未下,则断服大黄或芒硝少许,并认为此法的功效妙于承气汤类。刘氏等用大剂白虎汤加味（常加大黄等）治脑出血伴腑实证23例,获得显效18例,有效3例的疗效。昏迷时间缩短为5.6 d,在控制高热,降低血压,防止再次脑出血,制止应激性溃疡出血,防治继发感染等方面似有显著效果。

（3）传染病

1）流行性乙型脑炎:20世纪50年代石家庄地区用本方加减治疗本病初起,症情较轻,辨证属"暑病"者,从而提供了经验。近年来在辨证的前提下继续用于本病的治疗。如张氏等认为本病出现气分证,可用白虎汤加味（生石膏、知母、甘草、粳米、大青叶、板蓝根）治疗;王氏等报道用清气凉营法治疗本病,其中清气用生石膏、知母疗效满意;俞氏认为若本病由卫入气,表现为阳明里热炽盛,宜辛凉清气,可用白虎汤加味。

2）流行性出血热:本病发热期常出现高热、口渴、烦躁、谵妄、颜面潮红、皮肤黏膜充血、出血等阳明热盛的表现,白虎汤为首选方剂。李氏用白虎汤加味治本病47例,其中发病1～2 d就诊的16例病人,全部越过低血压休克期和少尿期而进入多尿期,占100%。3～5 d服本方者,30例中有18例未经低血压少尿期而进入多尿期,占60%,提示用本方及早治疗的重要性。李氏报道,本病初热期用白虎汤加味疗效明显,认为早期用药,要量大又专,如抓住初热期,迅速对症用药,则越期率会大大提高。

3）钩端螺旋体病:本病初起常表现为高热、畏寒、头痛、全身酸痛无力、腓肠肌疼痛、结膜充血等,可用白虎汤治疗。如陈氏认为本病属暑温、湿温范畴,治疗宜谨守病机,贵在权变。采用辨证分型的方法,对于热重于湿型用白虎汤加味治疗。

（4）内科其他疾病:对于风湿性关节炎,用白虎汤治疗较有效,临证以风湿热痹,表现为关节红、肿、热、痛,或呈游走性疼痛,口渴,苔黄,舌红,脉数等为辨证要点。若表现为头重身困、胸闷、苔白腻等湿重者,可于白虎汤中加苍术等;若表现为关节疼痛为主者,常以白虎加桂枝汤加减,并酌加清热解毒、祛风通络之品。邹氏用白虎汤加桂枝、忍冬藤、威灵仙、赤芍、黄柏、蚕砂等治疗急性风湿热,亦取得满意疗效。

1）糖尿病:白虎汤治疗糖尿病,以临证表现为多饮、多食、多尿、消瘦,即"三多一少"者效果明显。本证内热炽盛,灼耗水谷,伤津耗气,用白虎汤有效。石膏辛甘大寒,善消阳明之热,其质润可滋胃燥。知母苦寒质润,助石膏清气泄热,又能养阴生津。刘氏等认为糖尿病为阴虚火盛,有热在肺、胃、肾之分,可重用石膏清胃热,用知母清肾火。

2)高热危症:韩氏等报道用本方重用石膏治疗肝脓肿术后高热、一氧化碳中毒高热、产后高热、病毒性肺炎合并尿路感染高热等,认为本证临床表现错综复杂,力求审证求因,只要具备适应证,不论内伤、外感、内外、妇诸科均可投之。许氏认为对于不明原因的高热,只要无腑实证,用白虎汤加味能收到药到热退之功。高热甚可加大石膏用量,佐以粳米,则无伤胃之虞。刘氏报道用本方加减治疗肺癌、肝癌、白血病、鼻咽癌、乳腺癌术后感染的高热,认为用本方退热,可不限于阳明证,能够减轻症状和病人的痛苦,并可为进行其他治疗创造条件。

此外白虎汤还被广泛用于内科其他病证,如风湿性心脏病、变应性亚急性败血症、高血压、中暑等,取得较好疗效。

(5)小儿科疾病:白虎汤也常用于小儿疾病,主要治疗上呼吸道感染、高热、夏季热、麻疹、大叶性肺炎等病证。麻疹发疹初期,常以白虎汤加蝉蜕、浮萍、芫荽等,疹已出齐则用白虎汤加黄芩、黄连、金银花、竹叶之类,后期则加鲜生地黄、沙参、石斛、花粉等。上官氏用白虎汤加味治疗麻疹壮热,取得满意疗效。苏氏用白虎汤加味治疗小儿高热取效。

(6)皮肤科疾病:皮肤发斑、发疹,只要是属于实热性质的,如肺胃之热、热毒之邪郁于气分,外侵肌肤等,均可用白虎汤治疗。徐氏报道用白虎汤酌加金银花、连翘、熟大黄、牡丹皮等清热解毒、凉血散瘀之品,治疗急性皮炎、痤疮、药疹、毒性红斑、皮肤瘙痒、夏季皮炎、日晒伤等皮肤病收到较好疗效。

(7)眼科疾病:白虎汤广泛用于胀大头、天行赤眼、陷翳、银星玉粒、涌波翳等多种外障眼病。临床以眼睛局部红肿较甚,刺激症状明显,伴面色红润、口干鼻燥、烦渴,舌红少津,或舌苔黄燥,脉数等热象为辨证要点。刘氏报道以白虎汤加味,清肺胃之热为主,佐以吲哚美辛、阿托品滴眼液等西药,治疗急性虹膜睫状体炎 69 例 77 只眼。治愈 66 例 74 只眼,好转 3 例 3 只眼,有效率为 100%,治愈率为 95.70%。

(8)其他:白虎汤还用于治疗风湿热、产后发热、偏头痛、精神病、自汗等多种病症。只要符合本方的病机或辨证要点,即可应用。

【临证心悟】

白虎汤是阳明经证的主方,具有辛寒清气之功效,其主症为壮热、汗出、心烦、口渴、脉滑数等阳明热盛之证。发热不恶寒、汗出热不退是其辨证要点。后世归纳为身大热、大汗出、大烦渴、脉洪大等"四大症",对临床有指导意义。白虎汤在《伤寒论》中分布于太阳、阳明、厥阴病篇中,除了治疗阳明经证外,还治疗太阳病表有寒里有热及热厥等证。其病机均为阳明热盛,故都用白虎汤。《金匮要略》用本方加人参治疗太阳中暍证,加桂枝治疗温疟。后世医家对本方颇有研究,把它作为主治气分热盛证的代表方。《温病条辨》称本方为辛凉重剂,用以治疗太阴温病,并提出了白虎"四禁"。现代临床不但将白虎汤用于治疗外感热病,而且广泛用于治疗内伤杂病。事实上本方既能清肺胃肾之热,又能滋润救阴,内伤杂病只要符合"里热炽盛"这一病机即可应用。

临床应用白虎汤当注意剂量、煎服法及加减变化。凡治外感病石膏当生用,要打碎先煎,并宜大剂量应用。用于清热常与知母同用,其清热之力则既迅速又持久。方中粳米也不能少,除能养胃气外,还有助于石膏作用的发挥。方后有"煮米熟,汤成"的记载,但石膏一定要先煎透。以本方为基础的加减方有白虎加人参汤、白虎加桂枝汤、白虎加苍术汤等,临证可选择应用。

白虎加人参汤方

【原文】

服桂枝汤,大汗出后,大烦渴不解,脉洪大者,白虎加人参汤主之。(26)

伤寒若吐若下后,七八日不解,热结在里,表里俱热,时时恶风,大渴,舌上干燥而烦,欲饮水数升者,白虎加人参汤主之。(168)

伤寒无大热,口燥渴,心烦,背微恶寒者,白虎加人参汤主之。(169)

伤寒脉浮,发热无汗,其表不解,不可与白虎汤。渴欲饮水,无表证者,白虎加人参汤主之。(170)

若渴欲饮水,口干舌燥者,白虎加人参汤主之。(222)

【方药】

知母_{六两}　石膏_{一斤,碎,绵裹}　甘草_{二两,炙}　人参_{三两}　粳米_{六合}

上五味,以水一斗,煮米熟汤成,去滓,温服一升,日三服。

【功用】

辛寒清热,益气生津。

【方解】

白虎加人参汤是清热与益气生津并用的方剂。盖壮火可以食气,热盛可以伤津。故以白虎汤辛寒清热,加人参益气生津,为热盛津气两伤之良方。白虎加人参汤证之所以需要加参,其辨证关键是在白虎汤证的基础上出现汗出过多、大烦渴、微恶风寒与脉洪大无力。其机制为热邪炽盛,不仅伤津,而且耗气。

本条方后有"此方立夏后立秋前,乃可服。立秋后不可服……"六十二字,疑是后人所掺。《金镜内台方义》对此曾加以评论说:"古人一方对一证,若严冬之时,果有白虎汤证,安得不用石膏;盛夏之时,果有真武汤证,安得不用附子;若老人可下,岂得不用硝黄;壮人可温,岂得不用姜附。此乃合用者必需之,若是不合用者,强而用之,不问四时,皆能为害也。"此说非常中肯,可资参考。

【临证运用】

1. 后世医家对本方的应用

(1)《续名医类案》载:治疗暑证证见头痛,发热,或时烦躁,汗大出,大渴引饮,喘气。

(2)《活人辨疑》载:化斑汤(即白虎加人参汤)治赤斑,口燥烦渴,中喝。

(3)《古今医案》载:白虎加人参汤治疗老人昏热谵语,喘乏遗尿之三阳合病证。

(4)《保赤全书》载:人参白虎汤治暑盛烦渴,痘出不快,又解麻痘、斑疹等热毒。

2. 现代应用 白虎加人参汤是辛寒清热、益气生津良方,现代临床常用于治疗下列多种病症。

(1)呼吸系统疾病:如大叶性肺炎、小儿支气管肺炎、麻疹合并肺炎等。刘鹤鸣根据吴鞠通《温病条辨》"太阴温病,脉浮大而芤,汗大出微喘,甚至鼻孔煽者,白虎加人参汤主之"。若脉散大者,急用之,倍人参,用清邪扶正之法治疗肺气将绝,以白虎加人参汤治疗小儿肺炎合并心力衰竭,效果良好,可以减少对毛地黄药物的依赖。并认为该方不但能强心,而且能消炎,对中医治疗急证显示了良好的前景。在临床应用时,如口服有困难,可鼻饲或保留灌肠。

(2)疫证:如流行性乙型脑炎(简称乙脑)、流行性脑脊髓膜炎、流行性出血热、流行性感冒等急性热病属阳明气分热盛、气阴两伤者。焦氏曾以本方加减治愈乙脑9例,另外3例先投白虎汤症状有改善,但未能痊愈。后以本方治疗而收全功。并指出使用白虎汤治疗后有的病人症状虽减,而体温却未能降至正常,甚至有的病人体温反而上升,有的症状亦不好转,此时改用白虎加人参汤,体温即可很快下降,诸症随之消失。

(3)热证:临床常用于暑热、小儿夏季热及其他热病。汪氏以本方退

周雪林经方心悟

35 d 高热。孙氏等用本方合生化汤加减治疗产后高热。熊氏以本方加味治疗感冒高热不退。郭氏等以本方加鲜荷叶适量治疗中暑,其中生石膏用至 1000 g。

(4)糖尿病:属中医消渴范畴,该病多因饮食不节、情志失调等引起,临床症状以三多(多饮、多尿、多食)为特征,其病理变化主要是阴虚燥热,而以阴虚为本,燥热为标,互为因果。总的治疗原则是泻热降火、生津滋阴。陈氏治疗糖尿病 180 例,其中用本方治疗肺燥型 11 例。李氏等用中西医结合治疗糖尿病 51 例,对肺胃热盛,表现为烦渴多饮、口舌干燥、消谷善饥、形体消瘦、大便或干、舌质红、苔薄黄、脉滑数者,以本方加味清热养阴。刘氏用本方治疗老年糖尿病 92 例,总有效率达 79%。吴氏等以加味白虎人参汤治疗胃热型糖尿病 128 例,有效率达 86.72%,且对口渴冷饮、唇干咽燥、消谷善饥、胃灼热等胃热症状有明显的改善作用。

(5)其他:干氏用本方治疗慢性咽炎、干燥津枯、充血红艳和鼻衄出血过多者。张氏以本方救治甲状腺危象 2 例,并认为甲状腺危象临床所出现的身大热、汗大出、口大渴、脉虚大无力,符合《伤寒论》中所述白虎加人参汤证。范氏用本方治疗尿崩症,因肾阴不足,肾气失固,肺燥气导失敷布,水液不得散于周身,直趋膀胱而致多尿,以白虎加人参汤加味,滋肾育阴,清热泻火,生津止渴而获效。李氏用白虎加人参汤化裁,益气生津,清热养阴并举,治"小儿疳渴证"。陈氏以本方治疗严重饥饿症 14 例,均为女性,病程为 3 个月~6 年。临床表现为饥饿能食,伴心慌、气急、燥热、周身大汗,食后症状消失,片刻后症状再发,需反复进食,致体重迅速增加,大便频数,气虚无力。西医检查无异常。均予知母、粳米各 12 g,石膏 30 g,甘草、红参各 10 g。水煎分 2 次服。服本方 6~30 剂后全部治愈,平均服药 11.14 剂。病人用药后食量减少,体重下降,气虚症状缓解,均于 1 个月内恢复正常生活和劳动。张开荣用白虎加人参汤合生脉散加减治疗癃闭 1 例,病人系糖尿病、冠心病、糖尿病肾病、胃肠功能紊乱,因受凉发热,相继出现二次心力衰竭后,不能自主排尿。辨证阳明热盛,气津两伤,水道失调。药后阳明热清,气津得复,水道得通而癃闭自愈。

【临证心悟】

白虎加人参汤以白虎汤清泄弥漫之邪热,加人参益气生津,为清补合用之剂。对阳明热证且有气阴两伤者,均能取得满意疗效。后世医家对其运用有了许多发展,广泛应用于临床各科,以壮热、烦渴、大汗、舌红少津、脉洪大而扰为主要运用指征,甚则出现少气懒言、精神疲惫等症。近年来,尤多用于糖尿病属肺胃热盛、口渴喜饮之证。

竹叶石膏汤方

【原文】

伤寒解后,虚羸少气,气逆欲吐,竹叶石膏汤主之。(397)

【方药】

竹叶二把　石膏一斤　半夏半升,洗　麦门冬一升,去心　人参二两　甘草二两,炙
粳米半升

上七味,以水一斗,煮取六升,去滓,内粳米,煮米熟,汤成去米,温服一升,日三服。

【功用】

清热和胃,益气生津。

【方解】

本方是白虎加人参汤去知母,加竹叶、麦冬、半夏而成。由于白虎加人参汤具有清热益气生津的功效,故以此方作基础方,加淡竹叶清热除烦;以其病后余热,热势不盛,故去知母,使石膏与竹叶相配,以清肺胃之热邪。人参、炙甘草益气生津;半夏和胃降逆止呕,且能开胃行津液;麦冬、粳米滋阴养胃。诸药合用,共收滋阴清热、益气和胃之效。尤妙者,麦冬与半夏为伍,既无滋腻之嫌,又无辛燥之弊,对后世遣方用药颇有启迪。

本方与白虎加人参汤相比较,两方似同而实异,应当注意鉴别。本方为清补之剂,适用于病后虚多实少,而用于治疗"伤寒解后"胃虚津伤、余热未清、胃气不和之证。白虎加人参汤则为清热润燥、益气生津之重剂,为实多虚少而设,故适用于伤寒化热入里、阳明热炽津伤证。

【临证运用】

1. 后世医家对本方的应用

(1)《外台秘要》载:文仲疗天行表里虚烦,不可攻者,竹叶汤,即本方。方后云:此仲景方。

(2)《和剂局方》载:竹叶石膏汤治伤寒时气表里俱虚,遍身发热,心胸烦闷,或得汗已解,内无津液,虚羸少气,胸中烦满,气逆欲吐,及诸虚烦热,并宜服之。诸虚烦热与伤寒相似,但不恶寒,身不疼痛,头亦不痛,脉不紧数,即不可汗下,宜服此药。

（3）《伤寒总病论》载：竹叶汤（即本方）治虚烦病，兼治中暍，渴，吐逆而脉滑数者。

（4）《直指方》载：竹叶石膏汤治伏暑内外热炽，烦躁大渴。

（5）《伤寒选录》载：竹叶汤，阳明汗多而渴，衄而渴欲水，水入即瘥，复渴，即本方，汤成去滓，入生姜汁三匙，再煎一沸服，神效。

（6）《张氏医通》载：上半日嗽多，属胃中有火，竹叶石膏汤降泄之。又云：唇青与爪甲俱青而烦渴引饮者，为热伏厥阴，竹叶石膏汤。若唇青厥冷而畏寒，振振欲擗地者，为寒犯少阴，真武汤。

（7）《伤寒绪论》载：太阳证，下之头痛未除，唇寒面青，指头微厥，复发热者，为表邪内陷阴分中，头痛发热，不可用表药，宜竹叶石膏汤；瘥后虚烦不得眠，宜竹叶石膏汤。

（8）《类聚方广义》载：竹叶石膏汤给伤寒余热不奶，烦闷咳喘，渴而心下痞硬，或呕或哕者，麻疹痘疮亦同。

（9）《治瘟编》载：一妇人，发热微恶寒，心下苦闷，下利呕逆，舌上白胎，脐上动悸高，脉弦紧，与大柴胡汤，下利稍止，呕逆益剧，胸腹热炽，烦渴欲饮水，四肢微冷，脉沉紧，与竹叶石膏汤，服七剂愈。

（10）《橘窗书影》载：中川左右卫门弟，年二十有余，患暑疫数十日不解，虚羸，脉细数，舌上无苔而干燥，好冷水，绝谷数日，烦闷极，余与竹叶石膏汤服之二三日，烦渴解，食少进，后脉数不解，气血枯燥，大便难，与参胡芍药汤（人参、柴胡、芍药、枳实、黄芩、知母、地黄、麦冬、生姜）徐徐恢复，遂免危焉。

2. 现代应用

（1）癌症发热及术后、放疗、化疗后：陈氏等报道使用竹叶石膏汤治疗癌性发热病人 52 例，均经临床和病理检查确诊为恶性肿瘤，并排除感染及非肿瘤的其他疾病发热，且不受抗生素、抗病毒药物治疗的影响；病人发热时间有规律，一般在 38～39 ℃，不伴恶寒与寒战。观察时将上述病例随机分成竹叶石膏汤组和吲哚美辛组。竹叶石膏汤处方为：竹叶 12 g，生石膏 30 g，半夏 9 g，太子参 30 g（代人参），麦冬 15 g，怀山药 15 g（代粳米），甘草 6 g，每日 1 剂，分 2 次服。吲哚美辛组使用吲哚美辛 25 mg，每日 3 次口服。两组均以连续治疗 7 d 为 1 个疗程，再停药 7 d 观察疗效。结果竹叶石膏汤组与吲哚美辛组显效（用药 7 d 内体温恢复正常，停药后 7 d 内无复发热现象）分别为 9、7 例；有效（体温降低，但未能恢复到正常范围，停药后能稳定）为 13、6 例；无效（体温未能控制，或用药时降低，停药后又升到用药前水平）为 5、12 例。总有效率分别为 81.5%、52.0%，竹叶石膏汤组降温效果明显优于吲哚美辛组（$P<0.05$）。同时观察了降温时间治疗 7 d 内体温下降的百分率，两组之间无明显差异（$P>0.05$）；并且竹叶石膏汤组体温回升率低于吲哚美辛组，有显著性差异($P<0.01$)。洪氏报道使用本方加减治疗癌症术后虚烦内热证2例,其中1例为胃癌术后,拟方为:淡竹叶10 g,生石膏30 g,北沙参15 g,麦冬12 g,石斛12 g,法半夏6 g,怀山药10 g,生甘草10 g,地骨皮10 g,天花粉10 g。服4剂脘腹灼热减半,痞满泛恶亦减,再服10剂阴虚内热诸症消除;另1例肺癌术后病人,以本方加减:竹叶10 g,生石膏20 g,南、北沙参各10 g,黄芩10克,桑白皮10 g,天花粉10 g,天门冬10 g,银柴胡10 g,地骨皮10 g,浙贝母10 g。服7剂症减,再服7剂燥热得除。陈氏治疗原发性肝癌发热辨证属气阴亏虚、邪热未清者1例,拟养阴益气、清除邪热之法治疗,方用竹叶石膏汤加减:竹叶12 g,生石膏(先煎)60 g,太子参、山药各30 g,半夏、银柴胡各9 g,麦冬15 g,甘草6 g,红枣10 g。3剂后症减,继服3剂热退,后以平补之剂善后。直至疗程结束,未再出现发热。金氏以本方治疗肝癌介入化疗后呕吐58例,其中男42例,女16例,年龄最小25岁,最大72岁。均经B超或CT、AEP定量等检测确诊为原发性肝癌。入院后均以选择性动脉插管化疗为主治疗,即经股动脉插管注入顺铂、5-氟尿嘧啶、丝裂霉素等。呕吐均在化疗后2 h内出现,并且次数频繁,吐势较急。以竹叶石膏汤为基本方加减治疗:竹叶、制半夏、麦冬各10 g,生石膏30 g,党参6 g,炙甘草3 g,粳米12 g。呕吐频繁如射者,加竹茹12 g,代赭石18 g,枇杷叶10 g;火热太甚者,去党参、甘草,加黄连3 g,知母10 g;舌苔少、脉细、津伤较重者,加芦根20 g,乌梅6 g。水煎取汁200 mL,徐服,不拘次数。每日1剂,3 d为1个疗程。结果:基本控制(恶心呕吐消失者)42例;显效(恶心呕吐消失,停药后复发,再用上方仍有效者)13例;无效(病未缓解)3例,总有效率为95%。徐氏以本方防治恶性骨肿瘤化疗后不良反应病人18例。全部病例均经X线摄片、手术和病理检查确诊。所用化疗药:甲氨蝶呤、环磷酰胺、长春新碱、顺铂、阿霉素等。化疗方案大致相同,均用2~3种药物联合大剂量冲击治疗,6次为1个疗程,每次间隔2~3周。化疗后热毒未尽,灼伤津气,多表现为气阴两伤,故用竹叶石膏汤化裁,剂量视病人具体情况而定。其中呕恶严重加入旋覆花、代赭石、竹茹;胃热亢盛、口舌生疮为主者,重用生石膏30~60 g,还可合知母、玄参、天花粉等同用,同时口腔内先擦锡类散等外用中成药;身发斑疹,瘙痒难忍者,可加鲜生地黄、赤白芍、牡丹皮;气虚多汗、心悸怔忡者,可加黄芪、当归、五味子、煅龙牡和灵磁石,或加服生脉饮;腹痛腹泻者,可合木香、枳壳、白芍等,或加服黄连素片。每日1剂,早晚分服,5剂为1个疗程,可续服至1~2个疗程。结果:显效(症状和体征完全消失,且在整个疗程的各次化疗中均有相同效果)5例;有效(症状和体征缓解,不影响正常生活及下一次化疗的按期进行)10例;无效(症状及体征无缓解)3例,总有效率为83.3%,大多数病例3~5剂见效。刘氏等用本方治疗因肺癌或胸

部肿瘤放疗后造成放射性肺炎病人 11 例,放疗后症见发热、干咳少痰、口干纳少、烦躁不寐,辨证属气阴两伤,临证曾用多方不效,后以竹叶石膏汤治疗,奏效甚捷。

(2)内科其他疾病:李氏报道使用本方加味治疗慢性支气管扩张咯血病人 2 例。1 例辨证属于阴虚肺热,用本方加栀子、知母,重用石膏、麦冬,经治疗痊愈,随访 3 年未复发;另 1 例辨证属阴虚肺热兼脾阳不振,用本方加山药、知母、天花粉,共治疗 3 周症状消除,随访 3 个月未发咯血。马氏用本方治疗慢性肾炎合并上呼吸道感染证属温热之邪伤及气阴,胃气虚弱,余热未尽者,拟方为:竹叶 15 g,生石膏 30 g,半夏 10 g,麦冬 15 g,太子参 15 g,甘草 5 g,粳米 10 g。服 4 剂热退,微觉头晕,余无不适,后以上方去石膏加黄芪、益母草服 12 剂,尿检正常。继以前方为蜜丸善后。廖氏以竹叶石膏汤加减治愈特发性血小板减少性紫癜 1 例,辨证属阴虚内热,热伤气阴。采用清热养阴、益气生津之竹叶石膏汤加减:竹叶、麦冬各 10 g,生石膏(先煎)、生地黄、粳米各 20 g,甘草 6 g,连翘、党参、丹参各 15 g,三七粉 3 g(冲)、仙鹤草 30 g。服 10 剂后,全身紫癜明显消退,守方再续服 10 剂,全身紫癜消退,血象恢复正常。安氏以本方加减治疗川崎病处于热恋阴伤期,在热毒炽盛期使用清瘟败毒饮加减,气阴两伤期用生脉饮加味治疗。各期中均选择性地加入活血化瘀之品如丹参、赤芍、川芎、红花等,部分病人还采用丹参注射液静脉滴注。结果体温恢复正常时间最短 1 d,最长 8 d,平均 5 d,随着体温的恢复,临床症状也随之先后消失。10 例患儿住院时间最短 16 d,最长 62 d,平均 37 d。赵氏应用中西医结合方法治疗伤寒 109 例,其中观察组 55 例,对照组 54 例。均符合伤寒诊断标准。对照组自住院之日起口服诺氟沙星胶囊,每次 0.3 g,每日 3 次,10~14 d 为 1 个疗程。根据病情以补液、调节水及电解质紊乱。观察组除用对照组治疗方法外,辨证分型治疗:温热郁结型 47 例,用三仁汤合藿朴夏苓汤加减;热久伤阴型 6 例,治以竹叶石膏汤合王氏连朴饮;热入营血型 2 例,用犀角地黄汤、清营汤加减治疗。每日 1 剂,分 2 次服用。10~14 d 为 1 个疗程。结果痊愈(1 个疗程结束发热已降至正常,临床症状消失,血培养转阴)观察组 54 例(98.18%),对照组 53 例(98.14%);无效(1 个疗程结束后发热未退,临床症状未消,血培养阳性)每组各 1 例。

(3)口腔科疾病:杨氏等用本方加减治疗牙痛 96 例,分 A、B 组,前者为发病 3 d 内就诊者,60 例,后者为发病 4~6 d 就诊者,36 例。均以本方加减:生石膏 40 g,竹叶 15 g,知母、山栀、升麻各 12 g,玄参 10 g,糯米 20 g。先将上药用水浸泡 30 min,放入糯米,煎至米熟为度,每剂煎 2 次,将药液混合,1 d 内服完,每次饭前温服。结果 A 组 3 d 均获愈(全身症状消失,局部红肿疼痛消退,咀嚼功能正常),B 组服药 4~6 d 获愈 30 例,好转(全身症状改善,局部肿胀减退)5 例,无效(局部症状不减,甚至加重)1 例。A 组病人痛止则停药,B 组病人痛止之后再服药 3 剂,以巩固疗效,随访 6 个月内未复发。廖氏以本方加减治疗辨证属气津两伤、虚火上炎的复发性口腔溃疡病人 1 例,共服药 9 剂,诸症痊愈,随访未复发。

(4)其他:赵氏以竹叶石膏汤加减治疗小儿夏季厌食 1 例,拟方为:淡竹叶 10 g,石膏 30 g,党参、麦冬各 20 g,半夏、甘草各 6 g,粳米 10 g。辨证属气津两伤,脾胃受损,治疗获愈。张氏报道了暑温气分、气营两燔、暑温营血病案各 1 例,起初分别用白虎汤加大青叶、连翘、钩藤、石决明,清营汤,羚角钩藤汤加减治疗。待热退后,邪退正虚,即使用本方调理以清余热,然后再用沙参麦冬汤调理而愈。欧阳氏等以本方加减治疗暑热伤气型外感热病病人20 例,结果临床治愈 15 例,好转 15 例。孙氏以本方治疗恶梦、多梦亦获痊愈。

【临证心悟】

竹叶石膏汤原治瘥后余热未清、津气两伤之虚羸少气,气逆欲吐,取其清虚热、益气阴、养胃止呕之功,现代多用于癌性发热、癌症放疗、化疗后呕吐、干咳;温(暑)病后期发热等证;津气两伤,虚火上炎之复发口腔溃疡、牙痛亦有用之者,其使用原理:一曰察证,盖癌之为病,多有虚羸、少气、乏力之象,再经放疗、化疗损伤,则吐逆、虚热、烦躁、干咳等,变证蜂起,诸证与原文之"虚羸少气、气逆欲吐"之描述相合。二曰审因,上述所治诸病,其类不同,变化多端,然皆不离其余热未清,津气两伤之病机,故可据病机相同而用。

五苓散类方

五苓散方

【原文】

太阳病,发汗后,大汗出,胃中干,烦躁不得眠,欲得饮水者,少少与饮之,令胃气和则愈。若脉浮,小便不利,微热消渴者,五苓散主之。(71)

发汗已,脉浮数,烦渴者,五苓散主之。(72)

伤寒汗出而渴者,五苓散主之;不渴者,茯苓甘草汤主之。(73)

中风发热,六七日不解而烦,有表里证,渴欲饮水,水入则吐者,名曰水逆,五苓散主之。(74)

病在阳,应以汗解之,反以冷水潠之,若灌之,其热被劫不得去,弥更益烦,肉上粟起,意欲饮水,反不渴者,服文蛤散;若不差者,与五苓散。寒实结胸,无热证者,与三物小陷胸汤。白散亦可服。(141)

本以下之,故心下痞,与泻心汤。痞不解,其人渴而口燥烦,小便不利者,五苓散主之。一方云,忍之一日乃愈。(156)

太阳病,寸缓关浮尺弱,其人发热汗出,复恶寒,不呕,但心下痞者,此以医下之也。如其不下者,病人不恶寒而渴者,此转属阳明也。小便数者,大便必硬,不更衣十日无所苦也。渴欲饮水,少少与之,但以法救之。渴者,宜五苓散。(244)

霍乱,头痛发热,身疼痛,热多欲饮水者,五苓散主之;寒多不用水者,理中丸主之。(386)

【方药】

猪苓_{十八铢,去皮}   泽泻_{一两六铢}   白术_{十八铢}   茯苓_{十八铢}   桂枝_{半两,去皮}

上五味,捣为散,以白饮和服方寸匕,日三服。多饮暖水,汗出愈。如法将息。

【功用】

通阳化气行水,外散风寒。

【方解】

本方旨在化气行水,兼以解表。方中猪苓、泽泻渗湿利水,茯苓、白术健脾利水,桂枝通阳化气,兼以解表。猪苓、泽泻、白术得桂枝之通导,则利水之效显著,桂枝得猪苓、泽泻、白术之渗利,则化气之功迅速。诸药共奏治疗膀胱气化不利,水饮内停之证,不论是否兼夹表证均可酌情用之。

【临证运用】

1. 后世医家对本方的应用

(1)《医说》载:春夏之交,人病如伤寒,其人自汗出,肢体重痛,转侧难,小便不利,此名风湿,非伤寒也。阴雨之后卑湿,或引饮过多,多有此证,但多服五苓散,小便通利,湿去则愈,切忌转泄发汗,小误必不可救。初虞世云,医者不识,作伤风治之,发汗死,下之死,巳未年,京师大疫,正为此,予自得其说,救人甚多。

(2)《伤寒百问经络图》载:用本方治瘴气温疟,不服水土,黄疸或泻。又治中酒恶心,或呕吐痰水、水入便吐、心下痞闷。又治黄疸,如黄橘子色,心中烦急,眼睛如金,小便赤涩,或大便自利。若治黄疸煎山茵陈汤下,日三服。

(3)《直指方》载:用本方治湿证,小便不利,经云:治湿之法,不利小便,非其治也。又治伤暑烦渴,引饮过多,小便赤涩,心下水气。又流行水饮,每二钱,沸汤调下。小便不利,加防己佐之。又治血尿,内加辰砂少许,用灯芯一握,新水煎服调下。又治便毒,疏利小便,以泄败精,用葱二茎,煎汤调下。

(4)《奇效良方》载:本方去桂枝,名四苓散,主治血淋。

(5)《名医指掌》载:本方治内伤饮食,有湿,小便赤少,大便溏泻。

(6)《温病条辨》载:足太阴寒湿,腹胀,小便不利,大便溏而不爽,若欲滞下者,四苓加厚朴秦皮汤(即本方去桂枝,加厚朴、秦皮)主之,五苓散亦主之。又,足太阴寒湿,四肢乍冷,自利,目黄,舌白滑,甚则灰,神倦不语,邪阻脾窍,舌謇语重,四苓加木瓜草果厚朴汤(即本方去桂枝,加木瓜、草果、厚朴、半夏)主之。又,霍乱兼转筋者,五苓散加防己、桂枝、薏仁(即本方加防己、薏仁,并加重桂枝剂量)主之。又,自利不爽,欲作滞下,腹中拘急,小便短者,四苓合芩芍汤(即本方去桂枝,加黄芩、白芍、陈皮、厚朴、木香)主之。又,湿温下利脱肛,五苓散加寒水石(即本方加寒水石)主之。

2. 现代应用 五苓散通阳化气,淡渗利水的作用显著,是治疗水湿内停之证的常用方剂。现代临床多用于治疗急性肾炎、肾病综合征、功能性尿潴留、急性膀胱炎、早期肾功能不全、绝经期水肿、产后癃闭、羊水过多症、肠炎、小儿秋季腹泻、慢性充血性心力衰竭、肝硬化腹水、关节腔积液、中耳炎、青光眼等病症。此类疾病多与现代医学水液代谢障碍、炎症、胃肠功能失调等有关。临床辨证只要有水湿内停,膀胱气化不利者,均可斟酌使用。

【临证心悟】

五苓散为通阳化气行水之方,古今临床应用恒多,《伤寒论》以此治疗太阳蓄水证、霍乱吐利以表证居多者。《金匮要略》以本方治疗瘦人脐下有悸,吐涎沫而癫眩者。《医说》以本方治疗风湿。《伤寒百问经络图》曰:治障气温疟。《直指方》曰:治湿证及伤暑烦渴、引饮过多、小便赤涩等,不胜枚举。即令温病学家,如吴鞠通之《温病条辨》,亦引本方治多种湿证或寒湿证候。现代临床运用,则更加广泛而深入,几乎涉及各系统病症。要之,本方使用范围虽广,而使用本方治之,原则不外以下数条:其一,本方有化气行水和解表之双重功效,故凡水气行而兼风寒在表者,恒可酌情用之,如风寒表证兼小便不利、发热恶寒、吐泻等。其二,本方虽曰化气行水,然观其方,多有健脾化湿之品,故中焦湿盛,升降反常甚或累及下焦诸病,亦可用之,此即前述中(脾胃)下(包括泌尿、生殖系统)二焦证候使用本方之来由。其三,下焦气化失司,水气内停,复因清阳不振,而有冲逆于上者,用本方通阳化气行水,实为得当之治法。此类用法,《金匮要略》已肇其端,如前述本方治"瘦从脐下有悸,吐涎沫而颠眩"者。后人循此加以探索,用本方治疗五官科疾病、眼科疾病、头痛眩晕之类,是行水以利清阳也。更有水气上逆,影响心肺功能者,故在心血管系统疾病、呼吸系统疾病中,仍可相机而投,每获良效。其四,《灵枢·本藏》篇曰:肾合三焦膀胱,三焦膀胱者,腠理毫毛其应,由此出发,并依据脏腑及其相应部位之相互影响,故有时化气利水,即所以通畅三焦之运行;或治在水腑(膀胱),而功在水脏(肾);或治在其内,而效在其外,此本方治疗某些肾病、三焦证候,乃至皮肤科疾病之渊薮。

猪苓汤方

【原文】

若脉浮发热,渴欲饮水,小便不利者,猪苓汤主之。(223)

阳明病,汗出多而渴者,不可与猪苓汤,以汗多胃中燥,猪苓汤复利其小便故也。(224)

少阴病,下利六七日,咳而呕渴,心烦不得眠者,猪苓汤主之。(319)

【方药】

猪苓去皮　茯苓　阿胶　滑石碎　泽泻各一两

上五味,以水四升,先煮四味,取二升,去滓,内胶烊消,温服七合,日三服。

【功用】

清热滋阴利水。

【方解】

猪苓汤中猪苓、茯苓、泽泻、滑石均有利水功能。其中猪苓、茯苓甘平,淡渗利水;泽泻、滑石碎性寒利水而兼有清热,且有导热下行作用;阿胶为血肉有情之品,味厚而甘,以滋补真阴润燥。因此本方以利水为主,兼能清热养阴。这种宣通气机不用温药,而以利水为主的方式,对于停水兼里热伤阴的证候尤宜,使利水而不伤津液,养阴而不滞腻,清热而无寒凝之弊。

【临证运用】

1.后世医家对本方的应用

(1)《方极》载:猪苓汤治小便不和,若淋沥,若渴欲饮水者。

（2）《类聚方广义》载：治淋病点滴不通，阴头肿痛，少腹膨胀作痛者，若茎中滴出脓血者，兼用硝石矾石散。又治一孕妇七八月以后有阴户欣热肿痛，不能卧起，小便淋沥者，以三棱针刺其肿处，放出血水，后用此方，则肿痛立消，小便快利。若一身悉肿，发前症者。

（3）《皇汉医学》载：①用本方治膀胱尿道疾患，尤其淋病，有奇效也。猪苓、茯苓、阿胶、滑石、泽泻各七钱。水煎服。剧痛者，本方加甘草七钱；宜下者加大黄三钱，排脓不止者加薏苡仁一两。②满身水肿，虽力按之放手即胀起如故。不碍呼吸，气息如常者，是猪苓汤证也。又一肿势如前，虽腰以下满肿，而肩臂胸背绝不肿，呼吸如常者，不必问渴之有无，亦与猪苓汤。

（4）《中医临床备要》载：治烦躁，烦多于躁，阴虚火动，烦而溺涩者。

（5）《方函口诀》载：此方为下焦蓄热，利尿之专剂。若邪在上焦，或有表热者，为五苓散证。凡利尿之品，皆主泌别津液，故二方俱能治下利，但其病位有异耳。此方专主下焦，故治淋病或尿血。其他水肿之属实者，及下部有水气而呼吸如常者，用之皆能奏效。

（6）《医方集解》载：猪苓汤通治湿热黄疸、口渴、溺赤。

2. 现代应用　现代医家认为猪苓汤证由阴虚而膀胱湿热所致，以身热小便不利、咳而呕渴者为特点。临床多用于急性膀胱炎、泌尿系统结石、水肿、阴亏泄泻、感冒发热等疾病。

（1）呼吸系统疾病：感冒发热，多日不愈，则外邪易化热入里，与水互结，导致湿热留困，并伤及阴液，用猪苓汤可获良效。张氏报道治疗一感冒发热恶寒病人，2周不愈，出现少腹里急，小便短赤，舌红苔薄黄，用猪苓汤加连翘、芦根2剂热退尿畅。李氏治疗一病人因受雨淋后发热头痛，多日不退，邪热伤阴并内传下焦，出现小便黄短，舌红苔黄，脉浮滑，用猪苓汤加牡丹皮、地骨皮1剂后汗出热退大半，再守方加麦冬、沙参3剂而愈。

（2）泌尿系统疾病：谷氏等统计分析了古今中外医案119例，说明猪苓汤主要用于内伤杂病病人的治疗，绝大多数为泌尿系统疾病，如肾炎、肾盂肾炎、膀胱炎、前列腺炎、尿道炎等。张氏报道用猪苓汤治疗尿频急、尿道涩痛伴发热、口渴，腰酸痛的急性尿路感染，辨证属阳明热邪，深入少阴，阴虚停水，服汤3剂而愈。又治肾结石症见小便频少、舌红、脉细数，服猪苓汤5剂而愈。何氏介绍用猪苓汤治疗肾盂肾炎多年，急性发作，尿频尿急，发热口渴，舌燥质红，脉细数，5剂后诸恙悉除，说明猪苓汤疏泄热邪水湿之气，并能滋养其真阴，故令热除渴止而愈。

（3）消化系统疾病：湿热内停肠胃致泄泻，病延不愈则伤阴，猪苓汤清热利湿养阴，于证相合，故疗效颇佳。李氏治一患儿泄泻如水，日十余次，7 d不愈，纳呆，精神差，舌光绛无苔，脉弦细数，用猪苓汤加味，3剂症除而愈。

张氏用猪苓汤加党参治疗小儿肠炎,泄泻日十余次,口渴引饮,尿少而黄,舌红,苔黄腻,脉沉细数,证属气阴两虚,水热偏渗后阴,服汤 2 剂尿量增多,粪转干,原方加扁豆、谷芽,续进 2 剂,病即霍然。

(4)传染病:王氏报道用猪苓汤加味治疗丝虫病乳糜血尿 10 例,其辨治要点是病程短,尿血鲜红者为热盛;伴有血丝或血块,排尿阻塞为夹瘀;病程长,日久不愈,尿血淡红为虚。治疗皆以猪苓汤为基础方,属热者佐以清热凉血止血;夹瘀者佐以活血化瘀止血;病久转虚者,佐以健脾肾,固摄统血。10 例病人服药后均获临床治愈,服药最少者 6 剂,最多者 21 剂,平均服药 8 剂。王氏认为治疗乳糜血尿,是取猪苓汤利水滋阴、清热止血之功,加入萆薢、黄柏、萹蓄、瞿麦等,以助二苓、泽泻之清热利尿;配以生地黄、仙鹤草、白茅根等,以助阿胶滋阴凉血止血,故猪苓汤加味治疗效果较好。张氏用猪苓汤加生地黄、小蓟、栀子炭治疗钩端螺旋体病后遗症尿血病人,症见尿血、茎中不适、少腹胀满、按之痛、舌红苔薄黄、脉细数,服药 5 剂,血止而愈。

【临证心悟】

《伤寒论》中猪苓汤主要用于外感热病经治疗后余热留扰,气化失司,水热互结,阴液受损的病症,后世医家宗仲景之法,大都用于小便不利或淋沥,口渴欲饮的证候。现代临床除用治外感病外,还用于内伤杂病,凡辨证属于水热互结,兼有阴伤者,可用猪苓汤治疗,其临床表现以小便不利、渴、呕、心烦、咳、不眠等为主,与《伤寒论》中猪苓汤证有表现一致,同时现代临床医家还用于伴有尿血、腰酸痛者,因对此种病症,猪苓汤确可起到清热利水、止血养阴的疗效。猪苓汤证的舌质多为舌红、舌绛,苔少或无,或薄黄,或黄腻。脉多细数,或兼弦、沉、滑等。

临床运用猪苓汤一般均守原方,猪苓汤虽药仅 5 味,然用药精当,配伍严密,本方通过利水而使热孤,对于湿热胶结病证,起到渗湿于热下的效果。方中阿胶填精补肾阴,能使肾脏恢复其主水制水功能,且有止血作用,为医家所看重。

茯苓甘草汤方

【原文】

伤寒汗出而渴者,五苓散主之;不渴者,茯苓甘草汤主之。(73)

伤寒厥而心下悸,宜先治水,当服茯苓甘草汤,却治其厥。不尔,水渍入胃,必作利也。(356)

【方药】

茯苓_{二两}　甘草_{一两,炙}　生姜_{三两,切}　桂枝_{二两,去皮}

上四味,以水四升,煮取二升,去滓,分温三服。

【功用】

温胃阳,散水饮。

【方解】

本方重用生姜(以 12 ~ 15 g 为宜)温胃散饮,茯苓配桂枝通阳行水,炙甘草和中健脾,合为温胃行水之剂。由于胃脘停水不易速去,故可连续多服几剂,或与健脾的方药交替服用,以提高和巩固疗效。

茯苓甘草汤、茯苓桂枝白术甘草汤、茯苓桂枝甘草大枣汤均用茯苓、桂枝温阳利水,炙甘草和中健脾。但苓桂术甘汤以白术为君,重在健脾利水,主治脾虚水停证;苓桂枣甘汤以茯苓为君,重在利水宁心,主治下焦水动证;本方以生姜为君,重在温胃散饮,主治水停悸厥证。药仅一味之差,而主治各异,可见仲师制方之妙,学者最宜深思。

【临证运用】

姜氏等认为,本方可通治冲气上逆,呕吐,心下悸,不渴饮,小便不利,指尖凉,或微有寒热者。(姜春华等《经方应用与研究》)

本方在临床上单独应用较少,多与茯苓桂枝白术甘草汤、茯苓桂枝甘草大枣汤等合用,治疗脾胃虚寒、水饮内停的胃脘痛、呕吐、眩晕、心悸等病症。

【临证心悟】

临床实践中研究发现茯苓甘草汤证的共同特征,即:①舌质皆淡;②舌苔白滑(或白腻);③脉沉弦。上述共同体征虽在《伤寒论》条文中未作详细描述,但临床中较常见,可在一定程度上对仲景学术思想理论作出有益的补充。

四逆汤类方

四逆汤方

【原文】

伤寒脉浮,自汗出,小便数,心烦,微恶寒,脚挛急,反与桂枝欲攻其表,此误也。得之便厥,咽中干,烦躁,吐逆者,作甘草干姜汤与之,以复其阳;若厥愈足温者,更作芍药甘草汤与之,其脚即伸;若胃气不和,谵语者,少与调胃承气汤;若重发汗,复加烧针者,四逆汤主之。(29)

病发热头痛,脉反沉,若不差,身体疼痛,当救其里。四逆汤方。(92)

脉浮而迟,表热里寒,下利清谷者,四逆汤主之。(225)

少阴病,脉沉者,急温之,宜四逆汤。(323)

少阴病,饮食入口则吐,心中温温欲吐,复不能吐。始得之,手足寒,脉弦迟者,此胸中实,不可下也,当吐之。若膈上有寒饮,干呕者,不可吐也,当温之,宜四逆汤。(324)

大汗出,热不去,内拘急,四肢疼,又下利厥逆而恶寒者,四逆汤主之。(353)

大汗,若大下利而厥冷者,四逆汤主之。(354)

下利腹胀满,身体疼痛者,先温其里,乃攻其表,温里宜四逆汤,攻表宜桂枝汤。(372)

呕而脉弱,小便复利,身有微热,见厥者难治,四逆汤主之。(377)

吐利汗出,发热恶寒,四肢拘急,手足厥冷者,四逆汤主之。(388)

既吐且利,小便复利,而大汗出,下利清谷,内寒外热,脉微欲绝者,四逆汤主之。(389)

【方药】

甘草_{二两,炙}　干姜_{一两半}　附子_{一枚,生用,去皮,破八片}

上三味,以水三升,煮取一升二合,去滓,分温再服。强人可大附子一枚,干姜三两。

【功用】

回阳救逆。

【方解】

四逆汤为温里散寒、回阳救逆之代表方,本方生用附子为主药,直走心肾,大辛大热,温壮阳气。干姜辛温,守而不走,擅温脾胃,与附子相伍,动静结合,能提高温里壮阳之功效。甘草炙用,性味甘温,功擅益气补中,与干姜相合,温中益气;与附子相配,既增其温壮之效,亦制其辛热之毒。三药合用,相互协同,且相互制约,共奏温里散寒、回阳救逆之功,因其主治少阴阳虚阴盛而四肢厥逆,故方名四逆。

关于本方何药为君认识颇不一致,归纳起来,主要有两种意见,一是认为附子为君,一是认为甘草为君。以附子为君者,如许宏说:"必有附子为君,以温经济阳,以干姜为臣辅佐之,甘草为使以调和二药,以散其寒也。《内经》曰,寒淫于内,治以甘热。方曰,寒淫所胜,平以辛热。乃附子之热,干姜之辛,甘草之甘是也。"《金镜内台方议》以甘草为君者,如成无已说:"却阴扶阳,必以甘为主,是以甘草为君……逐寒正气,必先辛热,是以干姜为臣……暖肌温经,必凭大热,是以附子为使。"(《伤寒明理论》)《医宗金鉴》亦说:"君以炙甘草之甘温,温养阳气,臣以姜附之辛温,助阳胜寒,甘草得姜附,鼓肾阳温中寒,有水中暖土之功,姜附得甘草,通关节走四肢,有逐阴回阳之功,肾阳鼓,寒阴消,则阳气外达,而脉升手足温矣。"两种意见均有一定理由,就驱寒回阳来说,附子自是首选药物,可以称王为君;但就配伍意义来说,炙甘草既能降附子毒性,又能加强附子、干姜的温阳作用,犹如元帅驾驭大将,诚如《长沙方歌括》所说:"建功姜附如良将,将将从容藉草匡。"可见甘草与附子同等重要,但干姜亦非可有可无,也是必用之药,俗谓"附子无干姜不热",如果不用干姜,就不能发挥其回阳救逆的作用。

【临证运用】

1.后世医家对本方的应用

(1)《伤寒临证》载:病人面青腹满,他人按之不满,此属阴证,切不可攻,攻之必死,宜四逆汤温之。

(2)《医林集要》载:干姜附子汤(即本方),治伤寒阴证,唇青面黑,身背强痛,四肢厥冷,以及诸虚沉寒。

(3)《济生方》载:姜附汤(即本方),治五脏中寒,口噤,四肢强直,失音不语,或卒然晕闷,手足厥冷者。

(4)《万病回春》载:凡阴病,身静而重,语言无声,气少,难以喘息,目睛不了了,口鼻气冷,水浆不下,大小便不禁,面上恶寒如刀刮者,先用艾灸法,次服四逆汤。

（5）《医宗必读》载：四逆汤治太阴下利不渴，阴证脉沉身痛，方用附子三钱，甘草、干姜各一钱半，煎服。

（6）《古方便览》载：世医所谓中寒有湿及伤寒阴证，霍乱等诸证，厥冷恶寒，下利腹痛者，皆可用四逆汤。又，虽一年二年下清谷不止，亦可用。

（7）《类聚方广义》载：四逆汤治霍乱吐利甚者，及所谓暴泻证。急者死不崇朝，若仓皇失措，拟议误策，毙人于非命，其罪何归？医人当平素讨究讲明，以济急靖难，可参考大汗出热不去云云（宋云《伤寒论》353条）以下诸章。又四逆汤，救厥之主方也。然伤寒之热结在里者，中风卒倒，痰涎沸涌者，霍乱未吐下内犹有毒者，老人食郁及诸卒病闭塞不开者，纵令全身厥冷，冷汗脉微，能审其证，以白虎、泻心、承气、紫圆、备急、走马之类，解其结，通其闭，则厥冷不治自复。若误认为脱证，遽用四逆、真武，犹如救经引足，庸工杀人，常坐于此，呜呼！方技虽小，死生系焉，存亡由焉，自非高才卓识，难探其理致矣。

（8）《方函口诀》载：四逆汤，阴证正面之治法也，以四肢厥冷、下利清谷等为主证，其他有假热证者，别有此方冷服之法，即加猪胆汁之意也。

（9）《方机》载：四逆汤治四肢厥逆、身体疼痛、下利清谷或小便清利者。又治内拘急、四肢厥冷、下利恶寒者；大汗出，热不去，拘急、四肢厥冷者；下利腹胀满、身体疼痛者。

2. 现代应用　本证系少阴阳衰而阴案内盛，以恶寒蜷卧、四肢厥冷、呕吐、下利清谷、渴欲引水自救、且喜热饮、小便色白等为主要见证。本方现代多用于急、慢性胃肠炎，胃下垂；阳虚寒盛，吐利厥逆；低血压或高血压阳虚阴盛证；多汗或误治亡阳虚脱证；阳虚阴盛之肢端青紫及阴性疮疡等证。心肌梗死并发心源性休克，本方可与生脉散同用；慢性肾炎，阳虚水肿者，可合五苓散。

（1）内科疾病

1）心肌梗死、休克：范氏介绍用四逆汤治疗心脏病而有休克，症见脉伏多汗者，必加人参，屡见奇功。李氏介绍用四逆汤加黄连、厚朴、肉桂治疗4例中毒性痢疾休克病人，治愈3例，死亡1例。天津南开医院介绍：先后用四逆汤注射液抢救急性心肌梗死105例，治疗结果表明，本方有明显的强心升压和改善微循环的效果，大大提高了存活率，认为对心源性休克抢救是一个突破。中国人民解放军第一军医大学介绍：曾用四逆汤或其他注射液抢救心肌梗死近100例，证明中药组的病死率在中度和重度休克组，均较单用西药升压组更低，而且用四逆汤后，血压上升并维持在正常水平，未再下降，不像西药升压药治疗，血压暂时上升后又反复下降，是一个明显的特点。杨福义介绍用四逆汤去甘草加人参、麦冬制成针剂治疗各类心力衰竭及休克

17 例,用药后 15 例收缩压有不同程度的上升,30～60 min 作用最大,可维持 2 h 左右,继续用药,血压保持稳定。此针剂还能调整心率,增强心肌收缩力,改善末梢循环,多半用药 30 min 后见效。认为本药可代替升压药、扩张血管或辅助强心药。徐氏用本方治疗 136 例麻疹重症病例,均属重、险、逆、危、凶、弱证,仅死亡 7 例。四逆汤不仅用于抢救心源性休克,也广泛用于感染性休克,就是因它具有较为稳定的升压、强心等作用。

2)泄泻:吴崇奇治疗一病人,肠鸣腹泻,下利清谷,日 4～5 次,伴有腹痛、形寒肢冷等。曾服理中汤、四神丸等药,不效。四诊合参,证为脾肾俱虚,阳气衰微,阴寒内盛。治以回阳救逆止泻。用本方(即四逆汤)加赤石脂 50 g,水煎服。6 例而愈。

3)阳虚外感:张志明曾治一男性病人,炎暑之季,赤身仍汗出不止,至夜凉风渐起,难免受凉,夜复夫妻同床。次日感头晕痛,全身酸痛,懒于起床。西医以感冒论治,服发汗退热剂,药后全身汗出不止,气急,无力与人应付,小便失禁,脉沉弱无力,此乃阳虚体质,复犯房事,虽有外感,治当急救其里。先用四逆汤加生龙骨、煅牡蛎、桂枝、白芍,煎服 1 剂。药后半小时,汗出,气不促,索米汤饮之,身痛减,脉转浮数。后以桂枝新加汤加附子,2 剂而愈(张志民《伤寒论方运用法》)。刘渡舟亦曾治一罗姓男子,夏日天热,汗出颇多,自觉烦躁而渴。夜复行房,口渴更甚。乃饮凉水甚多,未几,觉小腹窘痛,阴茎也向里抽缩,手足发凉。切其脉沉弱,其舌淡嫩苔白。此系少阴阳虚而复受阴寒之重证。用四逆加小茴香、荜澄茄。服 1 剂,则痛止而病愈。(刘渡舟《伤寒论十四讲》)

4)寒厥:许氏介绍,门诊治疗 16 例寒厥,均治愈。其主要症状是发热(体温 39～40 ℃,似外感表实证),腹痛(为阵发性小腹痛),四肢厥冷,脉浮取大或散,沉取则无。血压偏低,白细胞计数超过 10×10^9/L。用青霉素、链霉素不效。此乃少阴格阳证。用四逆汤和通脉四逆汤治疗 9 例,四逆汤加白芍治疗 3 例,加黄芩、麦冬、知母、地骨皮各治疗 1 例。作者体会,加苦寒药反使病程延长 1～2 d。其中 1 例白细胞计数为 19.8×10^9/L,中性粒细胞百分比为 80%,表现有炎症存在,用青霉素、链霉素和解热剂无效,投通脉四逆汤 6 h 症状消失。陶氏曾治疗 2 例麻疹逆证,体温下降至 35 ℃(肛温),用四逆汤加味使之阳加阴退,证由寒转热,使疹出透。日本人和田正系介绍:治疗脑膜炎,病人体温由 39 ℃下降到 36 ℃,四肢厥冷,急给四逆加人参汤,服药 3 d 后明显缓解。另外,仲氏报道赵明一曾以四逆汤合吴茱萸汤加桂枝、香附、当归、川芎,合饴糖煎,治疗痛经寒厥。

5)风湿性心脏病:万氏曾治一孙姓病人,患风湿性心脏病,胸沉微痛,动则气喘,怯寒肢冷。血压 80/50 mmHg,脉沉细弱。用四逆汤合理中汤加桂枝,煎服 2 剂,诸症减轻。又连服 5 剂,诸症悉除。继予善后处理。7 年后告知,从未复发。

6)慢性肾炎:徐氏治一女性病人,患慢性肾炎、肾性高血压 10 年余。神疲欲寐,头晕目眩,心烦难眠,四肢厥冷,下肢浮肿,小便不利,苔白滑,脉沉微。血压 200/120 mmHg,尿常规:红细胞、管型、蛋白尿均有。此是阴盛阳浮,水气不化。治宜甘温骤补,复阳化气。方用四逆汤加党参、茯苓,水煎服。3 剂后,病有起色,血压 160/90 mmHg。嘱服桂附地黄丸巩固疗效。

7)胃下垂:张氏用四逆汤加减治疗胃下垂 7 例,服药天数为 14 ~ 48 d,认为胃下垂病人多属虚寒性,四逆汤有"鼓肾阳,温中寒"之功,故可以此方随证加减治疗,辅助健胃、解痉、制酸、镇静等西药。其辨证是根据中焦虚寒而温之之法。治疗后腹痛、腹胀、嗳气及主要症状均显著减轻或消失。腹部压痛及 X 射线所见之胃张力和胃大弯位置亦有部分改善。

(2)外科疾病:治疗前列腺炎。范氏曾用四逆汤加味治疗一前列腺炎病人。张某患"前列腺炎",经中医治疗 1 年而愈。3 年后复发,开始仅尿频、睾丸不适,服中药清热利尿剂,数剂即告缓解。其后屡犯屡重,不仅尿急、尿频、尿灼痛,并感生殖器冰冷麻木。某医院仍诊为前列腺炎,采用化疗、电疗、针灸、按摩等方法治疗,同时服清热解毒利湿等中药 150 余剂,但症状有增无减,并发展至阳痿,全身疲软。诊见恶寒蜷卧,精神萎靡,睾丸坠胀,牵引少腹,常感凉麻疼痛,小便混浊、频数,阳痿,脉沉微细。诊为少阴阳虚,阴寒内盛。治以温肾补阳、散寒止痛。用四逆汤:制附片 120 g(久煎),干姜 120 g,炙甘草 60 g,加上桂 15 g,研末冲服,3 剂。药后症状减轻,上方加茯苓、炒白术,附子、干姜减至 60 g,继服 30 剂,诸症减轻明显。患病已久,不仅伤及肾阳,亦累及肾阴。治宜温补肾阳、兼顾肾阴,再佐以理中健脾为治,以四逆合理中加减主之:制附片(久煎)、干姜各 60 g,炙甘草、冬虫夏草各 15 g,明沙参、白术、枸杞子、菟丝子各 30 g,上桂(研末冲服)10 g,茯苓 90 g,水煎服 10 余剂,诸症继续好转。据病情姜、附减至 30 g,又服 10 余剂,自觉症状明显好转,经检查前列腺炎基本痊愈。同时,多年之低血压、头晕失眠等证,亦均消失,精神大振。后以壮阳益肾、养心安神之剂,配成丸药,以巩固疗效。3 个月后信访,病已痊愈。

(3)妇科疾病:治疗小产崩漏。张志明曾治一病人,妊娠 4 个月,因营养不良,劳动过度,1 个月来,不时胎动漏红,未予治疗,终致腰酸,腹大痛而小产。卧床,下部仍流血不止,先是血块,后是鲜红血水,面色苍白,小腹冷痛,手足不温,神疲懒言。舌红无苔,脉沉细无力。用四逆汤(制附片 30 g,干姜、炙甘草各 24 g)加阿胶、蕲艾、党参,急服 1 剂。服药 2 h 后,言流血减少,腹痛减轻,四肢转温。嘱当晚原方再进 1 剂。次日晨精神好转,进食。又服

胶艾四物汤 2 剂而愈。（张志明《伤寒论方运用法》）

（4）儿科疾病：治疗小儿腹泻。汪氏用四逆汤加黄连治疗小儿泄泻 70 例，其中有 33 例曾服用西药 3 d 无效；有 18 例服其他中药 3 剂无效；有 2 例中西医结合治疗 3 周以上无效；未服任何药物者 17 例。治疗结果 58 例痊愈，8 例近期治愈，4 例无效。作者认为本方适用于大便稀薄、体温升高不甚明显（微热）、肢冷、脉微弱、舌苔白的患儿，如大便臭秽的食积泄泻，有脓血且里急后重的痢疾和实热泄泻则非所宜。北京医学院对附子用于治疗小儿腹泻特别有体会，他们观察过 6 例长期小儿腹泻用一般温中健脾药包括豆蔻在内均不见效，而加入附子后则出现明显效果。

（5）五官科疾病：治疗梅尼埃病（耳源性眩晕）。郑氏介绍，毕某患眩晕 6 年余。剧烈发作时，伴恶心呕吐，眼球震颤，视物旋转，血压下降，甚则晕厥。屡用中西药治疗，仍有发作。诊见两胁微痛，暖气吞酸，大便溏薄，舌质淡，苔中、根部黑润，脉紧而细，证系肾阳虚衰，兼痰饮内停。治宜温补肾阳，佐以化痰降浊。方用四逆汤加姜半夏、代赭石、天麻、煅瓦楞、鲜生姜。水煎服。连服 5 剂，眩晕好转，诸症减轻。守原文略作加减，继服 20 剂，诸症悉除。

【临证心悟】

四逆汤为治疗少阴心肾阳衰之代表方，以四肢厥冷、恶寒身蜷、下利清谷、脉微无力为其审证要点。现代临床多用于救治循环系统、呼吸系统或泌尿系统功能衰竭，具有明显疗效。根据病理机制分析，本方可扩展运用至临床各科急危重症的救治，不必限于原著范围。换言之，凡具心肾阳衰病理特点者，均可用本方治疗。

四逆加人参汤方

【原文】

恶寒脉微而复利，利止亡血也，四逆加人参汤主之。（385）

【方药】

甘草_{二两，炙}　附子_{一枚，生用，去皮，破八片}　干姜_{一两半}　人参_{一两}
上四味，以水三升，煮取一升二合，去滓，分温再服。

【功用】

回阳救逆，益气生津。

【方解】

本方用四逆汤回阳救逆,加人参益气固脱,生津养血,治疗霍乱吐利之阳虚液脱证。方中人参与附子同用以回阳固脱,后世医家将其演绎出来,名为参附汤,并广泛应用于临床各科多种原因所致的阴阳气血暴脱证之急救,近些年更将其研制成为针剂或口服液,疗效仍然较理想。

【临证运用】

1.后世医家对本方的应用

(1)《景岳全书》载:四味回阳饮,即四逆加人参汤,以制附子易生附子,以炮姜易干姜,治元阳虚脱,危在顷刻者。

(2)《卫生室鉴补遗》载:四逆加人参汤,治伤寒阴证,身凉而额上手背有冷汗者。

(3)《方极》载:四逆加人参汤,治四逆汤证而心下痞硬者。

(4)《方机》载:下利恶寒脉微,手足逆冷,或心下痞硬者,四逆加人参汤主之。

(5)《类聚方广义》载:此方主下利脱证;茯苓四逆汤主汗下脱证,虽然,执匕家不必拘泥,唯操纵自在为得,诸方皆然。

2.现代应用 杨福义报道人参四逆针剂(每1 mL含人参、熟附子、干姜各0.2 g,麦冬0.312 g)治疗各种类型休克、低血压、心力衰竭等共17例,取得满意疗效。实践证明,此针剂对升高血压、加强心肌收缩力、调整心率、改善末梢微循环有肯定的疗效。其作用缓和,某些方面,可代替升压药、扩张血管药或辅助强心药,用药中未发现副作用。我们用本方治疗风湿性心脏病、肺源性心脏病、冠心病的病例均获得良效。

【临证心悟】

仲景于霍乱篇中运用四逆加人参汤乃为抢救阳亡之证而设,论述虽简,从其药物的协同分析,治症尤为广泛。药味虽少,实为回阳复阴之峻剂,临床中救治现代医学诊断的急性心力衰竭、心源性休克、吐利失水之危证多能获效,尤对外周血管疾病,可使肢体缺血体征改变,温度增高,疼痛缓解或消失,脉搏恢复。

辨证是正确运用此方的关键,辨证正确,治投病机,不受中西医病名之限,投之可收异病同治之效。

此方为温热峻剂,功专力猛,加之方中大量运用附子,故多望而生畏,较少运用。"仲景大量运用附子意在取其峻而救命于顷,附子虽有大毒,而用之得当实有起死回生之效。先煎频服,毒去而力分。干姜虽燥烈,而是无毒之品,常食姜辣调味,尚没有害,对于中寒阳败之证焉有不用之理,况仲景用干姜三倍于附子,有制附子毒之功,对于阳败阴竭之证,挽回一分阳气,就有一分生机,不用峻剂,怎起沉疴。"此言乍似片面,验之临床,多能收效。我们对于纠正心源性休克病人,附子、干姜常用 9～15 g 为宜,若对外周血管疾病,用 15～30 g,大剂复方,取其回阳救逆、益气通脉之功。

要提高疗效,尚须注意药物的加减:呕甚少加黄连,酌加半夏;渴甚加花粉;喘甚加五味子;对于外周血管疾病引起的四肢厥逆、脉搏消失之症,酌加当归、黄芪、红花、桂枝等益气活血通络之品。

煎服法是提高疗效的关键,我们常嘱其先煎附子以去其毒,再内诸药,三煎兑于一起,大剂频服,疗效更佳。

通脉四逆汤方

【原文】

少阴病,下利清谷,里寒外热,手足厥逆,脉微欲绝,身反不恶寒,其人面色赤,或腹痛,或干呕,或咽痛,或利止脉不出者,通脉四逆汤主之。(317)

【方药】

甘草_{二两,炙}　　附子_{大者一枚,生用,去皮,破八片}　　干姜_{三两,强人可四两}

上三味,以水三升,煮取一升二合,去滓,分温再服,其脉即出者愈。面色赤者,加葱九茎;腹中痛者,去葱,加芍药二两;呕者,加生姜二两;咽痛者,去芍药,加桔梗一两;利止脉不出者,去桔梗,加人参五两。病皆与方相应者,乃服之。

【功用】

破阴回阳,通达内外。

【方解】

通脉四逆汤即四逆汤倍干姜,重用附子而成。因而加强了破阴回阳的作用,使温阳驱寒的力量更强,能治脉微欲绝,故方名通脉四逆汤。

本方证为少阴寒化、真寒假热、阴盛格阳之证,其证重于"四逆汤证",下利清谷,四肢厥逆,脉微欲绝,面色赤为阴寒内盛,阳气将脱,故用辛热慓悍之味,以填补真阳以祛阴寒之邪。重用附子温肾阳,重用干姜温脾胃之阳。脾胃为后天之本,二者强健,则全身振奋,阴霾之邪即祛;附子与干姜相伍,

周雪林经方心悟

可减附子之毒性;再合甘草甘温补中化阳。三味相合,以破在内之阴寒,而壮少阴之阳气,使虚阳外越之征内返,欲绝之脉通复。

其加减法是:若见面色赤者,是阴盛于下而格阳于上,当加葱白以通格上之阳;若见腹中痛,是寒凝气滞而血脉不和,加芍药以利血脉,缓急止痛,去葱白,即无须加葱白之意;若见干呕者,是中焦寒盛,胃气上逆,加生姜以和胃降逆;若见咽痛,是虚阳郁于咽嗌,加桔梗以利咽开始,芍药酸敛,故去之;若见利止而脉不出者,是阴阳俱竭气血大衰,前所加之桔梗已不适宜,故去之,加人参以补益气阴而复脉,与四逆汤加人参汤相类。

方后提出"病皆与方相应者,乃服之。"是示人处方用药,包括随证加减,都必须与病机相符,药随证变,随证化裁,才能收到预期疗效。

【临证运用】

1.后世医家对本方的应用

(1)《霍乱治略》载:下利转筋益甚,厥冷过臂膝,精神衰弱,脱汗缀珠,脉微细,或沉伏者,通脉四逆汤。

(2)《方机》载:通脉四逆汤,治四逆汤证而吐利厥冷甚者。又:吐利汗出,发热恶寒,四逆厥冷,脉微欲绝,或腹痛,或干呕,通脉四逆汤主之。

(3)雉间焕曰:此方,干姜君药也,干呕不止者,加粳米。又,加葱白大有验,不拘面色。

2.现代应用

(1)治阴盛格阳:许氏用通脉四逆汤,或加芍药,或加麦冬、知母,治疗少阴格阳证16例,全部治愈。并观察到此等病人,如误作太阳病处理,用发汗解表剂,或注射西药退热剂,则发汗后反见体温升高,有的发汗当时亦不见体温暂时下降,而多次发汗则引起不良后果。若在方中加入苦寒药,一般要使病程延长数日。傅氏介绍,治一真寒假热证,用通脉四逆汤,重用附子达30 g,以求破阴回阳之功,服药1剂,诸症大减,续进3剂,诸症若失。

(2)治疗咽痛:许氏以本方加桔梗治少阴咽痛;李氏用本方治少阴咽痛失声。

(3)治吐利:日本人矢数道明治某男子卒发呕吐、下利;下利为水样便,其量甚多。下利数次后,突发失语,腓肠肌痉挛,额流冷汗,脉微。以大剂量通脉四逆汤,以回阳救逆,服药后1 h,下利、痉挛止,遂饮米汤未吐。翌晨,自发病以来初次小便。知病脱离危险。(《汉方治疗实际》)

【临证心悟】

此与白通汤同类,为少阴心肾阳虚、真寒假热之代表方,然可视作四逆汤之重剂。故凡四逆汤重证,每可投予本方。其所主证候阴阳格拒之势,与白通汤证不同,为虚阳被盛阴格拒于外,此身反不恶寒,甚或发热为特点。

干姜附子汤方

【原文】

下之后,复发汗,昼日烦躁不得眠,夜而安静,不呕,不渴,无表证,脉沉微,身无大热者,干姜附子汤主之。(61)

【方药】

干姜一两　附子一枚,生用,去皮,切八片

【功用】

急救回阳。

【方解】

本方由四逆汤去炙甘草而成。干姜辛温补中土之阳,生附子辛热,急复少阴之阳,是火与土俱暖,以复阳气之根基。二者为伍,急救回阳之力最著。凡阳气骤虚,阴寒气盛者宜之,故有附子无姜不热之说。不用甘草者,是不欲其缓,此为急救回阳法,与四逆汤法有所不同。服法尤有妙义,此汤"顿服",即一次服尽,是取药力集中,以复阳气于顷刻,驱阴寒为乌有。

【临证运用】

1.后世医家对本方的作用

(1)《肘后方》载:治卒心痛方,即本方。

(2)《备急千金要方》载:姜附汤,治痰冷癖气,胸满短气,呕沫,头痛,饮食不化,用生姜代干姜。

(3)《和剂局方》载:治暴中风冷,久积痰水,心腹冷痛,霍乱转筋,一切虚寒证,即本方。

(4)《三因方》载:干姜附子汤,治中寒,卒然晕倒,或吐逆涎沫,状如暗风,手脚挛搐,口噤,四肢厥冷,或复燥热。

(5)《名医方考》载:附子散,治寒痰反胃者,即本方为散。

(6)《伤寒绪论》载:干姜附子汤,治少阴病,下利,脉沉细,干呕。

2.现代应用

(1)水肿:心力衰竭水肿、肝硬化腹水、胃炎水肿等,肾阳虚衰者。

（2）眩晕：感染性休克、低血糖眩晕、低血压眩晕、眩晕病偏于阳虚者。与生脉饮合用治疗休克及低血压,效果更好。

（3）对胃绞痛、腹痛、腹泻属虚寒型者,亦有较好的疗效。

白通汤方

【原文】

少阴病,下利,白通汤主之。(314)

【方药】

葱白_{四茎}　干姜_{一两}　附子_{一枚,生,去皮,破八片}

上三味,以水三升,煮取一升,去滓,分温再服。

【功用】

破阴回阳,通达上下。

【方解】

本方为四逆汤去甘草,加葱白而成,方中葱白通上焦之阳下交于肾,附子启下焦之阳上交于心,干姜温中焦之阳宣通上下,三药合奏,具有破阴回阳,宣通上下之功。

【临证运用】

1. 后世医家对本方的应用

（1）《肘后备急方》载:白通汤,疗伤寒泄利不已,口渴,不得下食,虚而烦方,即本方用葱白十四茎,干姜半两,更有甘草半两,炙。

（2）《方极》载:白通汤、治下利腹痛,厥而头痛者。

2. 现代应用　现代临床多用于阳虚阴盛之泻利、阳虚之高血压、雷诺病、眼科前房积脓(黄膜上冲)等病症。

（1）治阴盛阳虚之腹泻:朱氏曾用白通汤加味治疗阴盛阳虚之腹痛、腹泻多例,均获较好疗效。如病人因腹痛、腹泻3 d,加重1 d来诊。症见:腹痛、腹泻、大便清稀,日行十余次,伴畏寒、四肢厥冷,不思饮食。诊见面色浮红,神疲蜷卧,两目深陷,舌淡苔白,脉微细。诊为阴盛格阳证。治当破阴回阳,宣通上下。有白通汤加红参、砂仁、茯苓、水煎顿服。服药1剂,面色浮红消退,他症减,但仍不思饮食。原方去葱白加炙甘草。连服2剂,腹痛除,食欲略振,他症续减。改服理中汤补脾健胃消食之品,连服4剂而愈。

(2)治疗眼科疾病:陈达夫用白通汤加乌贼骨等治疗眼科前房积脓(黄膜上冲)。

(3)治疗雷诺病(寒厥):赵氏报道用白通汤治疗雷诺病。

(4)治阳虚头痛:刘氏用白通汤治愈2例阳虚头痛。

另外,奚氏以白通汤加味治疗"证属阴竭阳脱,浮阳外越,心肾衰竭"之过敏性休克;李氏用白通汤加味治疗"肝肾阳气俱虚,眩晕发厥;阴气下盛,虚阳上浮,致有戴阳证象"之妊娠厥逆。

【临证心悟】

白通汤功能破阴回阳,宣通上下。临床应用以少阴阳气虚衰,盛阴格拒虚阳于上为其基本依据。因此,凡病属四逆汤证心肾阳虚者,均可酌情施用,而于兼有真寒假热,虚阳上浮,如面赤头晕等,尤显其妙。然须留意者,此等戴阳之象,绝非上热下寒证可比。是以肾阳不足而兼痰热壅肺等病症,不得妄用本方。盖白通汤所主之证为真寒假热,纯虚无实是也。而上热下寒诸证,每多虚实互见。

白通加猪胆汁汤方

【原文】

少阴病,下利脉微者,与白通汤。利不止,厥逆无脉,干呕烦者,白通加猪胆汁汤主之。服汤脉暴出者死,微续者生。(315)

【方药】

葱白四茎　干姜一两　附子一枚,生,去皮,破八片　人尿五合　猪胆汁一合

上五味,以水三升,煮取一升,去滓,内胆汁、人尿,和令相得,分温再服。若无胆,亦可用。

【功用】

破阴回阳,宣通上下,反佐咸寒,滋阴养液。

【方解】

本方即由白通汤加人尿、猪胆汁组成。以白通汤破阴回阳,通达上下;加人尿、猪胆汁咸寒苦降以反佐,引阳药入阴,使热药不被寒邪格拒,以利于发挥回阳极救逆作用。

关于本方所加人尿、猪胆汁,多数注家视为反佐,即《黄帝内经》所谓"逆

者从之"之意;亦有人认为不仅反佐,更能滋阴。刘渡舟认为:"吐逆下利,阴阳俱伤,不但阳虚,而且阴竭,下利不止,阴液走泄,已成涸竭之势。白通补阳有余,不能滋阴,阴涸阳衰,手足厥逆,至为危殆,惟有人尿、胆汁补阴液,滋涸竭,引阳补阴,此方独妙。"其"引阳补阴"即是对这两方面作用的概括。

对方后"若无胆亦可用",后世医家亦有争议:汪苓友说,"方后云,若无胆亦可用,则知所重在人尿,方当名白通加人尿汤始妥"。刘渡舟则认为:"关于猪胆汁的取舍问题,张仲景说:'无胆亦可用',似乎胆汁为可用可不用的药物。根据程老先生的治疗经验证明,方中猪胆汁绝非可有可无之事。程老曾用白通加猪胆汁汤救治两例因食河蟹中毒的病人,其一按方使用了猪胆汁,另一因未找到猪胆汁。治疗的结果是,加猪胆汁者痊愈,而未用者竟抢救无效。此足以说明对方中猪胆汁一药的治疗作用,是绝对不可忽视的。"刘氏之论颇有说服力。由此可见,若无胆亦可用,并不是说猪胆汁可有可无,不太重要,而是因为猪胆非常备之物,有时难以找到,但病情重急,难以久等,鉴此而取下策,恐久等而生变。

【临证运用】

1. 后世医家对本方的应用

(1)《名医方考》载:白通加人尿猪胆汁汤,久坐湿地伤肾,肾伤则短气腰痛,厥逆下冷,阴脉微者,宜此方。

(2)《方极》载:白通加猪胆汁汤,治白通汤证而厥逆干呕烦躁者。

(3)《餐英馆治疗杂话》载:大吐泻后,面目无神,虚寒厥冷,其冷发自指里,心下膨满烦躁,夏日霍乱,亦间有此等证,脉微欲绝,或全绝,世医虽知用附子理中等回阳之药,而忘治其以下膨满,故投药不效,此时用此方,胜参附理中十倍。大吐泻后,心下所以痞塞者,以脾胃暴虚,虚气与余邪搏结,聚于心下故也,用此方,以附子、干姜回阳,猪胆开痞塞,葱白温下元,人尿之镇坠下行,引肾中欲飞腾之阳气归源,一方而四能备,仲景制方之精如此。此方不但治霍乱吐泻,凡中风卒倒,小儿慢惊,其他一切暴卒之病,脱阳之证,皆建奇效,要以心下痞寒为标准耳。

2. 现代应用

(1)治小儿泄泻:廖氏报道用本方治小儿泄泻有效。患儿6个月,已腹泻13 d,近日腹泻加重。体检:营养差,神疲,皮肤弹性差,前囟凹陷,口唇干燥。血象偏低。诊断:①单纯性消化不良并脱水;②营养不良。前后用中西药治疗,仍泻下无度,烦躁不安,口渴,呕吐水样液。翌晨,患儿体温高至38 ℃,无涕泪,弄舌,烦躁,口渴,小便不利,面色㿠白,目眶凹陷,睡卧露睛,即紧急会诊。诊见舌苔白腻,脉细数无力。此为患儿久泄,脾阳下陷,病有阴盛格阳之势,急与白通加猪胆汁汤:川附片15 g(开水先煨),干姜4.5 g,葱白2寸(后下)。水煎3次,成汤,将童便30 mL、猪胆汁6 mL,炖温加入,分6次服。3 d后复诊:体温降至正常,泄泻亦减,治以温中散寒,健脾止泻,用桂附理中汤加味善后。

(2)治咽痛:姚氏用本方合半夏散治一咽痛伴关节痛者。病人咽喉疼痛及关节痛,下肢发现结节性红斑,反复发作,缠绵不已,曾5次住院治疗,用过7种抗生素,服过大量中药清热解毒、凉血滋阴(如生地黄、玄参、甘草、连翘、薄荷、马勃等)未效的病例,根据其形寒特甚,身如水洒,鼻涕淋漓,咽喉热辣刺痛,大便溏薄,每日4~5次,矢气多,下肢发冷而麻,舌苔边白根黑腻,体温仅35.5 ℃,认为是少阴寒邪,包含其火,阳气被寒气闭郁不宣之象,是属少阴咽痛范围。乃用甘辛合化,半夏散合白通加猪胆汁人尿汤,连进4剂而诸证缓解,随访半年。咽痛未复发。

【临证心悟】

本方所治为白通汤重证,其阴阳格拒之势更甚。虽面赤咽痛,呕逆烦躁,颇类阳热实证,毕竟肢厥如冰,下利清谷,脉微至绝,显然真阳亏极,元气飞越。其治必急,而格拒须除。如此,则反佐之法势在必行。

茯苓四逆汤方

【原文】

发汗,若下之,病仍不解,烦躁者,茯苓四逆汤主之。(69)

【方药】

茯苓_{四两}　人参_{一两}　附子_{一枚,生用,去皮,破八片}　甘草_{二两,炙}　干姜_{一两半}
上五味,以水五升,煮取三升,去滓,温服七合,日二服。

【功用】

回阳益阴。

【方解】

干姜、生附子辛热,破阴寒而壮元阳。炙甘草甘温补中,与干姜、生附子配伍,既为辛甘化阳之用,亦有甘守于内之意。人参大补元气,益津气,补五脏,安精神,定魂魄,与四逆汤合用,于回阳之中有益阴之效,益阴之中有助阳之功。阳虚而阴液不继者,多取此法,乃仲景用药之妙也。重用茯苓者,一则助干姜、附子通阳利水以消阴翳,再者能协人参壮元阳以安精神。诸药共奏以达阴平阳秘,水火互济,烦躁可愈。

【临证运用】

1. 后世医家对本方的应用

(1)《圣济总录》载:治霍乱脐上筑。平胃汤即本方。

(2)《方机》载:治手足厥冷,烦躁者;肉瞤筋惕,手足厥冷者;心下悸,恶寒,腹拘急,下利者。

(3)《类聚方广义》载:治四逆加人参汤证而心下悸、小便不利、身瞤动,烦躁者。

2. 现代应用 临床多以手足厥冷、烦躁、心悸、筋肉跳动、小便不利、舌淡苔白、脉微等为辨证特点。

茯苓四逆汤是四逆汤、四逆加人参汤之合方,三方均有回阳救逆作用,其临床运用范围相通。因方中附子与茯苓配伍,有温阳利水之功,故又与真武汤适应证相似。所治疗疾病有眩晕证、风湿性心脏病、肺源性心脏病、冠心病、心肌梗死、虚寒泻泄、癫狂等。

【临证心悟】

茯苓四逆汤是四逆汤加人参、茯苓而成,其组方包括四逆汤、四逆加人参汤、干姜附子汤等方剂,其共同点均有回阳救逆之功,盖四逆汤主治四肢厥逆、恶寒蜷卧、下利清谷、腹痛吐利、脉沉微等,属少阴阴盛阳虚之证。四逆加人参汤主治"恶寒脉微而复利,利止,亡血"之证候,阳亡而阴液将竭,故以四逆加人参汤回阳救逆,益气养阴;干姜附子汤主治"昼日烦躁不得眠,夜而安静,不呕不渴,脉沉微"之证候,为阳虚阴盛,故用姜附扶阳抑阴。

本方为上述三方的复合剂,实有温肾燥湿、补虚回阳之功,包括上三方的功能,并加茯苓为君,用以宁心安神、健脾利水,临床应用范围较上三方广泛。

上述病例虽见症不一,但只要具备四肢厥逆、脉沉微欲绝或浮弦、面青黑无华、舌白多津等肾寒、脾湿、正虚、阳弱证候者,用本方加减施治,可收异病同治之效。阳亡正虚烦躁之证,重用人参以固正,茯苓以去烦;阳亡正虚的虚脱证,重用附子、人参以温阳固本;久利不止,虚寒滑脱,可加赤石脂以固涩;癫狂后期,病转虚寒,可加龙骨、牡蛎以潜阳敛神;虚寒眼疾,血不充目,可加芍药、何首乌以补血养肝;若外感久不愈,可加桂枝、柴胡以疏利去邪。

四逆散方

【原文】

少阴病,四逆,其人或咳,或悸,或小便不利,或腹中痛,或泄利下重者,四逆散主之。(318)

【方药】

甘草炙　枳实破,水渍,炙干　柴胡　芍药

上四味,各十分,捣筛,白饮和服方寸匕,日三服。咳者,加五味子、干姜各五分,并主下利;悸者,加桂枝五分;小便不利者,加茯苓五分;腹中痛者,加附子一枚,炮令坼;泄利下重者,先以水五升,煮薤白三升,煮取三升,去滓,以散三方寸匕,内汤中,煮取一升半,分温再服。

【功用】

疏畅气机,透达郁阳。

【方解】

四逆散由甘草、枳实、柴胡、芍药组成。方中柴胡疏肝解郁,枳实行气散结,芍药和营而调肝脾,甘草缓急和中,全方有宣畅气机、透达郁阳的作用,能使肝气调达,郁阳得伸,肝脾调和则肢厥自愈,腹痛泻利下重遂止。其或然证的加减法是:若咳系肺寒气逆,则加五味子、干姜以温肺而收气逆;若悸为寒饮凌心,则加桂枝以通心阳而益心神;若小便不利为水气不化,则加茯苓以利水;若腹中痛系寒凝气滞,则加附子温阳散寒以止痛;若泄利下重为阳气郁于下,则加薤白通阳散寒、行气导滞,气行则后重自除。以上加减法仅为举例,不可视为成法,临床当据证而辨,随证加减,方为合适。

【临证运用】

1. 后世医家对本方的应用

(1)《类聚方广义》载:四逆散,治痢疾累日,下利不止,胸胁苦满,心下痞塞,腹中结实而痛,里急后重者。

(2)《资生篇》载:气上冲胸,心中痛热,惊悸不宁,是为火逆,四逆散主之。

(3)陆渊雷曰:柴胡、芍药,俱能镇静交感神经,本方治神经衰弱之证见于胸胁部(枳实可随证改枳壳),其人不虚者。后世平肝诸方,以此为祖,局

方逍遥散,其嫡裔也。此亦杂病方耳。(《伤寒论今释》)

(4)《焦窗方义解》载:疫病兼痢,甚则谵语烦躁,发呃逆等症,用胸氏散火汤(人参、当归、芍药、黄芩、麦冬、白术、柴胡、陈皮、茯苓、甘草、生姜)之类,无寸效者,用本方即验,固不必用呃逆之药也。唯心下、肋下、胸中拘急甚,除上述诸证外,有发种种异证者,切忽眩惑,余用此药于疫证及杂病多年,治种种异证,不可胜计,真希世之灵方也。

(5)《餐英馆疗治杂话》载:心下常痞,两肋下如立筒吹火,胀而疑,左胁尤甚。心下凝结,胸中痞满,郁郁不快,遇事善怒。或肩背胀……此等皆肝郁之候,宜用此方(即四逆散)。当今肝郁者甚多,故此方之适应证极多。

2.现代应用

(1)消化系统疾病:钟氏报道四逆散可用于治疗泄泻,痢疾,胸、胃、胁痛(胆囊炎、肝炎、蛔厥),阑尾炎,腹股沟疝,痹证等;樊氏用四逆散加味治疗传染性肝炎33例,其中痊愈29例,好转4例。处方:柴胡、白芍、延胡索、厚朴各10 g,枳实9 g,甘草3 g,郁金7 g,丹参12 g。水煎服。加减法:湿热发黄,加茵陈、栀子;腹胀、便秘,加大黄;脾虚便溏,加白术、茯苓、薏苡仁;纳呆,加麦芽、山楂、陈皮;神昏谵语,加远志、石菖蒲;阴虚低热不退,加地骨皮、青蒿、旱莲草;肝脾大,加鳖甲、牡蛎、青皮;精神萎靡不振,加党参。结果:治愈29例,好转4例。洪达生介绍,泸州医学院附属医院,中西医结合治疗急性梗阻性化脓性胆管炎15例,中药以四逆散加木香、川楝子、佛手、金钱草、茵陈、栀子、黄连、大黄。15例除1例手术外,余皆治愈,郑氏用本方加乌梅、川楝子治疗51例胆道蛔虫病,取得较好疗效。这些病例是经西医治疗未见好转者,经中医治疗全部治愈。一般发热恶寒1~3 d消失,腹痛平均1.5 d消失,全部病例均排出蛔虫,住院平均天数为5 d。李氏用四逆散加茵陈、乌梅、川楝子、郁金、木香、金银花、连翘治疗胆道蛔虫病41例。同时配合针刺、穴位注射复方氯丙嗪、阿托品。单用内服中药获效者14例,综合治疗获效者24例,针刺及穴封治愈者3例。周一祥用本方加黄连、花椒各4.5 g,乌梅15~30 g,为基本方,治疗胆道蛔虫病100例,若伴呕吐者,偏寒加半夏、生姜;偏热加竹茹、代赭石。便秘者加大黄、延胡索粉;饮食积滞者加山楂、谷麦芽、炒莱菔子;湿热盛者加黄芩、金钱草、蒲公英;疼痛剧进加醋制延胡索、川楝子。成人每日1剂,重症加倍,儿童酌减。结果:治愈98例,无效2例。张氏用四逆散加味治疗胃黏膜异型增生30例,其中男23例,女7例,病程最长30年,最短半年。胃镜肉眼所见,浅表性胃炎19例、胃黏膜萎缩11例。病理活检均示胃黏膜异型增生。治疗前多有胃痛、胃胀、恶心、嗳气、反酸、纳差等肝胃气滞表现。经中药治疗3~6个月复查,结果显效25例,有效3例,无效2例,总有效率为93.3%。处方:柴胡、枳实、赤白芍、制半夏各

10 g,炙甘草5 g,陈皮6 g,水煎服。虚寒者,酌加生姜或干姜、桂枝、吴茱萸、黄芪、党参等;阴虚者,选用石斛、天花粉、沙参、麦冬等;嗳气泛酸明显者,选加旋覆花、代赭石、煅瓦楞、左金丸等;胃痛剧烈者,选加延胡索、川楝子、乌药、白檀香、沉香粉等;根据胃黏膜充血水肿或萎缩程度,选加蒲公英、红藤、败酱草、白药蛇舌草、芙蓉叶、丹参、九香虫等清热活血药。张氏用四逆散治疗浅表性胃炎125例取良效。基本方:柴胡、生白芍、炒枳实各10 g,炙甘草5 g。胃热炽盛者,加川楝子、蒲公英、连翘,炙甘草改碧玉散(包煎);积滞内停者,加神曲、炒谷芽、炒莱菔子;脾胃虚寒者,加黄芪、桂枝、红枣、生姜;夹有络瘀者,加丹参、牡丹皮、炙刺猬皮、制延胡索;胃阴不足者,加石斛、麦冬、天花粉;泛酸者,加左金丸(包煎)、鸡贝散(吞服);大便溏薄者,加茯苓、炒白术。服药7～15剂后,显效45例,好转68例,无效12例,有效率为90%。刘氏用四逆散加味治疗胆汁反流性胃炎54例,取得显效。药用柴胡、制半夏各12 g,白芍、枳实各10～12 g,甘草6 g。肝郁,加郁金、佛手;郁热,选加公英、黄芩、山栀子、夏枯草;腹胀,加砂仁,或枳实改枳壳;呕吐苦水,选加竹茹、代赭石、柿蒂、丁香、苏梗;大便秘结或不畅,选加火麻仁、肉苁蓉、大腹皮、大黄;脾胃虚弱,合四君子汤。每日1剂。经治6～8周后,显效33例,好转16例,无效5例,总有效率为90.7%。日本人水野修一等应用四逆散提取剂治疗胃溃疡28例,8周后的治疗效果为:显效9例(32%),有效11例(39%),有效以上20例(71%)。除并用抗溃疡药的5例外,22例中显效8例(36%),有效9例(41%),有效以上17例(77%)。单独使用四逆散治疗的22例活动期胃溃疡病人,8周后17例(77%)呈瘢痕化,疼痛的改善度为93%,100%自觉症状减轻。另外发现,转氨酶呈有意义的降低,嗜酸性粒细胞增加,但其机制尚不清楚。高氏等用本方(生甘草、柴胡、白芍、枳实各等份研末)每日2～3次,每次3 g,温开水冲服,空腹或食前服,30 d为1个疗程,治疗胃溃疡65例,均经上消化道钡餐造影检查。西药对照组30例。结果:治疗组显效46例,占70%;好转14例,占21.5%;无效5例,总有效率为92.3%。对照组显效8例,占26.6%;好转17例,占57%,总有效率为83.6%。两组疗效比较有显著差异(P<0.01),治疗组优于对照组。李氏用四逆散加味治疗食管痉挛等症;方氏用本方加大黄甘草汤治肠梗阻。盛增秀用四逆散加薤白治久痢滞下不爽,腹胀痛满,脉弦,苔薄腻,效果显著。(《伤寒论方古今临床》)

(2)心血管疾病:管氏将四逆散制成冲剂,每天50 g,分3次服,对31例冠心病期前收缩的研究表明,其方对纠正冠心病期前收缩有良好的作用。在停用其他抗心律失常药1 d后,用本方冲剂日口服50 g,连服7～14 d。结果:心悸症状改善,期前收缩次数减少28例(其中,心电图中房性或室性期前收缩消失 7 例),无效 3 例,有效率约 90%,可见本方对冠心病期前收缩有一定疗效。动物实验表明,本方有抗氯化钙及抗氯仿-肾上腺素诱发的心律失常的作用。陈氏用四逆散加味(柴胡、炙甘草、桂枝、丹参各 10 g,白芍、瓜蒌皮、太子参各 30 g,枳实 12 g),治疗心绞痛取效良好。董氏用本方加减(柴胡、枳实、白芍、黄芪各 10 g,炙甘草、川芎各 6 克),水煎服,每日 1 剂,2 次分服,10 d 为 1 个疗程,治疗功能性低血压 70 例,结果:治愈 63 例,显效 5 例,无效 2 例,总有效率为 97.1%。

(3)神经系统疾病:杨氏加瓜蒌皮、薤白、郁金,治肋间神经痛。陈氏用四逆散加味治愈神经性头痛 1 例。

(4)肝咳:刘氏用四逆散加减治疗肝咳 34 例取得满意效果。本组病人均有善郁易怒的性格,主要表现为咳嗽咽痒,夜间尤甚,口燥咽干,痰少而黏,胸胁满闷掣痛,咳嗽常因情志变化而增减。药用柴胡、枳实、白芍、杏仁、桑白皮、瓜蒌皮、浙贝母、广地龙、焦栀子各 10 g,枇杷叶 12 g,甘草 5 g。痰中带血,加侧柏叶 15 g,黛蛤散 10 g。每日 1 剂,水煎服。服药 5~12 剂后,痊愈 30 例,有效 3 例,无效 1 例。

(5)阳痿:张氏用四逆散加味治疗阳痿 25 例效果满意。其中年龄最小者 25 岁,最大者 47 岁;病程 3~6 个月 14 例,7 个月~1 年 8 例,1~2 年 3 例。结果痊愈 13 例,显效 4 例,无效 3 例。处方:柴胡 9~12 g,枳实 6~9 g,白芍 15~30 g,炙甘草 9~12 g,蜈蚣 3 条。两胁胀痛,加川楝子 12 g;口苦咽干,加栀子 9 g,牡丹皮 12 g;失眠多梦,加炒酸枣仁、熟地黄、夜交藤各 12 g,远志 9 g;四肢厥冷,下腹冷痛,腰膝酸软,加枸杞子 20 g,益智仁 30 g,紫河车粉 10 g(冲服),巴戟天 12 g;胸闷烦怒,加瓜蒌 15 g,生枣仁 30 g;头晕胀痛,加白菊花、天麻各 9 g。

(6)甲状腺功能亢进症:蒋氏用四逆散加味治疗甲状腺功能亢进症 20 例,一般服药 3~6 剂即见效,亦有 20~30 剂后症状基本控制者。张氏认为,甲状腺功能亢进症属中医学"中消""瘿瘤"范畴,尤与"气瘿""肉瘿"更相似。形成本证之根结乃气、痰、郁互结,郁久化热,耗伤津血,下亏肾水,痰火上炎为患。故临床试用四逆散加白头翁、丹参、黄药子组成基本方,以清热化痰、行气散结,效果满意。

(7)小儿疾病:陈氏认为小儿脏腑娇弱,其功能活动尚未完善,故易引起气机郁滞的病变,而四逆散有疏肝理脾、调畅气机、透邪外达之效,其药味少而功专,故用本方加味治疗小儿气机郁滞之类病变,如发热、腹痛、泄泻、积滞、尿白、夜啼等,收到一定效果;严氏认为本方疏畅气机,开达郁热,正符合小儿发热肢厥之病机,故用本方治疗小儿发热肢厥,获效甚速。李氏还报道用本方治疗小儿脱肛。

（8）妇科疾病：许氏以四逆散加味（柴胡、麦冬、皂刺、路路通各 10 g，枳实、赤芍各 12 g，丹参 30 g，生甘草、三七粉各 3 g，穿山甲 20 g），每日 1 剂，经期停服。下腹痛、黄带多，质稠气秽者，加龙葵莓；经前乳房胀痛者，加露蜂房、荔枝核；经期少腹冷痛或带多清稀、气腥者，加鹿角霜、肉桂；输卵管积水者，加大戟、䗪虫、淫羊藿，或荔枝核、泽兰；输卵管阻塞 115 例（其中门诊 52 例，单纯用口服方住院 63 例，除用口服方外，还配合热敷和保留灌肠）。结果：门诊 52 例中痊愈 25 例，有效 12 例，无效 15 例，总有效率为 71%。王氏以本方加橘叶、橘核各 15 g 为基本方，治疗经前乳房胀痛 150 例，疗效满意。血虚重者加当归 10 g，熟地黄 15 ~ 30 g；气虚重者加黄芪 30 g，党参 10 ~ 30 g；气滞者加青皮、香附各 10 g；胸胁痛者加川楝子 10 ~ 30 g；血瘀重者加桃仁、三棱、莪术各 10 g，腹痛者加五灵脂、延胡索各 10 g，小腹胀痛者加乌药 10 g；痰凝乳房有块者加海藻、昆布、浙贝母、皂刺各 10 ~ 15 g。结果：150 例中，肝郁血虚型 19 例，痊愈 16 例，好转 3 例；肝郁气滞型 69 例，痊愈 59 例，好转 7 例，无效 3 例；肝郁血瘀型 48 例，痊愈 38 例，好转 8 例，无效 2 例；肝郁痰凝型 14 例，痊愈 7 例，好转 4 例，无效 3 例。赵氏用四逆散加味治愈痛经热厥 1 例；曾氏用本方治急性乳腺炎未化脓、未溃破者；王氏用本方治疗慢性附件炎；李氏还用本方治疗子宫脱垂。

（9）外科疾病：沈氏以本方加减治疗慢性化脓性中耳炎 10 例，均服药 2 ~ 9 剂而愈。陈氏用四逆散加味治疗肋软骨炎 18 例，均获痊愈。处方以四逆散为主，随证加减；局部肿痛明显，夹瘀者，加活血化之炙乳香、炙没药、延胡索；气滞较甚者，加制香附、郁金以行气解郁；发热烦躁者，加山栀、黄芩以清热除烦；有寒者，加制川乌、制草乌、细辛以祛寒止痛；大便干燥者，加酒大黄、全瓜蒌、全当归；脾虚便溏者，去枳实加枳壳、白术、茯苓。

【临证心悟】

四逆散为疏肝理气之祖剂，原著虽用以治疗四逆，然其临床运用范围绝非仅限于 318 条所述。千年临床实践结果表明，无论外感内伤，凡见肝郁征象如胁肋胀闷、叹气脉弦等，皆可用之获效。后世医家结合自己的临床经验，在本方的基础上，化裁出一系列名方，柴胡疏肝散、逍遥散，莫不仿此方法，而得以传世济人。

当归四逆汤方、当归四逆加吴茱萸生姜汤方

【原文】

手足厥寒，脉细欲绝者，当归四逆汤主之。（351）

若其人内有久寒者,宜当归四逆加吴茱萸生姜汤。(352)

【方药】

1. 当归四逆汤方

当归_{三两}　桂枝_{三两,去皮}　芍药_{三两}　细辛_{三两}　甘草_{二两,炙}　通草_{二两}
大枣_{二十五枚,擘(一法,十二枚)}

上七味,以水八升,煮取三升,去滓,温服一升,日三服。

2. 当归四逆加吴茱萸生姜汤方

当归_{三两}　芍药_{三两}　甘草_{二两,炙}　通草_{二两}　桂枝_{三两,去皮}　细辛_{三两}　生
姜_{半斤,切}　吴茱萸_{二升}　大枣_{二十五枚,擘}

上九味,以水六升,清酒六升和,煮取五升,去滓,温分五服。(一方,水
酒各四升)。

【功用】

1. 养血通脉,温经散寒。
2. 养血温经,暖肝温胃。

【方解】

　　当归四逆汤是桂枝汤去生姜,增大枣用量,并伍入当归、细辛、通草组
成。方中以桂枝、细辛温阳通脉;当归辛温,为血中气药,既能与芍药相伍以
养血和血,更能助桂枝温通之力;桂枝、细辛、当归、芍药相伍,温通而不嫌其
燥,甘润而不虑其腻。方中更以通草助桂枝、细辛、当归通血脉之力,甘草、
大枣甘温补中,滋气血之源。全方立足养血,以温为主,以通为要,有利血脉
以散寒邪之功,调营卫以通阳气之效,因主治血虚寒凝之厥,故名当归四
逆汤。

　　若寒邪久伏于内者,则在本方基础上加吴茱萸温肝散寒,既无温燥伤血
灼阴之虞,又无鼓动木火升腾上炎之弊,以其辛苦泄降且有助于心包阳热之
下温;再加生姜散寒涤饮,鼓舞营卫以助血行。水酒合煎,更增温运血行之
力。是方散寒而不助火,养血而不滞邪,实为厥阴血虚,内有久寒之良方。

【临证运用】

1. 后世医家对二方的应用

(1)唐代孙思邈的《备急千金要方》,以本方为基础加减化裁成独活寄生
汤,治肾气虚弱、寒湿外袭所致寒凝筋骨、关节,而为偏枯麻痹疼痛,或腰痛
而重,脚挛急。《千金翼方》之竹沥汤,即本方合四逆汤而成,治疗两脚痹弱,

或转筋,或皮肉胀起如肿而按之不陷,心中恶不欲食。

(2)明代李中梓用此方治左胁有形之厥疝,其所著《医宗必读》之类独活汤,亦从本方化裁而成,治肾虚兼风寒湿痹证。

(3)清代陈修园用此方治疗腰痛、不可以俯仰。林佩琴《证治类裁》用治腹寒痛。唐容川用治手足痹痛、寒冷等证。

2. 现代应用　本方的临床应用表现在两方面:一是以该方化裁衍化出许多著名的新方;二是极大地扩展了该方的临床应用范围,临床上只要病机相合,广泛应用到临床各科及多系统疾患的治疗中,合而观之,有如下方面。

(1)循环系统疾病:用本方加减治疗动脉硬化、大动脉炎、白塞综合征、QT间期延长综合征、病态窦房结综合征、陈旧性前壁心肌梗死、心力衰竭、无脉症、心动过缓、高血压、脑血栓形成、冠心病、心绞痛等病证时,均以手足厥冷、脉细欲绝为辨证要点;用于雷诺病(末梢血管痉挛性疾病)时,主要用于缺血期或发绀期,以无坏疽,肢端发凉、苍白或紫暗、疼痛、遇冷则重,脉细弱,作为投药指征;用于血栓闭塞性脉管炎、红斑性肢痛、肢端青紫症时,以无坏疽,有疼痛,局部皮色紫暗、四肢厥冷、遇冷则重、脉细欲绝为辨证要点。如丁氏用当归四逆汤治疗1例先天性心脏病,病人经常气短、心慌、唇青、肢冷,冬天尤重。服药20余剂后,症状消失,临床痊愈。王氏等用当归四逆汤加泽兰、苏木、枇杷叶、杏仁、木通、前胡治愈1例肺源性心脏病、心力衰竭、慢性支气管炎并阻塞性肺气肿。用当归四逆汤加桑枝、路路通治愈1例大动脉炎、肾动脉狭窄症。庄氏用加味当归四逆汤(当归、桂枝、白芍各10 g,通草、炙甘草各6 g,细辛3 g,大枣12 g,黄芪20 g,葱白7茎)治疗雷诺病50例。结果:治愈25例,有效18例,无效7例,总有效率为86%。

(2)呼吸系统疾病:用本方加减可治疗慢性支气管炎、肺气肿、肺源性心脏病等证属阳虚寒凝、痰饮内阻者。如胡氏等用本方加减(当归18 g,桂枝、半夏、苏子、白芍各10 g,细辛、干姜各8 g,枇杷叶12 g,通草、白芥子、炙甘草各6 g,大枣7枚),治疗1例慢支急性发作、肺气肿病人,3剂痰喘悉减,再进5剂,诸症渐平。

(3)消化系统疾病:本方主要用于慢性浅表性萎缩性胃炎、霉菌性肠炎、十二指肠球部溃疡、胃痉挛、胃神经症等病症。以寒邪久积、气血不畅、脾胃运化失职为病机要点。如达氏等以当归四逆汤加吴茱萸、半夏治愈1例十二指肠球部溃疡,以当归四逆汤加白术、茯苓治愈1例慢性肠炎。杨氏用当归四逆汤加味(当归30 g,白芍30 g,细辛8 g,桂枝10 g,通草5 g,炙甘草15 g,酒大黄10~15 g)治疗108例手术后肠粘连腹痛,结果:完全控制63例,基本控制41例,无效4例,总有效率为96.3%。

(4)精神疾病和神经系统疾病:本方用于运动性癫痫、神经性头痛、坐骨神经痛、末梢神经炎、多发性周围神经炎、急性感染性神经炎、尺神经麻痹、偏头痛、顽固性头痛等病症时,以血虚有寒、经脉瘀阻为病机要点。如龚氏报道用当归四逆汤加味(桂枝 10 g,当归、白芍各 15 g,通草 5 g,大枣 5 枚,细辛、甘草各 3 g。病发于上肢者,加羌活、防风、荆芥各 10 g;病发于下肢者,加川牛膝、苍术各 10 g,木瓜、薏苡仁各 15 g;四肢同发者,上药合用。若外邪已解,则用基本方加黄芪 20 g 益气固表)治疗末梢神经炎 10 例,结果:痊愈 8 例,好转 2 例。金氏等以当归四逆汤加减(当归 15 g,细辛 3 g,通草 6 g,吴茱萸 5 g,白芍 12 g,桂枝、炙甘草、大枣各 10 g,生姜 12 g。风寒重者加羌活、川芎;风热重者加薄荷、菊花、生石膏;风湿重者加苍术、白芷;气虚者加人参、黄芪;血虚者加何首乌倍归芍;肾虚者加山茱萸、枸杞子、龟甲;痰湿重者加二陈汤;肝阳亢者去桂、吴茱萸,加栀子、胆草、钩藤、僵蚕)治疗顽固性头痛 86 例,结果:痊愈 31 例,显效 29 例,有效 21 例,无效 5 例,总有效率为 94.2%。

(5)运动系统疾病:用于类风湿关节炎、肥大性脊柱炎、肩关节周围炎、风湿性关节炎、关节僵硬症、颈椎综合征、顽固性腓肠肌痉挛症、下肢肌肉痛、骨骺炎及骨缺血性坏死、骨折愈合迟延、腰椎间盘突出症等,以血虚寒凝、筋脉失养、关节不利为病机特点。如朱氏以当归四逆汤加味(气虚加黄芪、川芎;疼痛甚加姜黄、红花)治疗漏肩风(肩关节周围炎)46 例,结果:治愈 42 例,占 91.3%;显效 4 例,占 8.7%,显效率为 100%。刘氏用当归四逆汤加减(当归、续断各 20 g,秦艽、地龙、白芍各 12 g,桂枝、木通各 10 g,黄芪 30 g,甘草 5 g)共服 50 余剂,治愈 1 例类风湿关节炎。

(6)泌尿生殖系统疾病:本方常用于精索静脉曲张、精索鞘膜积液、睾丸炎、附睾炎、输精管结扎后遗症、腹股沟斜疝、前列腺肥大、外伤性阴囊肿大、阳痿、缩阴症、精液不液化等病症,以下焦虚寒、少腹冷痛为辨证要点。如吴氏等报道用当归四逆汤加柴胡、吴茱萸,治疗 1 例阳痿症,6 剂即愈。刘氏根据《诸病源候论》"众筋会于阴器,邪客厥阴、少阴之经,与冷气相搏,则阴肿而挛缩"及"伤寒先袭虚人"理论,结合缩阴症的临床表现,辨其病机为肾虚肝寒,立温肾阳、暖肝脉为法,以本方加熟附子、小茴、吴茱萸、干姜治疗 22 例缩阴症(男性 16 例,女性 6 例)。结果:痊愈 20 例,显效 2 例。

(7)妇科疾病:本方可用于痛经、闭经、不孕症、附件炎、盆腔炎、子宫下垂、妊娠腹痛、妊娠甲下蚓瘀、月经周期性水肿、产后腰腿痛、产后腹痛、产后痹等病症,以寒凝胞宫、气血瘀滞、络脉失用等为病机特点。如孙氏等用当归四逆汤加味治疗慢性盆腔炎 76 例(基本方:当归、木通各 12 g,白芍 18 g,桂枝 9 g,细辛 3 g,甘草 6 g,草薢 15 g,蒲公英 30 g,金银花 24 g,大枣 3 枚)。结果:治愈 52 例,好转 20 例,无效 4 例,总有效率为 94.7%。李氏用加减当归四逆汤(当归、桂枝、细辛、通草、炒白芍、大枣、甘草、黄芪、桑枝)治疗产后肢体酸痛 52 例,其中 28 例痊愈(服药 20 剂以内诸症消失),24 例有效(服药 20 剂诸症减轻或部分症状消失),有效率为 100%。

(8)皮肤科疾病:本方可用于治疗冻疮、荨麻疹、进行性指掌角化症、局限性硬皮病、结节性红斑、寒冷性脂膜炎、老年性冬季皮肤瘙痒、老年性黄褐斑、风寒型银屑病、多形红斑等病症。如饶氏等用黄芪当归四逆汤(黄芪 30 g,当归、白芍、桂枝、细辛各 10 g,炙甘草、通草各 6 g,大枣 7 枚,每日 1 剂,7 d 为 1 个疗程)治疗冻疮 204 例。结果:服药只有 1 个疗程即获痊愈者 80 人,显效者 120 人,无效者 4 人,服药 2 个疗程全部治愈。随访 150 人,其中 142 人连续 3 个冬天未出现冻疮,仅 8 名女性手部出现 I 度冻疮。洪氏用加味当归四逆汤(黄芪 20 g,当归、杭芍、桂枝、木通、荆芥、防风、大枣、炙甘草各 10 g,细辛 6 g)治疗 79 例风寒型银屑病。结果:临床痊愈 34 例,占 43%;基本痊愈 23 例,占 29.1%;有效 11 例,占 13.9%;无效 11 例,占 13.9%;总有效率为 86.1%。

(9)儿科疾病:用本方加减可治疗脊髓灰质炎后遗症、新生儿硬肿病等。如曹氏报道以当归四逆汤加味(当归、白芍、吴茱萸、人参、炮姜各 6 g,桂枝 5 g,细辛、木通、炙甘草、大枣各 3 g)水煎鼻饲,棉被保暖,治疗 2 例发生于冬季的新生儿硬肿病,获得满意效果。

(10)眼科疾病:有报道用本方加减治疗蚕食性角膜溃疡、视网膜母细胞瘤而奏效者。

【临证心悟】

当归四逆汤应为桂枝汤类方,功能温经散寒,养血通脉,外可助卫固表,内可温脏散寒、通调血脉,主要用于血虚寒凝、阳虚脏冷、经脉不利之证,其辨证要点是"手足厥寒,脉细欲绝"。临床上,只要能掌握这一内涵,灵活变通,就能做到异病同治,一方多用。从上述临床运用及病案举例等资料可以看出,本方所治疾病达数十种之多,几乎遍及内、外、儿、妇、五官、皮肤各科,足见其治疗范围之广。

必须指出,本方证与四逆汤同属里虚寒厥之证,但由于两者病机同中有异,脉症亦有区别,故治法各不相同。少阴重在真阳,以阳虚为主,其证四肢厥逆而脉微欲绝,故治用四逆汤大辛大热之品,药少力专,急救回阳;厥阴主藏血,体阴而用阳,其证手足厥寒而脉细欲绝,故治用当归四逆汤养血通脉、温经散寒,意在缓图,不在急攻也。

理中丸类方

🌀 理中丸方

【原文】

伤寒服汤药,下利不止,心下痞硬。服泻心汤已,复以他药下之,利不止,医以理中与之,利亦甚。理中者,理中焦。此利在下焦,赤石脂禹余粮汤主之。复不止者,当利其小便。(159)

霍乱,头痛发热,身疼痛,热多欲饮水者,五苓散主之;寒多不用水者,理中丸主之。(386)

大病差后,喜唾,久不了了,胸上有寒,当以丸药温之,宜理中丸。(396)

【方药】

人参　干姜　甘草炙　白术各三两

上四味,捣筛,密和为丸,如鸡子黄许大。以沸汤数合,和一丸,研碎,温服之,日三四,夜二服。腹中未热,益至三四丸,然不及汤。汤法,以四物依两数切,用水八升,煮取三升,去滓,温服一升,日三服。若脐上筑者,肾气动也,去白术,加桂四两;吐多者,去白术,加生姜三两;下多者,还用术;悸者,加茯苓二两;渴欲得水者,加术,足前成四两半;腹中痛者,加人参,足前成四两半;寒者,加干姜,足前成四两半;腹满者,去术,加附子一枚。服汤后如食顷,饮热粥一升许,微自温,勿发揭衣被。

【功用】

温中散寒,健脾燥湿。

【方解】

本方为治太阴寒证之主方。用人参、炙甘草益气补中;干姜温中散寒;白术健脾燥湿,共奏温中健脾、燥湿祛寒功效。前人认为本方能奠安中气,以恢复升清降浊之需,而疗吐利,正所谓"理中者,理中焦",故凡脾胃虚寒、中焦升降失调之证,无论外感内伤,均可用之。

本方为一方两法,即既可作丸,亦可作汤。一般说来,凡病后需久服者,可用丸剂;若病急或服丸疗效不显著者,又当服用汤剂。由于霍乱病势急剧,故丸不及汤的疗效,而常用理中汤治疗。

为了更加切中病情,方后还列举了 8 种加减方法。

1. 脐上筑者,即自觉脐上筑筑跳动,此为肾虚水气动欲上冲,故云"肾气动也"。是病已由脾及肾,由太阴病及少阴,故去术之壅滞,加桂枝温阳化气,平冲降逆。

2. 吐多者,因寒湿犯胃,胃气上逆,故去壅滞之术,加生姜以温胃降逆止呕。

3. 下多者,是因寒湿偏胜,水湿下趋,故不应去术,而取之健脾燥湿。

4. 悸者,为水气凌心,故加茯苓淡渗利水,宁心以定悸。

5. 渴欲得水者,是脾失健运,不能散精,水饮停留,故加重白术用量,以增强健脾运湿,输布津液的功能。

6. 腹中痛者,是因里虚经脉失养,因而腹痛喜按,故加重人参用量以补益中气,以温经脉。

7. 寒者,指太阴之里寒甚,故加重干姜用量,以增强温中散寒功效。

8. 腹满者,是阳虚寒凝,故去白术之壅滞,加附子辛热以温阳祛寒散凝。

以上加减是举例而言,说明仲景用方并非一成不变,而是随证加减化裁,务在切合病机。这种灵活用药遣方对后世启迪很大,并在理中汤基础上发展成了不少新的方剂。比较常用的有:若中焦虚寒下利,又兼肠热大便不爽者,加黄连,名为连理汤;若胃寒吐逆不止,可加丁香、吴茱萸,名为丁萸理中汤;若中焦虚寒兼见吐蛔,可加乌梅、川椒,名为椒梅理中汤;若寒实结胸,胸膈高起,不可近手,可加枳实、茯苓,名为枳实理中丸;若脾胃阳虚,食少便溏,呕吐清水,寒饮内停,加法半夏、茯苓,名为理中化痰丸等,就不一一列举了。在本论太阳病篇,用理中汤加桂枝,治疗脾阳虚兼表证,证见协热下利、利下不止、心下痞硬、表里不解者,都是灵活应用的范例。

又,本方亦名人参汤,《金匮要略》用于治疗虚寒性的胸痹心痛。上述理中汤加桂枝方名桂枝人参汤。

此外,方后尚有"服汤后如食顷,饮热粥一升许,微自温,勿发揭衣被"的护理法,也是极重要的。因热粥可以助胃气,增强温养中脏的作用。服药后覆被静卧,保暖以助温中之力。但这种服药后饮热粥,与服桂枝汤后啜热稀粥以助药力发汗是不相同的。"桂枝汤之饮热粥,欲具助药力以外散;此饮热粥,欲其助药力以内温。"

【临证运用】

1. 后世医家对本方的应用

(1)《妇人良方》载:治产后阳气虚弱,小腹作痛或脾胃虚弱,或呕吐腹痛,或饮食难化,胸膈不利者。

(2)《赤水玄珠》载:理中汤治小儿吐泻后,脾胃虚弱,四肢渐冷,或面有浮气,四肢虚肿,眼合不开。

(3)《三因极一病证方论》载:理中汤能治伤胃吐血者,以其功最理中脘,分利阴阳,安定血脉。

(4)《景岳全书》载:治太阴即病,自利不渴,阴寒腹痛,短气咳嗽,霍乱呕吐,饮食难化,胸膈噎塞,或疟疾瘴气瘟疫,中气虚损,久不能愈,或中虚生痰等证。又张景岳并列有十种理中汤的加减,方法运用极其灵活。

(5)《伤寒论集注》:《万病回春》载,李某,仲夏患腹痛吐泻,两手扪之则热。按之则冷,其脉轻按则浮大,重按则微细,此阴寒之证也,服附子理中汤四剂而愈。

(6)《伤寒论类方汇参》载:阴斑者,因为有伏寒或误进寒凉,逼其虚阳浮散于外,其斑隐隐而微,脉虽洪大按之无力或六脉俱微,手足逆冷,舌苔白滑或胖滑,此阴斑无疑也。先用炮姜理中汤以复其阳,次随诊治。

(7)丹溪曰:口疮服凉药不愈者,此中焦阳气不足,虚火泛上无制,用理中汤,甚者加附子或噙官桂亦可。

(8)吐血之证:多由于中州失运,阴血遂不归经,瘀阻闭塞清道,以致清阳不升,阴血潜上,便成血逆。理中汤能调中州之气,中州健运,血自归经,其病自已。

2.现代应用

(1)消化系统疾病:张氏等使用经方辨治慢性胃炎70例,其中男25例,女45例;病程1年以内12例,1~2年18例,3~10年24例,11~20年11例,20年以上5例;经纤维胃镜、病理组织检查确诊。辨证分型:①肝胃不和型10例,拟疏肝理气、和胃止痛之法,选用四逆散加味治疗(柴胡、白芍、枳实、炙甘草、郁金、百合各10 g,香附、广木香各6 g);②寒热错杂型19例,以清热化湿、和胃消痞之半夏泻心汤加味治疗(法半夏、黄连、黄芩、党参、香附各10 g,厚朴、炙甘草、干姜各6 g,大枣6枚);③脾胃虚热型27例,治以温中健脾之法,方用理中汤、小建中汤加味(党参、蒲公英各15 g,白术、炒白芍各12 g,全瓜蒌10 g,干姜、桂枝、广木香、砂仁各6 g);④胃阴不足型14例,治以养阴益胃,方用麦门冬汤加味(麦冬15 g,半夏、太子参、生地黄、石斛、乌梅、白芍、陈皮各10 g,炙甘草6 g)。对伴有不典型增生、肠上皮化生者,在原方基础上加丹参、莪术各10 g,白花蛇舌草5 g。以上诸药,均水煎内服,每日1剂,1个月为1个疗程。结果:近期临床痊愈(临床症状消失,复查胃镜示活动性炎症消失,慢性炎症好转达轻度,不典型增生、肠上皮化生、腺体萎缩复常或消失)上述4组依次为2、3、2、1例;显效分别为2、5、6、2例;有效分别为 4、8、13、7 例,无效分别为 2、3、6、4 例,总有效率分别为 80.00%、84.21%、77.78%、71.43%。黄氏使用理中汤治愈慢性萎缩性胃炎 1 例,辨证属脾胃虚寒,运化失司,方用:党参、白术、木香各 10 g,干姜、炙甘草各 5 g,炒薏苡仁 30 g。共服 20 剂,病人临床症状基本控制,遂改服理中丸,每日 2 次,每次 10 g,以巩固疗效。半年后复查胃镜,转为慢性浅表性胃炎。李氏治疗 1 例胃结石病人,表现为上腹隐痛,不思饮食,腹胀腹泻。X 射线钡餐发现"胃内有 6 cm×7 cm 团块状不规则的充盈缺损,动度大,可从胃窦推到胃底"。诊断为胃石症。建议手术,拒绝后而易中药治疗。症见:胃脘胀痛,昼轻夜重,喜温按,口黏腻,纳呆腹泻,小便清长,舌质淡红,苔薄白,脉沉弦。辨证属脾阳虚寒,运化无力,食积凝结成块而为患。治宜健脾和胃、温中散寒。方用理中汤:熟附子 10 g,人参 6 g,干姜 10 g,苍术 15 g,炙甘草 10 g,茯苓 20 g,水煎服,每日 1 剂,药用至 9 剂,X 射线钡餐透视报告:胃石消失。张氏辨证治疗肠易激综合征 112 例。共分为 6 型,其中脾肾阳虚者用理中汤合四神丸治疗,取得了较好疗效。李氏用附子理中汤治疗脾肾两虚型功能性腹泻病人,并设对照组进行观察,结果中药组疗效明显优于对照组($P<0.01$)。邓氏以理中汤治疗习惯性便秘 1 例,因脾胃虚寒,升降升调,无力推动糟粕,兼久服泻剂而成。拟方为:党参、干姜各 15 g,白术 30 g,芦根、石斛各 12 g,炙甘草 6 g。共服 15 剂而愈。

(2)儿科疾病:杨氏等以理中汤加青黛治疗小儿虚寒性腹泻 30 例,同时观察对照组 30 例。60 例患儿中,24 例大便常规白细胞(+~++),15 例可见少许黏液,2 例有脂肪球。周围血常规检查,11 例白细胞总数>$12.0×10^9$/L,其他均<$10.0×10^9$/L。治疗方法:分中、西药两组对照。中药组以理中汤加青黛为主,伴中、重度脱水者,配合口服补液或静脉补液(2:1 液或 2:3:1 液),不用抗生素。药物组成:党参、白术、干姜、青黛、炙甘草。随症加减:发热者加藿香、苏叶;呕吐者加半夏、陈皮;腹胀者加木香、川朴;纳呆者加神曲、麦芽;尿少者加泽泻、车前子;久泻者加肉豆蔻、赤石脂;受惊者加双钩藤、蝉蜕。西药组则以静脉补液为主,选用庆大霉素、氨苄西林、复方新诺明、土霉素等 1~2 种,并给予胃蛋白酶、颠茄合剂、酵母片等配合治疗。结果:中药组与西药组显效(治疗 2 d 内大便次数及性状恢复正常)分别为 18 例、10 例;好转(治疗 3 d 内大便次数减少,性状改善)分别为 8 例、14 例;无效(治疗 3 d 内腹泻无改善)分别为 4 例、6 例;显效率分别为 56.6%、33.3%,总有效率分别为 86.6%、83.3%。两组之间无显著性差异。张氏通过直肠给药治疗婴幼儿腹泻 83 例,湿热型 30 例,伤食型 19 例,寒湿型 11 例,脾虚型 11 例,全部病例以半夏泻心汤合理中汤加减治疗。热多者黄芩、黄连加量,去干姜;寒重者加附子,增加干姜剂量,去黄芩;中寒呕逆者,去白术、

周雪林经方心悟

黄芩,加砂仁、丁香;泻多而虚者重用人参、白术;虚少而有积滞者去人参,加枳实、厚朴。一般按 3~4 mL/kg 体重给药,药温 37~38 ℃。结果:痊愈(临床症状消失,饮食转佳,精神好转)57 例;好转(症状消失,呕吐止,腹泻次数明显减少,并能采用口服中药善后)20 例;无效 6 例,总有效率为 93.2%。小儿脏腑娇嫩,素体脾阳不足,易感受外寒,因此可选用温中之法,预防小儿感冒。晏氏以加减理中糊预防小儿感冒,用药:党参 8 g,白术 10 g,干姜 5 g,黄芪 10 g,防风 5 g,每剂药煎 2 次,加入少量面粉、白糖,熬成糊状,每日 2 次,连服 10~15 d。一般 15 d 后不必再服。若食少则加鸡内金;咳嗽者加杏仁;缺钙者加龙牡。

(3)五官科疾病:脾主口唇,因此中焦脾脏虚寒可出现口腔疾患,如复发性口腔溃疡、口腔炎等,可酌情选用理中汤加减治疗。白氏治疗虚寒型复发性口腔溃疡病人 106 例,方用理中汤加减,脾虚甚者以红参易党参;有寒者加肉桂;有热者加黄连,结果全部治愈。李氏治疗 1 例口疮证属中阳不振、脾胃虚寒、唇失濡养、寒湿内生而湿邪上泛者,方用理中汤加味:党参 12 g,白术 10 g,干姜 10 g,云苓 15 g,薏苡仁 30 g,五倍子 10 g,白及 10 g,甘草 6 g。3 剂效不显而加附片 10 g,服 5 剂,溃疡缩小,再加至 30 g,并加肉桂 6 g 治疗,溃疡愈合。后以附子理中丸作长久固本之计,以防复发。余氏以理中汤治愈本病 1 例证属脾胃虚寒者,随访 1 年未复发。李氏报道以理中汤治愈 1 例中焦虚寒型小儿口腔炎。

曹氏以桂附理中汤加减治疗角膜软化症 21 例,药用:肉桂 1 g,附片 1 g,人参 2 g,白术 3 g,炙甘草 0.3 g,炮姜 0.5 g。以水适量,先煎附片约 30 min,以不麻口为度,余药后下,煎煮三沸去滓,分四次微温服之,每日 1 剂,10 剂 1 个疗程。每个疗程服完后间隔 3~5 d,再服第 2 个疗程。加减法:夜盲者加夜明砂、菟丝子、苍术;干燥前期者加使君子、雷丸、鸡内金;干燥期者加百部、鱼腥草、使君肉、鹤虱、石决明;软化期者加草决明、蜂花;偏热者去干姜,加丹参、胡黄连、银柴胡、犀角或羚羊角(山羊角代);便秘者加生大黄;血虚者加当归;气虚自汗者加黄芪、浮小麦、牡蛎;阴津不足者加石斛、百合、麦冬、玉竹;气阴两虚者加五味子、麦冬,重用人参,经治疗,在 10 个疗程内症状完全控制,白睛色泽正常,黑睛清晰,无宿翳遗留,视力恢复正常者为痊愈,共 17 例;10 个疗程内症状有不同程度减轻,无恶化发展者属好转,3 例;若在 10 个疗程内症状无改变甚至加重者为无效,1 例,总有效率为 95%。

(4)其他:吴氏报道以理中汤加减治疗脾阳虚多涎患儿 42 例。其临床表现都以频频吐涎,不由自主,唾沫稀白为主,多伴有食欲减退、面色萎黄、形体瘦弱、舌质淡、苔薄白、脉细弱等脾阳虚弱见症。药用:党参 8~10 g,益智仁 5~10 g,干姜 5~8 g,甘草 4~6 g,白术 8~10 g。加减法:吐涎日久,纳差、便溏者,加砂仁 4 ~ 6 g,鸡内金 5 ~ 8 g;兼虫积腹痛者,去甘草,加乌梅 10 ~ 18 g,使君子仁 7 ~ 10 g,花椒 4 ~ 6 g。每日服 1 剂,服药期间忌食生冷、油腻之品。结果 42 例全部有效。吐涎症状消失,伴随脾阳虚症状消失或明显好转,随访 3 个月无复发者为痊愈,共 40 例。常氏以理中丸,每日服 3 次,每次服 6 g,以温运脾肺,摄津液,治愈 1 例唾涎病人。段氏从戒毒病人戒断症状表现为呕吐或口吐清水、涎沫,腹泻等出发,辨证治疗 3 例。其中 1 例属脾胃虚寒,以理中丸加吴茱萸 10 g 治疗症状大减。骆氏治疗 1 例胎坠刮宫后顽固呕吐症病人,表现为面白无华、神疲、四肢欠温、头昏眼花、舌质淡、边有齿痕、脉沉迟、尺脉微细。辨证属脾肾阳虚,气血亏损。治以温阳益肾、和胃降逆,兼补益气血为法,用桂附理中合生姜半夏汤化裁调治而愈。

【临证心悟】

1. 理中丸(汤)类方发展史　理中丸是温中散寒之名方,其疗效卓著,被历代医家广泛运用,并且在其基础上根据临床之需要加减化裁,衍化出许多理中丸(汤)类方,扩大了其应用范围。

(1)同名异方考:以理中命名的方剂,不止此一首,同样有丸、散、汤 3 种剂型。同名理中丸者有三:其一,《外台秘要》治疗霍乱吐利,宿食不消方,即由仲景方加桂心、高良姜,增强了温中祛寒之功;其二,《延年秘录》方,乃由仲景方中加麦芽,能温中健脾、和胃消食;其三,《博济方》治一切冷气攻刺疼痛,心腹胀痛,胃冷吐逆,脐腹撮痛方,是由仲景方减去人参,加肉桂、青皮、陈皮、三棱、莪术、木瓜、阿魏七味,既可温中补脾,又能消积滞、除胀满。同名理中散者有二:其一,《外台秘要》引《必效方》治霍乱主转筋、吐利不止方,乃由仲景方去人参,加桂心、厚朴、木香,加强温里去寒,并能行气消胀;其二,又引《延年秘录》治食后吐酸水方,只用干姜、吴茱萸两味,专主温中止吐制酸。至于理中汤,乃理中丸煎汤之制。

(2)类方衍变:以理中汤加减而衍变的方剂主要有以下几个方面。

1)温中祛寒,升阳补虚:本方加入温里助阳等药,如附子理中丸(《阎氏小儿方论》)即本方加附子,治脾胃虚寒、心痛、霍乱吐利转筋;本方加肉桂、附子而成桂附理中汤(《三因极一病证方论》),治脾胃虚寒,功同附子理中丸,唯其补阳祛寒之力更甚;肉桂理中汤(《全国中药成药处方集》)乃本方加肉桂,治阴寒腹痛、霍乱呕吐停食、呕噎等证;《全国中药成药处方集》中所载的参茸理中丸即本方加鹿茸,治肾虚精竭,命门火衰,脾胃痛,痰多腹胀,或停饮,呕噎等症;本方去白术加附子、当归、熟地黄即六味回阳饮(《景岳全书》),用于治疗命门火衰、阴阳将脱等症。

2)温中健脾,化滞消食:《和剂局方》以本方加入理气导滞之枳实、茯苓而成枳实理中丸,用于治疗脾胃虚寒,气滞饮停,脘腹胀满等症;香砂理中丸(《全国中药成药处方集》)是在本方基础上加木香、砂仁构成,用于治疗脾胃虚寒,吐泻腹痛,反胃噎膈及寒痹等症;《证治准绳》以理中汤加青皮、陈皮而成治中汤,用于治疗冷食积滞;温脾汤(《备急千金要方》)是在理中汤基础上去白术,加附子、大黄构成,治冷积便秘或久痢赤白腹痛者;理中汤加陈皮、茯苓名为补中汤(《证治准绳》),治虚寒性泄泻;和中丸(《脾胃论》)具有消食化滞之功,是由本方加陈皮、木瓜而成;济生加味理中汤(《济生方》)取本方加葛根,治疗饮酒伤胃遂成呕吐者;张景岳以理中汤加茯苓治疗脾胃虚寒,泄泻呕吐而兼湿者,名其方曰五君子煎(《景岳全书》);《中医方剂与治法》中以理中丸加减而成增损理中丸(加茯苓、厚朴)、茯苓理中汤(去白术,加茯苓)、理中二味丸(加当归、白芍)及理苓汤(合五苓散),分别治疗霍乱下气能食、脐上悸、胸满腹痛及胃虚食滞兼喘胀浮肿小便不利者;《内外伤辨惑论》以本方去人参、白术,加厚朴、陈皮、草豆蔻、茯苓、木香,衍化而成厚朴温中汤,治脾胃虚寒,脘腹胀满及胃寒痛。

3)理中降逆,止痛止呕:理中丸中加入和胃降逆之品,衍而变成多种类方。如加丁香、吴茱萸,是名丁萸理中汤(《医宗金鉴》);加丁香、蔻仁,名曰丁蔻理中汤(《方剂学》广州中医学院);加丁香、半夏,易名为温胃散(《证治准绳》),分别用于治疗中焦虚寒、呕吐、反胃者。《医学发明》以理中丸去人参,加附子、肉桂、高良姜,而成附子温中丸,以生姜橘皮汤送服,治疗呕吐噎膈、留饮肠鸣等症。

4)温中理脾,退黄化湿:本方加入利湿退黄之品,如加茵陈,则名疏凿饮(《中医方剂与治法》),可用于治疗阴黄;《兰室秘藏》以本方与半夏泻心汤、枳术汤、四苓汤等方配合加陈皮、厚朴、知母、姜黄而成中满分消丸,适用于脾胃虚寒夹有湿热壅滞,中滞热胀、膨胀、气胀等证候。

5)理中健脾,温经摄血:妇女脾虚便血或崩漏腹痛,可在本方中加入补血止血之品治疗,如《备急千金要方》中所载之胶艾理中汤(加阿胶、艾叶);《中医妇科治疗学》所载的温经摄血汤(以炮姜易干姜,加吴茱萸、焦艾叶或乌贼骨、延胡索)。

6)温中化痰,止咳平喘:理中化痰丸(《明医杂著》本方加半夏、茯苓)、理中降痰丸(《沈氏尊生书》本方加半夏、茯苓、苏子)、加味理中汤(《金匮翼》本方加半夏、茯苓、陈皮、细辛、五味子)及胡椒理中汤(《金匮翼》即加味理中汤加胡椒),是在理中丸的基础上加化痰止咳之品而成,多用于治疗脾胃虚寒而成咳、痰、喘者。

7)温中安蛔:理中丸中加入蜀椒、乌梅、茯苓,去甘草名为理中安蛔丸(《万病回春》),用于治疗脾胃虚寒,蛔虫腹痛、腹鸣或呕吐蛔虫者。

2. 理中汤有温中健脾之功　若审其主要药物人参、干姜之功效,则本方不仅能温足太阴,亦具温补手太阴之功。因此《伤寒论》以之治疗中焦虚寒之"寒多不用水"(霍乱);肺脾气虚之"喜唾,胸上有寒";《金匮要略》则因此而治疗胸痹之属虚寒者。现代应用主要有以下几方面:其一,中焦脾阳虚弱、运化无力,可致腹胀不欲食、吐泻等症。因此慢性胃炎、萎缩性胃炎及肠易激综合征等,凡属脾阳虚弱者,恒可用之。其二,脾开窍于口,脾阳素虚之人,可因温养不足,而患口疮,复发性口腔溃疡,故可以理中丸缓而补之。其三,小儿脾常不足,可因此而患外感,又可以本方为糊剂等加以防治。其四,肺居胸中,为贮痰之器,脾主运化,为生痰之源,脾肺虚弱,则喜唾、多涎等症可随之而生。慢性支气管炎等病,属此种情况者,可酌选此方而治之。此则取手足太阴双补之义。

3. 其他　后代医家为临床计,将本方演变成很多有效方剂:或增温阳之品;或加化痰之类;或兼以降逆,或辅以化湿;或变为温经摄血之方;或作温肺化痰之剂,诸多变化,不一而足,是丰富理中之法,学者当仔细体会。理中汤与理中丸名异药同,一方二法,视丸汤之缓急,察病情之轻重,临床之所需,而易其制也。原文服汤后,饮热粥,是取其增强药力之意,临床可酌情取舍。

🌀 真武汤方

【原文】

太阳病发汗,汗出不解,其人仍发热,心下悸,头眩,身瞤动,振振欲擗地者,真武汤主之。(82)

少阴病,二三日不已,至四五日,腹痛,小便不利,四肢沉重疼痛,自下利者,此为有水气。其人或咳,或小便利,或下利,或呕者,真武汤主之。(316)

【方药】

茯苓三两　芍药三两　白术二两　生姜三两,切　附子一枚,炮,去皮,破八片

上五味,以水八升,煮取三升,去滓,温服七合,日三服。若咳者,加五味子半升,细辛一两,干姜一两;若小便利者,去茯苓;若下利者,去芍药,加干姜二两;若呕者,去附子,加生姜,足前为半斤。

【功用】

温阳化气行水。

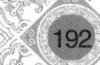

【方解】

真武汤由茯苓、芍药、生姜、白术、附子组成。方中附子辛热以壮肾阳，使水有所主；白术健脾燥湿，使水有所制；白术、附子同用，更可温煦经脉以除湿。生姜宣散，佐附子助阳，于主水中有散水之意；茯苓淡渗，佐白术健脾，于制水中有利水之用；芍药活血脉，利小便，且有敛阴和营之用，可制生姜、附子刚燥之性，使之温经散寒而不伤阴。诸药相辅相成，相互为用，共成扶阳散水之剂。

方后加减诸法，是为随症化裁举例示范：若咳者，是水寒犯肺，加干姜、细辛以散水气，加五味子以敛肺气，与小青龙汤中干姜、细辛、五味子同用作用一致；小便利则不须利水，故去茯苓；下利甚者，有阴盛阳衰，芍药苦泄，故去之，加干姜以温里；水寒犯胃而呕者，可加重生姜用量，以和胃降逆，至于去附子，附子为本方主药，似不宜去，汪苓友说："若去附子，恐不成真武汤矣。"很有见解。

【临证运用】

1. 后世医家对本方的应用

（1）《王氏易简方》载：此药不惟阴证伤寒可服，若虚劳人憎寒壮热，咳嗽下利，皆宜服之，因易名固阳汤，增损一如前法。

（2）《伤寒全生集》载：凡伤寒四五日，腹痛，小便自利，四肢沉重，疼痛下利者，此有水也，真武汤主之。

（3）《伤寒绪论》载：不得眠，皆为阳盛，切禁温剂，惟汗吐下后，虚烦脉浮者，因津液内竭，则可从权用真武汤温之。

（4）《方机》载：此方治心中燥（一作心下悸），身眴动，振振擗地，小便不利，或呕或下利，若拘痛者。

（5）《类聚方广义》载：真武汤，治痿躄病，腹拘挛，脚冷不仁，小便不利，或不禁者。又：腰疼腹痛恶寒，下利日数行，夜间尤甚者，称为疝痢，宜此方。又久痢见浮肿，或咳或呕者亦良。又：产后下利，肠鸣腹痛，小便不利，肢体酸软，或麻痹，有水气，恶寒发热，咳嗽不止，渐为劳状者，尤为难治，宜此方。

（6）《方函口诀》载：此方以内有水气为目的，与他附子剂异，水饮之变，为心下悸，身眴动，振振欲倒地，或觉麻痹不仁，手足引痛，或水肿，小便不利，其肿虚滞无力，或腹以下肿，臂肩胸曳羸瘦，其脉微细，或浮虚而大，心下痞闷，饮食不美者，或四肢沉重疼痛，下利者，用之有效。方名当从千金及翼，作玄武。

（7）《仁斋直指方》载：治少阴水饮与里寒合而作嗽，腹痛下利，于本方加干姜、细辛、五味子,凡年高气弱久嗽通用。

(8)《临证指南医案》载:用真武汤或加人参,治痰湿积聚水饮,或湿邪伤脾肿胀,或呕吐、水饮、泄泻等症。如陈某痛久气乱,阳微,水谷不运,蕴酿聚湿,新进水谷之气与宿邪再聚复出,法当通阳,真武汤主之。

2.现代应用　根据真武汤温阳利水之功,现代常用本方治疗慢性肾小球肾炎、心源性水肿、醛固酮增多症、肾病综合征、尿毒症、充血性心力衰竭、慢性肠炎、低血压、慢性气管炎、羊水过多等属阳虚水泛者。

据临床报道,本方尚可治虚寒滑脱之久泻、久痢;虚寒性吐血、便血、伤寒肠出血;虚寒性妇女崩漏、带下、功能性子宫出血等症。

【临证心悟】

真武汤为少阴心肾阳虚而兼水饮泛滥的主方,临床运用非常广泛,无论内、外、妇、儿各种疾病,只要具有阳虚饮停的病理特点,如恶寒肢冷、心悸怔忡、小便不利、水肿、舌淡脉沉等,即可相机选用。就其组方特点而言,尤其适宜于慢性心肾衰竭所致的各种病症。

本方用于救治慢性充血性心力衰竭效果确切,但应注意选加部分活血药物,尤其是具有活血利水双重功效之品,如蒲黄、益母草、泽兰、水蛭等,以收水血并治之功。从理论上讲,加入活血之品,更能切合少阴"心主血,肾主水"的病理生理特点。临床运用时,亦常与生脉散合用治疗各型心力衰竭,尤其是对强心苷类药物中毒病人,具有明显疗效。

本方用治水邪较盛的各类病症如慢性肾炎、慢性肠炎、湿性胸膜炎时,常合用五苓散,以收"脏腑同治"之功。而用治各类眩晕病人,若兼血瘀或血虚,则常配合四物汤运用,对耳源性眩晕、眼源性眩晕、椎基底动脉供血不足眩晕、胃源性眩晕等,皆具良效。

附子汤方

【原文】

少阴病,得之一二日,口中和,其背恶寒者,当灸之,附子汤主之。(304)
少阴病,身体痛,手足寒,骨节痛,脉沉者,附子汤主之。(305)

【方药】

附子二枚,炮去皮,破八片　茯苓三两　人参二两　白术四两　芍药三两
上五味,以水八升,煮取三升,去滓,温服一升,日三服。

【功用】

温阳化湿,镇痛祛寒。

【方解】

方中重用炮附子扶先天之阳,人参补后天之本,人参、附子合用既助附子温经散寒,又可扶阳固本。白术甘温,茯苓淡渗,二药合用一则助人参健中脾土,一则助附子利水以消阴浊。佐以芍药以和营血而通血痹,可加强温经止痛的效果,又可制附子之辛燥大热伤阴之弊。本方以附子、人参为主药,故其治在于补益脾肾而固根本。

【临证运用】

1. 后世医家对本方的应用

(1)《备急千金要方》载:附子汤(即本方加桂心、甘草)治湿痹缓风,身体疼痛,如欲折,肉如锥刺刀割。

(2)《方极》载:附子汤,治身体挛痛,小便不利,心下痞硬,若腹痛者。

(3)《类聚方广义》载:附子汤,治水病遍身肿满,小便不利,心下痞硬,下利腹痛,身体痛,或麻痹,或恶风寒者。

(4)《成绩录》载:一男子,两脚疼痛,不得屈伸,手足寒,腹挛急,食颇减,羸瘦尤甚,服附子汤疼痛退,拘挛缓,食亦进,能行步。

(5)《古方便览》载:一男儿十岁,背梁曲而伛偻,两脚挛急不能起已两年,作此方及紫圆饮之,两月而痊愈。

(6)《医宗金鉴》载:身体痛,表里俱有之证也。如太阳病,脉浮发热恶寒手足热,骨节痛,是为表寒,当主麻黄汤发表以散寒。少阴病,脉沉无热恶寒,手足寒,骨节痛,乃是里寒,故主附子汤温里以散寒。

(7)《勿误方函口诀》载:此方乃真武汤加人参代生姜。彼方治少阴之里水,此方主少阴之表寒,一味之差,妙不可言。此方在《备急千金要方》中类方颇多,身体疼痛剧者,可随证选用。

2. 现代应用 本方所治之证由阳气虚衰、寒湿凝滞所致。症见身痛、骨节痛、手足冷等。现代多用于治疗风寒湿痹、眩晕、腹痛、外周血管病、妊娠腹痛、水肿等病症。

(1)循环系统疾病:治冠心病之背恶寒、心功能不全之怔忡,以及外周血管病,如脉管炎、雷诺病等。我们用附子汤加味治愈心肌梗死 1 例。病人平素伏案少动,经常熬夜,长期失眠。血压持续在(170~190)/(100~120)mmHg。近 1 年来常阵发性心前区刺痛。1 d 前因劳累过度,情志不舒,骤发胸背剧痛,大汗淋漓,面色苍白,四肢厥逆,手足青紫,处于昏迷状态。急送某院诊为"心肌梗死",经吸氧等抢救措施,3 d后脱险。但仍神志模糊,稍一劳累,心绞痛即发作。后转中医诊治,先后用活血化瘀、祛湿化痰等治之,症状仍时轻时重。后又突发心绞痛,剧痛难耐,背冷恶寒,汗出不止,四肢发凉,舌脉同前。证属阴寒内盛,胸阳不振,思伸景"少阴病……其背恶寒者,附子汤主之"予附子汤加川芎、薤白,急煎频服。服药须臾,汗止,痛减。2剂后背冷减轻,疼痛消失。以上方继服40剂,心绞痛未再发作,背冷消失,血压稳定在(140~150)/(90~100)mmHg,能上班工作。还曾用附子汤加味治愈脱疽1例。

(2)运动系统疾病:治风湿性和类风湿关节炎之骨节痛,证属阳虚而寒湿痹阻经脉筋骨者,以关节疼痛、肌肉疼痛、恶寒、脉沉、苔白为审证要点。白清佐认为痛痹偏于寒重者,其证形寒身重,痛时剧烈,或其痛骤然而至,不可忍耐,手足缓弱,口和不渴,小便清长或频数。多兼见腰痛之证,其脉沉细无力。多由下元虚寒,复感寒湿之邪所致。宜用温肾阳,补脾胃,兼祛风湿。用附子汤:附子30 g,白术24 g,茯苓12 g,人参、白芍各9 g。痛在四肢者,加桂枝。如刘某患腰腿沉痛2年余,不能俯仰,形身重,精神萎顿,面色黧黑,脉沉微。此肾阳不足之痛痹也。方用附子汤加桂枝15 g。3剂腰痛大减,又3剂而愈。

(3)妇科疾病:治妊娠腹痛,水肿,月经后期,子宫脱垂,附件炎、盆腔炎引起的白带过多。我们用附子汤加味治疗妊娠腹痛,病人妊娠6个月,腹部冷痛,曾服当归芍药散等,未见好转。诊见面色青黄,少腹冷痛,恶寒身蜷,入夜加重,腹胀,并发低热,大便稀溏,舌淡苔白,脉弦。证属里气虚寒、阴寒内盛。治宜温脏回阳、益气健脾。处方:附子、白术各24 g,白芍、党参各15 g,茯苓、黄芪各30 g。家属以为附子辛热有毒堕胎,弃之不用,服余药2剂,诸症不解。再诊时嘱必按原方服之。药进4剂,诸症消失。后足月顺产一男婴。孙氏用本方加味治疗带下病;日本人矢数道明用附子汤治疗妊娠出血及少腹冷感,一妇女妊娠5个月,无任何原因而恶寒,伴有下腹部疼痛及膨胀,见子宫出血、脉沉紧、舌无苔,未见胸胁苦满等症,少腹较妊娠5个月大,若以手触之无寒冷感。病人自觉下腹部凉,似有人以扇扇之。此为"少腹如扇"之附子汤证,于3剂有效,治愈。(《临床应用汉方处方解说》)

朱广仁等曾先后报道用附子汤治疗遗尿、带下、水肿、怔忡属肾阳不足或脾肾阳虚者;治疗慢性心功能不全,慢性肾炎、肝炎,风湿性关节炎,慢性肠炎、盆腔炎,内耳眩晕症,脏器脱垂(如胃下垂、子宫脱垂)等属于脾肾阳衰、寒湿内阻的虚寒寒湿证。

我们用本方加减治疗冠心病等阴寒内盛所致背恶寒,外周血管病如脉管炎、雷诺病等所致的手足寒、脉沉;还治风湿性和类风湿关节炎之骨节痛,妊娠后胃腹疼痛皆有良效。并谓本方用附子均可大剂量,常用 15 ~ 30 g,重则 60 g,但须先煎附子半小时,再纳诸药同煎,无中毒现象。

另外,亦有报道用本方治疗泌尿系统疾病如肾阳虚的尿闭、多尿、遗尿等,治疗神经系统疾病如内耳眩晕症,以及治疗消化系统疾病如慢性胃炎、胃下垂、慢性肠炎、慢性肝炎属阳虚者。

【临证心悟】

附子汤仲景虽用于阳虚而寒湿凝滞之骨节疼痛,然本方具有较好的温经散寒除湿功效,对具有阳虚而阴寒凝滞所致的其他病症亦可应用。是故阳虚阴乘之胸痹、寒湿下注之带下、湿胜阳微之痹证、阳虚寒盛之腹痛,用之得宜,无不应手而效。

甘草附子汤方

【原文】

风湿相搏,骨节疼烦,掣痛不得屈伸,近之则痛剧,汗出短气,小便不利,恶风不欲去衣,或身微肿者,甘草附子汤主之。(175)

【方药】

甘草_{二两,炙}　白术_{二两}　附子_{二枚,炮,去皮,破}　桂枝_{四两,去皮}

上四味,以水六升,煮取三升,去滓,温服一升,日三服。初服得微汗则解,能食,汗出复烦者,将服五合,恐一升多者,服六七合为妙。

【功用】

扶阳温经,散寒除湿。

【方解】

本方以附子辛热,扶阳温经,散寒除湿;桂枝通阳化气,祛风和营;白术苦温,健脾燥湿,又主风寒湿痹。桂枝、附子合用,使表阳得固,自汗可止;白术、附子为伍,以振奋脾肾之阳,则筋肉骨节之寒湿可除,而桂枝、附子、白术相配,既能扶阳温经,又能通阳化气,逐除风寒湿邪,故誉为治风湿之圣药。甘草之缓,不仅调中补虚,助正祛邪,以之为方名者,旨甘缓守中,以尽药力,是恐欲速则不达也。

本方与桂枝附子汤,均为治疗风湿之主方,但彼方主治风湿留着肌表,其效欲速,故用附子3枚;本方主治邪留关节,是病位较深,凝结难除,故用附子2枚,缓而图功,使邪祛正安,方为上乘。方后云:"服药一升为多者,宜服六七合为始"意于在此。

【临证运用】

1. 后世医家对本方的应用

(1)《备急千金要方·风毒脚气门》载:四物附子汤,即本方,治风湿痹证,骨节烦痛,头面手足时时浮肿,体肿者加防己四两,悸气、小便不利加茯苓三两、生姜三两。《千金翼方·卷九》及《外台秘要·脚气门》亦录本方治风湿痹证。

(2)《类证活人书》载:用本方加防风,治风湿肢体重痛,不可转侧,额上微汗,兼见身肿者。

(3)《陶华全生集·伤寒门》载:用本方治风湿,湿多身痛,小便不利。又治湿中太阴经或肾经之小便不利,大便自利。

(4)李梴《医学入门》载:用本方治中湿,湿流关节,一身尽痛,小便不利,大便反快者。

(5)《伤寒论类方汇参》载《医学圆通》:用本方治痿痹,言此证首主润燥泻火,不效者,大辛大甘,以守中复阳,中宫阳复,转输如常,则痿症可立瘳矣。

2. 现代应用　临床以卫阳虚损,风湿相搏,骨节疼痛,难于屈伸,按之痛甚,汗出恶风,或短气,小便不利,身微肿,舌苔白腻,脉沉迟等为辨证要点。

主要应用:痹证(风湿性关节炎、类风湿关节炎、肩周炎、痛风、强直性脊柱炎、椎间盘病变等,肢体疼痛,汗出短气,畏寒恶风,舌质淡,苔白,脉沉迟);痛证(头痛、胸痛、真心痛、腹痛、腰痛等,汗出肢冷,舌淡,脉沉而缓或涩者);其他如自汗、气厥、不孕症、脱疽等属阳虚寒盛证。

(1)痹证:本方常用于治疗风湿性疾病,如风湿性关节炎、类风湿关节炎、坐骨神经痛、痛风等,主要以身体肢节疼痛,关节疼痛,活动受限,又兼见表里阳气亏虚者,均可使用本方加减治疗获效。如罗氏报道用本方加味治疗风湿寒性关节痛78例,因非是溶血性链球菌感染所致的风湿性关节炎,西药治疗效果较差,用本方加秦艽、威灵仙、鸡血藤、盘龙根,风重者,加防风、细辛;湿重者,加茯苓、薏苡仁、防己;寒重者,加干姜、制川乌、制草乌、细辛。近期治愈率达61.5%,总有效率为94.9%,大大高于西药组(泼尼松、吲哚美辛、维生素 B_1)的70.0%。陈氏报道,用本方治疗风湿病,用于疏通经络关节,消肿止痛,临床应以恶风恶寒,肢体冷痛,重着麻木,得温而舒,舌淡体胖,苔薄白,或滑或腻,脉象细涩,或濡弱无力等为其辨证要点,用本方加当归、白芍,随证选入防己、威灵仙、防风、细辛、茯苓、薏苡仁等驱风湿药,每可取得满意疗效。

(2)痛证:本方常用于各种痛证的治疗,因本方具有扶阳温经、祛风散寒、除湿定痛之功效,故各种痛证,只要有阳气虚衰、寒湿凝滞的病机,均可使用本方加减治疗,获得满意疗效。如黄氏报道用本方加茯苓、白芍、生姜治疗产后头痛,证属阳虚风湿搏结;本方加瓜蒌、丹参治疗冠心病心痛;本方合乌梅丸治疗久病胆道蛔虫病并胆道感染引起的腹中冷痛,兼脾肾阳虚,内外皆寒者;本方加杜仲、当归,治疗腰痛,由右中段输尿管结石术后所致,均取得满意疗效。

(3)消化系统疾病:本方温补、脾肾,散寒除湿,近年亦有报道用于治疗中焦虚寒或脾肾两亏的某些消化系统疾病。如李氏报道用本方加黄芪、川楝子、山楂、煨生姜治疗胃脘痛(胃下垂、胃及十二指肠溃疡)疗效满意。黄氏报道用本方加诃子、砂仁,治疗脾肾两虚的重证吐泻病人;本方加阿胶、三七,治疗中焦虚寒、气血亏耗所引起的便血,均取得佳效。

此外,亦有报道本方用治阳气亏虚、寒湿凝滞的很多病症,如肺源性心脏病所致之咳喘证;宫寒不孕症、肝肾两亏、寒湿内阻的脱疽,阳虚所致的气厥、汗证,均能获效。

【临证心悟】

甘草附子汤,系仲景为风湿留着关节而设,与桂枝附子汤证相较,其病位较深,病情较重,临证以骨节烦痛,甚或关节肿大,掣痛屈伸不利,近之则痛剧,且有阳虚卫表不固,以及里气不和之恶风汗出身肿、呼吸短气、小便不利等为其主要辨证依据。本方常用于痹证的治疗,应用时当辨风、寒、湿的偏盛及疼痛的部位,适当选加不同的祛风湿药物,方可奏效。如以风痹为主者,关节疼痛呈游走性,痛处不定,可加防风、细辛、威灵仙、海桐皮;湿痹为主者,见肢体重着麻木、肿胀、屈伸不利等,可加防己、薏苡仁、茯苓、泽泻,加重白术之量,合桂枝之化气,则除湿之效方著;寒痹为主者,见关节冷痛,疼痛剧烈,遇冷加重等,可加大附子用量,或改用制川乌、制草乌、细辛等。上肢痛,加羌活、姜黄;下肢痛,加独活、防己、牛膝;腰痛,加牛膝、续断、桑寄生;痛甚,可加川楝子、延胡索、制乳没。本证病深日久,风寒湿邪凝滞难解,反复缠绵,更兼气血不足。故当重视扶正,如气血亏少者,辅之以补气养血之品,如人参、黄芪、当归、芍药、川芎、桃仁、红花、鸡血藤等,是治风先治血,血行风自灭之义也。病久入络者,选加白花蛇、乌梢蛇、地龙、蜈蚣、全蝎之类,直入血络,以搜剔之。亦宜制丸缓服。

本方应用之重点,在于阳虚与风寒湿邪相搏于关节筋骨之证。此外,凡病机与此相合诸证,皆可酌情使用,如腹痛、腹泻、胃脘痛、虚秘、心力衰竭、心悸、心痛、阳虚多汗等。

桂枝附子汤方、桂枝附子汤方去桂加白术汤方

【原文】

伤寒八九日,风湿相搏,身体疼烦,不能自转侧,不呕,不渴,脉浮虚而涩者,桂枝附子汤主之。若其人大便硬,小便自利者,去桂加白术汤主之。(174)

【方药】

1. 桂枝附子汤方

桂枝_{四两,去皮}　生姜_{三两,切}　附子_{三枚,炮,去皮,破八片}　甘草_{二两,炙}　大枣_{十二枚,擘}

上五味,以水六升,煮取二升,去滓,分温三服。

2. 桂枝附子汤方去桂加白术汤方

附子_{三枚,炮,去皮,破}　白术_{四两}　生姜_{三两,切}　甘草_{二两,炙}　大枣_{十二枚,擘}

上五味,以水六升,煮取二升,去滓,分温三服。初一服,其人身如痹,半日许复服之,三服都尽,其人如冒状,勿怪,此以附子、白术,并走皮内,逐水气未得除,故使之耳。法当加桂四两,此本一方二法,以大便硬,小便自利,去桂也;以大便不硬,小便不利,当加桂。附子三枚恐多也,虚弱家及产妇,宜减服之。

【功用】

温经散寒,祛风除湿,除湿止痛。

【方解】

本方即桂枝汤去芍药加附子。方用桂枝辛温,既能疏散风寒邪气,又能温经通阳;附子辛热,善温经扶阳,散寒逐湿,用量较大,可以达到止痛的目的;生姜助附子、桂枝以温散风寒湿三邪;甘草、大枣减缓桂、附燥烈之性;又因“辛甘化阳”,故为助桂枝、附子温补、振奋阳气。本方与桂枝去芍药加附子汤药味完全相同,唯桂枝附子用量较上方为大,故二方主治的重点也就不同。彼方主治胸阳不振兼表阳不足,以脉促、胸闷、微恶寒为主证;此方主治卫阳不足,风湿困于肌表,身疼痛、不能自转侧。

去桂加白术汤,即桂枝附子汤去桂加白术四两而成。是在桂枝附子汤证的基础上,若见大便硬、小便自利,乃风去湿存,湿邪困脾,转输不力,故不

取桂枝之祛风,加白术者,以用其健脾燥湿之力著,本方较桂枝附子汤更重于培土以胜湿。

服药时应注意以下几点。

(1)方后注云"初一服,其人身如痹,半日许复服之,三服都尽,其人如冒状,勿怪。此以附子、术并走皮肉,逐水气未得除,故使之耳,法当加桂四两。"是指服药后,病人可出现身体麻木、头目眩晕之症,这是因为白术、附子并走皮内,发挥祛风散寒胜湿作用,正邪交争,邪气尚未得除之故,可加桂枝四两,以增强温经通阳、化气祛邪之力,然则,附子用量较大,还应留心是否为附子中毒现象,若是中毒现象,则应减少其用量。

(2)本方一方二法:若大便硬、小便自利,为风去湿存,当去桂枝,加白术。

(3)虚家及产妇,气血亏少,难胜此辛温燥烈之剂,故宜减量。

【临证运用】

1.后世医家对二方的应用

(1)桂枝附子汤方

1)《千金翼方》录《伤寒论》桂枝附子汤,治证皆同。

2)《外台秘要》载:用本方去大枣加麻黄,治疗风水,身体面目尽浮肿,腰背牵引髀股,不能食。

3)《扁鹊心书》载:用本方治暑天中湿头痛,发热,恶寒,汗出,遍身疼痛。

4)《六科证治准绳》:用本方加白术、茯苓治冒雨湿着于肌肤,与胃气相并,或腠开汗出,因浴得之。

(2)桂枝附子汤方去桂加白术汤方

1)本方《千金翼方》"术附子汤",《外台秘要》"附子白术汤",主治均与《伤寒论》同。

2)《类聚方广义》用本方治痛风及结毒沉着作痛,兼用应钟散或七宝承气丸,其效甚速。

3)《三因方》:用本方去生姜、大枣,加干姜,治中风湿重,昏闷恍惚,胀满身重,手足缓纵,漐漐自汗,失音不语,便利不禁。

4)《曾氏活幼口诀》用本方治小儿脏腑虚寒,泄泻洞利,手足厥冷。

2.现代应用

(1)桂枝附子汤方:临床以身体疼痛、舌淡苔白、脉虚涩或兼恶寒发热等为辨证要点。主要用于以下疾病。

1)风寒湿痹:坐骨神经痛、风湿性关节炎、类风湿关节炎、膝关节炎、痛风、腰腿痛、糖尿病性神经病变、产后痹痛等,身体肢节疼痛,转侧不利,怕冷恶风,舌淡苔白,脉虚。

2)阳虚寒痛证:寒疝、胃绞痛、腹痛、胃脘痛等,疼痛剧烈,肢冷汗出,舌淡苔白,脉沉紧或细涩。

(2)桂枝附子汤方去桂加白术汤:临床以身体疼痛、大便秘结、小便自利、舌淡苔白、脉虚弱等为辨证要点。主要用于寒湿痹痛证,如风湿性关节炎、类风湿关节炎、坐骨神经痛、腰肌劳损等。

1)风寒湿痹证:本方温经扶阳、祛风散寒、除湿定痛,临床多用于阳气不足,风寒湿邪凝滞筋脉及肌表的痹证,症见身体肢节疼痛,转侧不利,怕冷恶风,舌淡苔白,脉虚者,均可应用,如风湿性疾患、类风湿关节炎、痛风、神经痛等,加减应用,多获良效。如李氏报道用桂枝附子汤加防风、荆芥、苍术、独活治疗风湿性关节炎,获得良效。何氏报道用桂枝附子汤加芍药,治疗寒湿痹阻肌表所致的四肢不安症,亦取得良好效果。

2)循环系统疾病:桂枝附子汤,有温通心阳、祛除寒湿之功,据现代药理研究桂枝、附子相伍,又具强心作用,故本方可用治各种原因所导致的心动过缓、心力衰竭、心房颤动、房室传导阻滞等,证属心肾阳虚,心悸气乱,心胸闷痛,形寒畏冷,神疲乏力,面色苍白,脉缓弱无力,或心律失常者,均可加减运用。如闵氏等报道用桂枝附子汤加黄芪、制何首乌、酸枣仁,治疗窦性心动过缓34例,有因贫血性心脏病、动脉硬化性心脏病、风湿性心脏病、心脏神经症引起者,病程为3个月至1年甚至1年以上。若气血亏虚,症见脉结代、心悸、胸闷气短,加党参、当归;心脉痹阻,症见心悸、胸闷或阵发性左胸疼痛,加丹参、红花;心神不安,症见短气、胸闷、心悸、失眠,加夜交藤、龙骨。每日1剂,早、晚服。34例中,平均心率增加每分钟10次以上者24例,增加5~10次以上者8例,不满5次者2例,总有效率达94%。服药最短者6次,最长者3个月,均未见明显异常反应。刘氏报道用桂枝附子汤泡服,重药轻投,治疗体质素虚,心阳虚损之低血压症,获得满意疗效。

3)泌尿系统疾病:杨氏报道,用桂枝附子汤加芍药治疗寒凝气滞型肾绞痛,症见肾绞痛剧烈,面色苍白,或晦暗,肢冷汗出,舌淡苔白,脉沉紧或细涩,用本方立效。

4)儿科虚寒诸证:小儿之稚阳未充,正不胜邪,脾肾两亏的虚寒证,如腹痛腹泻、呕吐、胃脘痛、消化不良、咳喘、关节疼痛、屈伸不利等,若见面色苍白,肢冷脉弱,舌淡苔白者均可应用本方加减治疗。如王氏报道用本方加白术、茯苓、煅龙牡、赤石脂治小儿脾肾两亏,腹泻完谷不化,获得良效。本方加天南星、法半夏、茯苓、砂仁治脾肾阳虚,水气凌心射肺之咳喘;本方加川乌、细辛治小儿虚寒性关节痛;本方加肉桂、砂仁、苍术治小儿虚寒性腹痛、胃脘痛;本方加丁香、法半夏,以肉桂易桂枝,治小儿虚寒性呕吐,均可取效。

倪氏报道用桂枝附子汤温阳祛寒,据证加减,治疗新生儿硬肿病25例,临床治愈23例,疗效显著。

【临证心悟】

桂枝附子汤及去桂加白术汤均为风湿留着肌表而设,后者主治湿邪偏盛而风邪不显之证。两方用治风寒湿痹又兼阳虚者,疗效颇著。临证当以周身疼痛,转侧不利,恶风汗出,脉浮虚而涩为辨证要点。本证为虚寒性疾患,故身痛,关节疼痛无内热,舌质淡,答白,亦为辨证之眼目。所谓痹者,闭也,乃气血为邪气所阻滞,流行不畅所致。经云:正气存内,邪不可干。本证往往因为正气不足,邪气入侵,风寒湿邪痹阻经脉肌肉,甚而关节筋骨,唯其如此,则难以驱邪外出,故每多缠绵反复,应用本方应据证补养气血,调整阴阳,以扶正祛邪,参芪归芍之类均可随证选用。应用时亦当根据疼痛的部位,选用不同的祛风除湿药物,如在上者,可加入羌活、威灵仙;在下者,可加防己、薏苡仁、牛膝;兼痰者,可加二陈汤之属及木香、枳壳等行气之品。应用时还当配入活血通络之药,如当归、川芎、桃、红花、鸡血藤之类,以利邪气驱除。甚者,可用虫类药搜剔。本方不仅具有温经扶阳、散寒除湿定痛之效,又能温复脾肾之阳,振奋心阳,和中补虚,调和营卫,故不仅用治痹证,亦用于脾肾阳虚、寒湿内阻诸证。如桂枝附子汤加茯苓、白术、干姜、车前子、党参、黄芪可治脾肾阳虚之泄泻;重用炙甘草,加茯苓,可治心阳不振之心悸、脉结代,以及冠心病等。兼气滞痰瘀,出现心痛、胸闷、四肢不温,可用本方干姜易生姜,加入黄芪、人参与行气化痰、化瘀宣痹之品。总之,只要符合阳虚而寒湿内阻的病机,均可酌情用之。

茯苓桂枝白术甘草汤方

【原文】

伤寒若吐、若下后,心下逆满,气上冲胸,起则头眩,脉沉紧,发汗则动经,身为振振摇者,茯苓桂枝白术甘草汤主之。(67)

【方药】

茯苓_{四两}　桂枝_{三两,去皮}　白术　甘草_{各二两,炙}

上四味,以水六升,煮取三升,去滓,分温三服。

【功用】

温阳健脾,利水降冲。

【方解】

本方为温阳健脾、利水化饮、平冲降逆之剂,用治心脾阳虚,饮停心下,水寒之气上逆诸证。茯苓补消兼行,补益心脾而淡渗水湿,利水之中寓通阳之意;桂枝通阳化气,平冲降逆,化气之中而见利水之功;白术健脾燥湿,脾健则运化复常,则停饮可行,更与茯苓、桂枝为伍,则健脾利水之功,相辅相成;炙甘草健脾益气,以助运化而调和诸药。

饮邪为病,多基于阳气亏虚。阳虚寒凝,则水饮不化。故治疗饮病,一是要"温",温阳而祛寒,所谓"病痰饮者,当以温药和之"。二是饮邪为病,与脾运失健,不能运化水湿有关。湿邪不化,水无以制,聚而成饮。所以治疗饮病,还应健脾助"运"。三是水饮内停,常存在膀胱气化不利的病理机制,寒邪凝滞,又是膀胱气化不利的根本原因,温阳"化"气又是治疗寒饮内停的关键。四者水饮内停,水饮得化后还应有所出路,治疗上当淡渗"利"水,以畅其道。苓桂术甘汤具备上述温、运、化、利的四大功效,所以苓桂术甘汤是治疗寒饮内停的代表方。

苓桂术甘汤是治疗寒饮内停的代表方,但必须清楚,其所治之寒饮,是停于心下。《金匮要略》非常明确地指出:"心下有痰饮,胸胁支满,目眩,苓桂术甘汤主之。"寒饮为病,因其病变的脏腑及水停的部位不同,而有不同的证候,治疗可用苓桂术甘汤灵活化裁。

【临证运用】

1. 后世医家对本方的应用

(1)《备急千金要方》载:以本方之桂枝易桂心,名为甘草汤,治心下痰饮,胸胁支满,目眩等。《济生方》以本方去桂枝加半夏、人参,为化痰丸,治脾胃虚寒,痰涎内停,呕吐食少

(2)《医学衷中参西录》载:以本方加干姜、白芍、橘红、厚朴,为理饮汤,治因心肺阳虚,致脾湿不升,胃郁不降,饮食不能运化精微,变为饮邪。停于胃口为满闷,益于膈上为短气,溃满肺窍为喘促,滞腻咽喉为咳吐痰涎。或阴霾布满上焦,心肺之阳不能畅舒,转郁而作热。或阴气逼阳外出而为身热,迫阳气上浮而为耳聋。然必诊其脉,确乎弦迟细弱者,方能投以此汤。"服数剂后,饮虽开通,而气分若不足者,酌加生黄芪数钱"。

2. 现代应用　苓桂术甘汤以其温阳健脾、利水化饮、平冲降逆之卓著功效,被古今医家广泛运用,取得了较好的疗效。本方运用的辨证要点:心脾阳虚,水饮内停,胃脘胀满,或胸胁支满,气逆上冲,头晕目眩,苔白滑等。临床主要应用于治疗心血管系统、五官科、消化系统、儿科疾病等。

（1）心血管系统疾病：冠心病、心脏瓣膜病、肥厚型心肌病、病毒性心肌炎、心房颤动、房室传导阻滞、完全性右束支传导阻滞、病态窦房结综合征、心功能不全、高血压、心源性喘息等，伴有胸闷、心慌、汗出乏力、手足不温、下肢浮肿。

（2）消化、呼吸系统疾病：胃下垂、十二指肠溃疡，伴脘腹胀满隐痛，吐后痛胀减轻，胃脘部有振水音及胃内多量潴留液；急性支气管炎，中医属风寒咳嗽证。

（3）泌尿、生殖系统疾病：慢性肾炎、肾结石、肾病综合征、肾萎缩、男子不育等，伴脸面及肢体浮肿，小便量少，舌胖苔滑。

（4）儿科疾病：小儿百日咳、幼儿咳嗽、幼儿腹泻、幼儿水肿等。

（5）五官科疾病：结膜炎、角膜血管翳、翼状胬肉、角膜干燥症、慢性轴性视神经炎、中心性视神经萎缩等，眩晕，伴有畏光、流泪、眼痛、异物感。

（6）精神疾病：神经衰弱、神经质、神经症、癔症、神经分裂症等，头晕，精神不安，舌润。

（7）神经、运动系统疾病：运动失调、痿躄、肢软无力、眼球震颤症、眩晕症、小脑及锥体外束疾病、癫痫等，伴有眩晕、身颤动、耳鸣、腹部动悸。

（8）其他：肝硬化腹水、脑水肿、结核性胸膜炎、心包积液、羊水过多，水液积聚于某一局部等。

（9）证治规律：古今医案 158 例统计分析结果表明，本汤证男女均可发生，以男性、39～40 岁病人居多；发病无明显季节性，多为慢性病。病因主要为外邪引发宿疾，劳倦太过，饮食不节。主要诊断指标为眩晕、纳呆、乏力、胸胁痞满、呕恶、心悸、咳嗽、舌质淡、舌体胖、苔白腻或白滑及脉弦、滑、濡或复合脉；参考指标为脘腹胀满、气短、形寒、喘、大便稀溏、小便短少、神疲、下肢浮肿、痰多、寐差。病机为脾阳不足，饮停中焦，升降失常。临证运用时可选用生白术或炒白术，生甘草或炙甘草，并随证加味。常用作汤剂，每日 1 剂，水煎分 3 次服，多 2～5 剂见效，后以健脾，温肾方调理巩固疗效。多用于治疗痰饮、眩晕、心悸、咳嗽、胃脘痛、喘、泄泻与梅尼埃病及心血管系统和消化系统相关疾病。

【临证心悟】

苓桂术甘汤为温阳健脾、利水化饮名方，仲景用以治疗脾阳虚弱，水饮内停（《伤寒论》）、痰饮及微饮（《金匮要略·痰饮咳嗽病脉证并治第十二》）等证。现代医家活用本方之妙，亦常见诸报道：如脾虚无制，水气凌心之循环系统疾病；痰饮犯肺之呼吸系统疾病；脾虚水停而为肿满之泌尿系统疾病；痰饮上逆、蒙蔽清阳（窍）之眩晕、目疾，又本怪病多痰之说，而用以治疗多种疑难杂症。由是观之,本方临床运用范围甚广,涉及循环、呼吸、泌尿等系统,赅含上、中、下三焦。揆其原理,大要如下:其一,脾虚之与痰饮,互为因果,狼狈为奸。《素问·经脉别论》曰:"饮入于胃,游溢精气,上输于脾,脾气散精,上归于肺,通调水道,下输膀胱,水精四布,五津并行",此言生理之常。如因劳倦、饮食、外邪等因素损伤脾阳,则必然运化失职,水饮(痰)内停,停饮便是病症,此病理产物又能转化为新的病因,继而损害人体,乃至转伤脾阳,使致病之所复为再伤之地,辗转反复,为患无穷。故唯以识得多变之病机,方能驾驭多变之病症。其二,痰饮水气,变动不居,随气机之升降,或上冲下窜,或横溢旁流,无所不至,故前述种种病症,尽可赅之。其三,痰饮之流注经隧者,常有较强之隐蔽性,故有病症显然,而痰饮难征者,若非仔细推求,难得怪病责于痰之真谛。其四,温阳健脾、利水化饮法,仲景括而言之曰"病痰饮者,当以温药和之"是治病必求于本也。既执其根本,何惧其枝节!故对本方之灵思妙用,阅此四要,思过半矣。

芍药甘草附子汤方

【原文】

发汗,病不解,反恶寒者,虚故也,芍药甘草附子汤主之。(68)

【方药】

芍药　甘草_{各三两,炙}　附子_{一枚,炮,去皮,破八片}

上三味,以水五升,煮取一升五合,去滓,分温三服。疑非仲景方。

【功用】

复阳益阴。

【方解】

本方由芍药、炙甘草、炮附子三味组成,亦可视为芍药甘草汤加附子。附子温经扶阳,芍药补血敛阴,炙甘草补中益气、调和脾胃。再从配伍来看,芍药配炙甘草,有酸甘化阴之妙,在芍药甘草汤中,其剂量为各四两,乃针对阴伤脚挛急而设;在本方则为各三两,仍取酸甘化阴之用,其量略小者,以证兼阳虚故也。附子配甘草为辛甘化阳而设,且甘能守中,使甘温之性,守而不走,正合扶阳于内之意。芍药酸苦微寒,得附子之助,则益阴养血而不凝滞,故三味相伍,酸甘化阴,辛甘化阳,共成营卫阴阳双补之剂,扶阳益阴之佳方。

【临证运用】

1.后世医家对本方的应用

(1)《张氏医通》载:本方治疮家发汗而成痉。

(2)《方极》载:本方治芍药甘草汤证而恶寒者。

(3)《类聚方广义》载:治痼毒沉滞,四肢挛急难屈伸,或骨节疼痛,寒冷麻痹者。

2.现代应用 用于芍药甘草汤证又见恶寒,阳虚寒冷明显,脉微弱而沉者。如坐骨神经痛、类风湿关节炎、腓肠肌痉挛等。

【临证心悟】

芍药甘草附子汤证仲景在论中云:"发汗病不解,反恶寒者,虚故也,芍药甘草附子汤主之。"可知"反"字是辨证的枢要,"虚"是此方的主要病机。论中虽只提"反恶寒"一症,但从药物的协同分析,治证尤为广泛,药虽三味,方小药峻,能回阳敛液,酸甘化阴,益气温经,临床宜浓煎频服,收效可速。掌握药物的煎服法,亦是取得疗效的关键,方中附子为温阳峻品,辛热有毒,应先煎半小时。以祛其毒,三煎兑于一起,浓煎频服,则无中毒之忧。阴虚火旺,发热恶寒,阳盛之证则在本方禁忌之列。

桂枝人参汤方

【原文】

太阳病,外证未除,而数下之,遂协热而利,利下不止,心下痞硬,表里不解者,桂枝人参汤主之。(163)

【方药】

桂枝_{四两,别切} 甘草_{四两,炙} 白术_{三两} 人参_{三两} 干姜_{三两}

上五味,以水九升,先煮四味,取五升,肉桂,更煮取三升,去滓,温服一升,日再夜一服。

【功用】

温中解表。

【方解】

方以理中汤加桂枝而成。理中汤温中散寒,补益脾胃,复其中焦升降之职而利止,增炙甘草之量,意在加强补中之力。加入桂枝,辛温通阳,散肌表之邪而除表证。本方以温里为主,兼以解表,为表里双解之剂。本方煎服,应注意以下两点:其一,先煎理中汤四味,后入桂枝。煎药一般遵循治里药先煎,解表药后下的原则。本证中焦虚寒较甚,故理中汤先煎,使之更好地发挥温中补虚之力。桂枝后下,专为解表而设,正如吴仪洛所云:"桂枝辛香,经火久煎,则气散而力有不及矣,故须迟入。"其二,方后注云:"日再夜一服",即白天服药二次,使药效分布较为均匀,有利于中焦虚寒,而下利较重者,类似理中汤服法。

【临证运用】

1.后世医家对本方的应用

(1)《类聚方广义》载:用本方治头痛发热,汗出恶风,肢体倦怠,心下支撑,水泻如倾者。

(2)《方极》载:用治人参汤(指理中汤)证而上冲急迫剧者。

(3)《医圣方格》载:用治下利,心下痞硬,心腹痛,头汗,心下悸,不能平卧,小便少,手足冷。

2.现代应用　现代报道本方常用于治疗虚寒性腹泻不兼表证的多种疾病,如感冒、流行性感冒,急、慢性肠炎,结肠炎,症见头痛、发热、汗出、恶风、脉浮弱,又见下利不止者。又据本方有温中散寒功效,用以治疗虚寒性胃脘痛、十二指肠溃疡的报道。孙氏报道,本方温振脾阳,补肺气,脾肺气足,则一身之气皆旺,强调本方鼓舞正气,驱邪外出的巨大作用,而用于治疗小儿重型肺炎。近10年来,本方的应用范围又有扩展。

(1)小儿秋季腹泻:解氏报道,小儿秋季腹泻多因寒邪袭表,直中脾胃,中阳受损,表里同病,而呈发热、呕吐、下利之证。用桂枝人参汤加味,基本方为桂枝、红参、干姜各5 g,白术、车前子各6 g,甘草3 g。口渴伴烦躁不安重用红参,加白芍、乌梅;呕吐甚者,重用干姜,加法半夏;腹泻甚而尿少者,重用白术、车前子;伤食拒乳者加建曲;体温超过38 ℃者给西药退热针1次,加重桂枝用量。每日1剂,水煎3次,昼1夜1温服,同时熬米汤小量频频喂服。共治595 例,结果痊愈585 例,无效10 例。

(2)胃脘痛(心脾阳虚):谢氏认为本方实际上是桂枝甘草汤与理中汤的合方,是温补心脾之方,桂枝是温阳,而不是解表,故用治心脾阳虚证,如胃脘痛、十二指肠溃疡属此型者,能收到满意疗效。

(3)病窦综合征:因桂枝人参汤既可以温补脾阳,又可以温通心阳,是振奋心脾阳气的方剂,循环系统疾病凡见面色苍白无华,食少纳呆,倦怠乏力,大便稀溏,又兼心悸怔忡,眩晕失眠,舌淡苔白,脉弱或结代的心脾阳虚者,均可用桂枝人参汤治疗。

【临证心悟】

桂枝人参汤为表里双解之剂，主治太阴虚下利兼表不解之证，为虚寒性协热利，临证以下利不止，心下痞硬，腹胀不适，腹痛绵绵，寒热头痛，舌淡苔白，脉缓而弱为其辨证要点。若水泻严重者，可与五苓散合方；腹痛者，可加白芍；气虚甚者，可入黄芪；脾肾阳虚，五更泻者，可与四神丸合方；夹食者又辅以山楂、麦芽之属，随证加减，可获良效。

方中理中可扶脾阳，桂枝、甘草可通心阳，故又具温补心脾阳气之功，临床应用亦大为扩展，无论各种疾病，凡属心脾阳虚，症见心下痞硬、下利不止、食少倦怠、心悸怔忡、舌淡苔白、脉缓弱或结代者，均可应用本方。

本方主治，当以脾虚寒湿为主，兼以解表，仲景制方，煎煮有法，如李培生《柯氏伤寒附翼笺正》所曰："当先煎理中，使温中之力厚；后下桂枝，则解肌之力锐。先后轻重次第有法。"温里解表，轻重有别，各司其职，临证当予重视。若用以温扶心脾阳气，则如桂枝甘草汤法，同时煎煮，不必后下，取味厚而入心助阳。

杂法方类方

赤石脂禹余粮汤方

【原文】

伤寒服汤药，下利不止，心下痞硬。服泻心汤已，复以他药下之，利不止。医以理中与之，利亦甚。理中者，理中焦。此利在下焦，赤石脂禹余粮汤主之。复不止者，当利其小便。（159）

【方药】

赤石脂一斤，碎　太一禹余粮一斤，碎
上二味，以水六升，煮取二升，去滓，分温三服。

【功用】

涩肠固脱止利。

【方解】

赤石脂甘温酸涩,重镇固脱,涩肠止血、止利;禹余粮甘平无毒,敛涩固下,能治赤白下利。二药合用,直达下焦,共奏收涩止利、以固滑脱之功,为治下之不固、滑泄不禁之主方。

【临证运用】

1. 后世医家对本方的应用

(1)《类聚方广义》载:用本方治肠澼滑脱。

(2)《洁古家珍》载:用治大肠咳嗽,咳而遗矢者。

(3)《伤寒论类方汇参》载:本方治胎前呕哕洞泄。

2. 现代应用　本方主重镇达下,温涩固脱,现代主要用于下元不固之下利不止,滑泻不禁,亦可用治崩中漏下、带下、脱肛、慢性肠炎或慢性痢疾、消化不良之下利滑脱等症。

近年来,此方运用,亦有扩展。如常氏报道用加味赤石脂禹余粮汤治疗子宫脱垂,取得满意疗效。方用赤石脂18 g,禹余粮18 g,生黄芪40 g,党参10 g,炒白术12 g,升麻9 g,枳壳20 g,菟丝子15 g,益智仁15 g,补骨脂12 g,干姜6 g,炙甘草6 g,每日1剂,分2次水煎服。同时配合针刺子宫、长强、气海、百合、三阴交、足三里穴,隔日1次,10次为1个疗程。每晚做提肛缩肾法1次,每次15 min(即吸气时,随着吸气与意念将肛门和外阴向脐部方向用力提,呼气时随呼出慢慢用意念将其放置正常位置,一提一松,反复做15 min左右)。治疗期间禁止重体力劳动,注意休息。疗效判断标准:痊愈,子宫恢复正常,随访半年无复发;显效,子宫复位2/3以上;好转,子宫复位1/3以上;无效,治疗前后无变化。根据《妇产科学》(王淑贞主编)的诊断标准选择病人20例,年龄最大62岁,最小23岁,病程最长31年,最短2个月,其中Ⅰ度子宫脱垂8人,Ⅱ度9人,Ⅲ度3人。采用上述方法治疗,结果Ⅰ度:痊愈7例,显效1例,总有效率为100%。Ⅱ度:痊愈3例,显效3例,好转2例,无效1例,总有效率为88.9%。Ⅲ度:痊愈1例,显效1例,好转1例,总有效率为100%。综合分析,痊愈率为50%,显效率为30%,总有效率为90%。对子宫脱垂的治疗,目前以手术疗法为主,尚无很好的保守疗法,这一疗效,堪称良好的保守治疗效果。又如梁氏报道,用本方与五苓散合方治疗滑胎取效。

【临证心悟】

赤石脂、禹余粮皆重镇达下,收涩固脱之品,该方主治下元不固、下利滑脱之证。临证若用理中汤或其他治法,止利无效者,可试用本方涩脱止泻,方中增入温肾扶脾的药物,如补骨脂、淫羊藿、白术、茯苓、干姜之类,效果更好;若兼见中气下陷者,则可增入人参、黄芪、柴胡、升麻之属,以益气升举。柯韵伯言:"凡下焦虚脱者,以二物为末,参汤调服。"实为经验之谈,用之甚有效验。本方为收敛止涩之剂,若邪气尚盛之下利,当以驱邪为主,本方不相适宜。

炙甘草汤方

【原文】

伤寒脉结代,心动悸,炙甘草汤主之。(177)

【方药】

甘草_{四两,炙}　生姜_{三两,切}　人参_{二两}　生地黄_{一斤}　桂枝_{三两,去皮}　阿胶_{二两}　麦冬_{半升,去心}　麻仁_{半升}　大枣_{三十枚,擘}

上九味,以清酒七升,水八升,先煮八味取三升,去滓,内胶烊消尽,温服一升,日三服。一名复脉汤。

【功用】

通阳复脉,滋阴养血。

【方解】

方中炙甘草甘温益气,通经脉,利血气,治心悸,脉结代,为主药;人参、大枣补益脾胃,益气生津,以资脉来之源;地黄、阿胶、麦冬、麻仁补心血、养心阴以充养血脉;桂枝、生姜和清酒辛温走散,可通心阳。全方共奏滋阴养血、通阳复脉之效。

方中炙甘草的运用尤为重要,为通经复脉的主药,用量宜重,以增强通经脉、利血气之功。此外,本方生地用至500 g,为仲景群药之冠,考《神农本草经》载地黄"主伤中,逐血痹"。《本经别录》谓"通血脉,利气力",故大剂生地黄不仅具有滋阴养血之效,且能通行血脉。大枣用至30枚之多,亦为群方之最,《神农本草经》谓大枣"补少气,少津液",故大枣重用,不仅补益脾胃,又能益气滋液,助其复脉。可见生地黄、大枣之重用,既可填补真阴,滋养心血,又能补脾益气,通行血脉,助炙甘草以复脉。

本方煎煮时加"清酒"久煎,则酒力不峻,为虚家用酒之法。据现代药理研究报道,加酒久煎,利于药物有效成分析出,且地黄、麦冬乃阴柔之品,得酒之辛通,使补而不滞,故有"地黄麦冬得酒良"之说。

【临证运用】

1. 后世医家对本方的应用

(1)《千金翼方·卷十五》补益方中载复脉汤主虚劳不足,汗出而闷,脉结心悸,行动如常,不出百日危急者,二十一日死。

(2)《外台秘要·卷十》载:本方治肺痿涎唾多,心中温温液液者。

(3)《张氏医通》载:用本方治酒色过度,虚劳少血,津液内耗,心火自炎,致令燥热乘肺,咯唾脓血,上气涎潮,其嗽连续不已,加之邪客皮毛,入伤于肺,而自背得之尤速者。

(4)《温病条辨·下焦篇》载:以本方去参桂姜枣,加白芍,名加减复脉汤,治风湿、温热、瘟疫、温毒、冬温,邪热久羁中焦,阴液亏耗,中无结粪,邪热少而虚热多,脉虚大,手足心热甚于手足背者。亦治热邪劫阴,邪少虚多,阴火内炽之心中震震,舌强神昏,耳聋,阴虚发热,口燥咽干,神倦欲眠,舌赤苔老者。

吴氏还在本方基础上衍化出下列方剂,治热邪灼伤真阴诸证:一甲复脉汤,即本方去人参、桂枝、生姜、麻仁、大枣,加白芍、牡蛎,治下焦温病,大便溏者。二甲复脉汤,即上方基础上再加入生鳖甲,治温病热邪深入下焦,脉沉数,舌干齿黑,手指但觉蠕动,欲作痉厥者。三甲复脉汤,二甲增入龟甲而成,治下焦温病,热深厥甚,脉细促,心中憺憺大动,甚则心中痛者。大定风珠,三甲增入五味子、生鸡子黄而成,治热邪久羁,吸烁真阴,或因误表,或因妄攻,神倦瘛疭,脉气虚弱,舌绛苔少,时时欲脱者。救逆汤,本方去大参、桂枝、生姜、大枣、麻仁,加白芍、生牡蛎、生龙骨,治热烁津伤,汗出心悸,舌强神昏者。若伤之太甚,脉虚大欲散者,宜加人参。

(5)《温热论》载:用本方治胃津伤而气无化液之舌淡红无色者,或干而色不荣者。

(6)《医宗金鉴》载:用本方治呃逆。

(7)《类聚方广义》载:用本方治骨蒸劳嗽,抬肩喘息,多梦不寐,痰中血丝,寒热交发,两颊红赤,臣里动甚,恶心愦愦欲吐者。若下利者,本方去麻仁,加干姜。

(8)《餐英馆治疗杂话》载:用本方治痫证、老人虚人津枯便秘者。

2. 现代应用 临床以心之气血不足,阴阳俱虚,血脉流行不畅,心悸胸闷,气短乏力,虚颜失眠,舌淡少苔,脉结代或涩滞无力,常伴虚热时发,脉虚数等为辨证要点。主要用于以下疾病。

(1)心血管系统疾病:现代大量报道本方广泛用于治疗各种原因引起的

心律失常,只要心悸,脉律不齐属于阴阳两虚,气血不足,多见心悸气短,心烦失眠,舌淡红少苔,脉结代者,以本方加减,可取得较好疗效。本方所治心律不齐,有属心之器质性病变引起者,如冠心病、心肌病等,亦有因心的非器质性病变引起者,如心脏神经症。

(2)消化系统疾病:本方补益中气,滋养营血,亦用治消化系统疾病,只要属气血不足,阴阳亏虚,所致中气失理者,均可用本方加减治疗。

现代报道,炙甘草汤及其加减方治疗的疾病,以心血管系统心悸、心律失常为主,其他各科疾病亦很多,只要符合其病机者,均可应用。

【临证心悟】

炙甘草汤是《伤寒论》治疗脉结代、心动悸的名方,因能复血脉,又名复脉汤。以脉结代、心动悸为其主脉主症,凡属心之气血不足,阴阳两虚者,不论外感之有无,均可运用。心动悸、脉结代产生的原因殊多,或因正气不足,或为邪气阻遏,或精神刺激,剧烈疼痛或禀赋、妊娠等因素均可导致,原因不同,治法各异,当须明辨。

本方是一首益气养血,通阳复脉,气血双补,阴阳并调的方剂。使用时当注意以下几点:其一,方中以炙甘草为主药,其通经脉、利血气的作用为历代医家及现代药理研究所证实,用量宜大,至少用18 g,可逐渐加量,配伍得当,临证未发现水肿、肥胖等副作用。其二,当辨证与辨病相结合。又因病人阴阳之虚损不同,且多邪正兼夹,虚实互呈,故宜当加减化裁,方能圆活。若属气阴两虚者可原方照用;若属心气虚明显,见心悸气短,动辄加剧,脉缓弱而结代者可加重人参,协同炙甘草为主药,亦可加黄芪;若偏阴虚显著者,可见心悸而烦,口干难寐,舌尖红赤,脉细弱而结代者,则重用生地黄与炙甘草为主,而去生姜、桂枝之辛;若兼阳虚,见心悸气短,形寒肢冷,唇舌淡紫,脉微而结代频发者,可加制附片,提高桂姜剂量,去地黄、麦冬、阿胶、麻仁等阴柔之品,以温通心阳,复其血脉。心悸甚者,可加茯苓,并重用其量,亦可加枣仁、远志;气滞血瘀,心绞痛者,可选加延胡索、丹参、佛手、鸡血藤、降香,据证增损。值得提出的是,若见心肾阳衰,出现厥脱危候,心悸甚者,结代连连,脉微欲绝,四肢厥逆,大汗淋漓,面色苍白,神志模糊,唇舌青紫而淡,则非本方所宜,应速速回阳急救,投四逆加参之类,同时中西医结合抢救。盖本方为气阴两补之剂,纵然佐以温阳之品,并非回阳救逆之剂,是缓不济急也。辨病时,若为冠心病所致脉结代、心动悸,以气虚为主,兼气滞血瘀,痰浊阻遏者,可用本方加黄芪,合瓜蒌薤白半夏汤、血府逐瘀汤加减;由风湿性心脏病所致的脉结代、心动悸,属气阴两虚者,可用本方,选加祛风湿药物,如防己、秦艽、茯苓、白术、泽泻、车前子等。其三,本方多用以治疗心脏病、杂病、久病,导致心阴心阳两亏,气血不足之脉结代,心动悸,一般来说,非器质性病变者,治之较易,器质性病变者,其来也渐,固结也深,治之诚难,且治疗之中,常有反复,故宜常服、久服,以冀其功。其四,本方煎煮时用清酒,以米酒、黄酒为是,酒可畅利血行,利于复脉,且作为溶媒,可促使药物有效成分析出,用时须久煎,使其气不峻,此虚家用酒之法。然有些病人,尤其是器质性心脏病病人,不耐酒力,用之宜慎,或可不用。本方用量极大,临证可据证调整。

炙甘草汤主要用各种原因所引起的心悸、心律失常,现代临床应用非常广泛,正如喻嘉言所曰:"此汤仲景伤寒门治邪少虚多,脉结代、心动悸之圣方也,一名复脉汤,《千金翼》用之以治虚劳,《外台》用之以治肺痿,然本方所治亦何止于二病。"吴鞠通《温病条辨》用本方化裁之加减复脉汤、一甲复脉汤、二甲复脉汤、三甲复脉汤、大定风珠等治温病伤阴之证,现代内、外、妇、儿、眼科等多有运用报道,关键是抓住气血不足、阴阳两虚的病理机制,则有无外感及结代脉,均可应用。

甘草干姜汤方、芍药甘草汤方

【原文】

伤寒脉浮,自汗出,小便数,心烦,微恶寒,脚挛急,反与桂枝欲攻其表,此误也。得之便厥,咽中干,烦躁,吐逆者,作甘草干姜汤与之,以复其阳;若厥愈足温者,更作芍药甘草汤与之,其脚即伸;若胃气不和,谵语者,少与调胃承气汤;若重发汗,复加烧针者,四逆汤主之。(29)

【方药】

1. 甘草干姜汤方
甘草_{四两,炙} 干姜_{二两}
上二味,以水三升,煮取一升五合,去滓,分温再服。

2. 芍药甘草汤方
白芍药 甘草_{各四两,炙}
上二味,以水三升,煮取一升五合,去滓,分温再服。

【功用】

1. 温中复阳。
2. 酸甘化阴,柔筋缓急。

【方解】

甘草干姜汤为辛甘温中复阳方。炙甘草补中益气,干姜温中复阳,二药配伍,辛甘合化为阳,得理中汤之精要,重在复中焦之阳气。且甘草倍于干姜,是甘胜于辛,故能守中复阳,中阳得复,则厥回足温。

芍药甘草汤为酸甘化阴之剂。取芍药之酸,甘草之甘,酸甘化阴,既能补阴血,且能舒挛缓急,筋脉得养,是以其脚即伸。

【临证运用】

1. 后世医家对二方的应用

(1)《备急方》载:疗吐逆,水米不下,甘草干姜汤。

(2)《直指方》载:甘草干姜汤治脾中冷痛呕吐不食。还治男女诸虚出血、胃痛,不能引气归元,无以收约其血。

(3)《朱氏集验方》载:二神汤(即甘草干姜汤)治吐血极妙,治男子妇人吐红之疾,盖是久病,或作急劳,损其营卫,壅滞气上,血之妄引所致,若投以藕汁、生地黄等凉剂治之,必求其死矣。每遇病人,用药甚简,每服二钱,水一中盏,煎至五七沸,带热呷、空腹日午进之,和其气血荣卫,自然安痊,不可不知。又载:去杖汤(即芍药甘草汤)治脚弱无力,行步艰难,友人戴明远用之,有验。

(4)《证治准绳》引《曹氏必用方》载:吐血,须煎干姜甘草,作汤与服,或四物理中汤亦可,如此无不愈者。

(5)《血证论》载:吐血之证属实者十居六七……属虚者十中一二……寒证者,阳不摄阴,阴血因而走溢,其证必见手足清冷,便溏遗溺,脉微细迟涩,面色惨白,唇淡口和,或内寒外热,必实见有虚寒假热之真情,甘草干姜汤主之。

(6)《金匮要略浅注补正》载:此言肺痿之证,身当吐涎沫,然必见咳渴不遗尿,目不眩,乃为肺痿证也。而吐涎沫不咳,又不渴,必遗尿,小便数,以肺阳虚不能制下,此为肺中冷,不当作肺痿治矣,宜甘草干姜汤以温肺。若作肺痿而用清润,则反误矣。

(7)《内科摘要》载:(芍药甘草汤)治小肠腑咳,发咳而失气。

(8)《医学心悟》载:(芍药甘草汤)止腹痛如神,脉迟为寒加干姜,脉洪为热加黄连。

(9)《古今医统》载:芍药甘草汤,治小儿热腹痛,小便不通及痘疹肚痛。

(10)《魏氏家藏方》载:六半汤(即芍药甘草汤加无灰酒少许再煎服),湿热脚气,不能行走。

（11）《类聚方广义》载：芍药甘草汤,治腹中挛急而痛者,小儿夜啼不止,腹中挛急甚者,亦奇效。

（12）《类证治裁》载：芍药甘草汤,脉缓伤水,加桂枝、生姜;脉洪伤气,加黄芪、大枣;脉涩伤血,加当归。

（13）《建殊录》载：云州医生求马,年可二十,一日,忽苦跟痛如锥刺,如刀刮,不可触近,众医莫能处方者。有一疡医,以为当有脓,刀擘之,亦无效矣。于是迎先生,诊之,腹皮挛急,按之不弛,这芍药甘草汤饮之,一服,痛即已。

（14）《生生堂医谈》载：城州山崎,一翁五十余岁,闲居则安静,聊劳动则身体痛不可忍,家事坐废,殆三十年。医药一无验。来请予,予诊之,周身有青筋,放之,迸出毒血甚夥,即与芍药甘草汤,约十次而复常,任耕稼矣。

（15）《伤寒总病论》载：芍药甘草汤主脉浮而自汗,小便数,寸口脉浮大。浮为风,大为虚,风则生微热,虚则两胫挛,小便数仍汗出为津液少,不可更用桂枝汤,宜补虚退热。通治服汤后,病证仍存者。

（16）《伤寒分经》载：芍药甘草汤,甘酸合用,专治荣中之虚热,其阴虚阳乘,至夜发热,血虚筋挛,头面赤热,过汗伤阴,发热不止,或误用辛热,扰其荣血,不受补益者,并宜用之,真血虚挟热者之神方也。

（17）《传统适用方》载：中岳汤(赤芍药六两,甘草半两炙)治湿气腿脚赤肿疼痛,及胸膈痞满气不升降,偏身疼痛,并治脚气。

（18）《事林广记》载：脚气肿痛,白芍药六两,甘草一两,为末,白汤煎服。

（19）《圣济总录》载：木舌肿满塞口杀人。红芍药甘草煎水热漱。

（20）《玉机微义》载：芍药甘草汤治小肠腑发咳而失气,气与咳俱失。

（21）《怪疾奇方》载：大腿肿痛,坚硬如石,足系梁上差可,否则其疼如砍,肿渐连臀,不容着席。用生甘草一两,白芍三两,水煎服,即效。

2.现代应用

（1）甘草干姜汤

1）内科疾病:刘氏介绍治急性胃肠炎,中医辨证为寒邪犯胃,气机受阻者,予甘草干姜汤加陈皮、生姜、蔗糖水煎服,半小时即汗出痛减。陶氏拟甘草干姜汤(各 10 g)煎服代茶,治中阳失运,下焦阳虚之消渴症,1 个月后病瘥。

2）儿科疾病:胡氏以甘草干姜汤加茯苓治小儿咳则遗尿,温补脾肺以制下元,3 剂而愈。另有报道急煎甘草干姜汤治小儿支气管肺炎,中医辨证为中阳衰、阴寒内盛者。

3）五官科疾病:彭氏以甘草干姜汤加白芷治鼻渊,每遇寒凉即鼻塞流清涕如水漏者。6 剂鼻渊愈。李氏用甘草干姜汤加黄连、吴茱萸治疗复发性口疮,证属胃虚阳微,气不化津,虚火上炎者获效。

4)妇科疾病:吴氏用甘草干姜汤加吴茱萸、当归、阿胶治阳虚血亏寒凝之痛经有效。

5)其他:急、慢性胃炎、肠炎、胃及十二指肠溃疡,上消化道出血,慢性支气管炎,肺气肿,肺源性心脏病,肺结核,冠心病,心绞痛,风湿性心脏病,功能性子宫出血,附件炎、宫颈糜烂等,只要符合中阳不足、阴寒内盛之病机,皆可使用。

6)陈亦人介绍本方应用范围:中焦虚寒之胃痛,脾胃阳虚之吐血,肺金虚寒之肺痿,咳嗽吐涎沫,肺气虚寒之遗尿。

(2)芍药甘草汤

1)消化系统疾病:王氏报道用芍药甘草汤治胃痉挛,3剂疼痛消失。李氏用芍药甘草汤加柴胡、郁金、金钱草、生大黄(后下),治胆石症获效。

2)呼吸系统疾病:李氏介绍用芍药甘草汤治疗支气管哮喘和喘息性支气管炎35例,显效23例,无效4例,总有效率达88.6%。

3)泌尿系统疾病:高氏用芍药甘草汤加冬葵子、滑石、车前子(包)治疗泌尿系统结石30例,治愈19例,有效10例。加减法:气滞加乌药、木香;血瘀加益母草、王不留行;脾虚加党参、白术、茯苓;肾阳虚加附子、肉桂、鹿角霜;肾阴虚加女贞子、旱莲草;腰痛甚,加桑寄生、续断;血尿,加蒲公英、紫花地丁;结石不行加牛膝、威灵仙。

4)妇科疾病:程氏用芍药甘草汤加味治疗阴道痉挛5例,全部有效。伴肝气郁结者,加柴胡、制香附、僵蚕;肾阴虚加生地黄、女贞子、枸杞子;伴湿热下注者加龙胆、土茯苓、泽泻、黄柏。贺氏用赤芍甘草汤治疗急性乳腺炎102例,疗效显著。本方用赤芍、甘草各50 g,脓性分泌较多者,加黄芪30 g;湿疹瘙痒者,加地肤子30 g;乳房结核者加穿山甲(鳖甲代)10 g,昆布20 g,服药2～7剂,全部治愈。

5)骨伤科疾病:赵氏介绍用芍药甘草汤加桂枝、木瓜,治疗腓肠肌痉挛85例,经服药3～5剂后全部缓解。

6)其他:关氏统计芍药甘草汤临床医案205例,涉及内、外、妇、儿、皮肤、五官等各科疾病,共同特点为骨骼肌、平滑肌抽搐或痉挛。临床见有疼痛、痉挛、舌红或淡、苔薄白、脉弦、细、数或三脉相兼者,皆可运用。

【临证心悟】

《伤寒论》中此方为阳虚阴盛、阴阳格拒而设,《金匮要略》则为治肺痿而用。仲景既辨病又辨证,症状虽异,病机则同,辨证属阳虚阴盛,津不上承之四肢厥冷,烦躁吐逆,肺痿烦躁,遗尿之症,均可以此方加减施治。

干姜味辛性燥,温中燥湿,去寒助阳之佳品,凡脾胃虚寒,中气下陷可医,肺虚咳嗽、胃寒呕血可治,温中须生,止血须炮,仲景方中干姜每用 1 ~ 2 两,亦用至 4 两,虽燥烈而属无毒之品,有干姜之燥,方能祛湿健脾,中阳得补也。对阳虚阴盛者,每用 15 g,亦可用至 30 g,未见任何不适。

甘草味辛性平,"考仲景《伤寒论》《金匮》250 余方中,用甘草有 120 方之多,很多方剂以甘草为君,焉只起调和诸药之功能;可知此药只要用之得当,建功非浅,仲景方中此药为君,用至 4 两,为我们大剂运用开了先河"。我们临床中大量运用,个别病人见到服后面目虚浮、尿少者,停药即消。

掌握药物加减,乃是提高疗效的关键,临床中肺虚咳嗽加五味子,吐血呕血加柏叶、半夏,大便下血加灶心土,肺痿重用甘草,脾虚重用干姜。但尚须掌握:脉数、舌红绛、苔黄燥、发热等热证,在禁忌之列。

甘草干姜汤得理中汤之精要,为辛甘化阳之温补剂,实乃太阴病方。辨证关键是脾肺阳虚,手足冷,咽干不渴,烦躁吐逆,尿多,甚则遗尿咳嗽,痰稀白,舌淡苔润,脉弱。主治脾虚肺寒之咳嗽,脾阳虚不统血之吐、衄、下血,胃阳虚寒之胃脘痛及肺脾两虚不能制水之遗尿,劳淋及阴寒证之咽痛,因组方简洁,临床应注意随证加味。

芍药甘草汤益阴和血,尤善柔肝缓急止痛,临床广泛用于骨骼肌、平滑肌病变引起的各种痛证,多见于消化系统、循环系统、泌尿系统、运动系统、神经系统及妇科、骨伤科,此外,还可用于呼吸系统咳喘及皮肤科荨麻疹、湿疹、过敏性紫癜等渗出性炎症。其审证要点是阴虚,筋脉失养,脉络失和,症见舌红苔少,脉沉或细。临床运用关键是疼痛、挛急,至于芍药甘草之用量,如芍药 30 ~ 100 g,甘草 12 ~ 50 g,谨供参考,总以因时、因病、因人制宜为佳。

茵陈蒿汤方

【原文】

阳明病,发热汗出者,此为热越,不能发黄也。但头汗出,身无汗,剂颈而还,小便不利,渴饮水浆者,此为瘀热在里,身必发黄,茵陈蒿汤主之。(236)

伤寒七八日,身黄如橘子色,小便不利,腹微满者,茵陈蒿汤主之。(260)

【方药】

茵陈蒿六两   栀子十四枚,擘   大黄二两

上三味,以水一斗,先煮茵陈,减六升,内二味,煮取三升,去滓,分三服,小便当利,尿如皂角汁状,色正赤,一宿腹减,黄从小便去也。

【功用】

清热利湿退黄。

【方解】

茵陈蒿汤是治疗湿热发黄的一首名方。方中茵陈味苦寒,清利湿热,并能疏利肝胆而除黄;栀子味苦寒,清热除烦,并能清利三焦湿热;大黄味苦寒,泻热导滞,清热解毒。三味相配,使瘀热湿浊从小便排出,即所谓"小便当利,尿如皂荚汁状,色正赤。一宿腹减,黄从小便去也。"

【临证运用】

1. 后世医家对本方的应用

(1)《温疫论》载:本方治疗疫邪传里,遗热下焦,小便不利,邪无输泄,经气郁滞,其传为疸,身黄如金者。《温疫论》中茵陈汤与《伤寒论》之茵陈蒿汤组成药味相同,但两方的药物剂量有别,《温疫论》于本方重用大黄,减轻茵陈剂量。

(2)《温病条辨》载:运用本方治疗阳明温病无汗,或但头汗出,身无汗,渴欲饮水,腹满舌燥黄,小便不利,发黄者。

(3)《方机》载:茵陈蒿汤治一身发黄,大便难者。又云,治发黄色,小便不利,渴而欲饮水,大便不通者;发黄色,小便不利,腹微满者;寒热不食,头眩,心胸不安者。

(4)《方函口诀》载:此方治发黄之圣剂也,世医于黄疸初发则用茵陈五苓散,非也,宜先用此方取下,后用茵陈五苓散。茵陈非以治发黄为专长,盖有解热利水之效……栀子与大黄相伍,则有利水之效,方后云:尿如皂角汁是也。后世加味逍遥散、龙胆泻肝汤等之栀子,皆主清热利水。但此方治发黄,当以阳明部位之腹满小便不利为主,若心下有郁结者,不如大柴胡加茵陈有效。

2. 现代应用

(1)病毒性肝炎:茵陈蒿汤治疗病毒性肝炎有肯定的疗效,尤其是急性黄疸型肝炎疗效甚佳。易氏等报道以茵陈蒿汤治疗急性病毒性肝炎高胆红素血症病人60例,疗程14 d,结果在退黄方面:60例中,显效40例,有效16例,有效率为93.33%。谷丙转氨酶大都伴随下降,肝炎有关症状亦明显好转,与对照组相比有显著性差异。易氏等的经验是重用山栀子、大黄,其方为茵陈、山栀各20 g,大黄30 g,见泛恶、呕吐者加半夏、生姜,肝区疼痛者加丹参、赤芍,腹胀、纳少者加枳壳、山楂、神曲。吴氏报道用茵陈蒿汤加郁金、虎杖、败酱草等药治疗急性黄疸型肝炎 105 例,总有效率达 98.08%。林氏用茵陈蒿汤加黄芩等药治疗淤胆型肝炎 45 例,总有效率为 73.3%,林氏认为茵陈蒿汤治疗本病的效果似比西药来得明显,而且对急性甲型淤胆型肝炎的疗效高于慢性乙型淤胆型肝炎。

对于小儿病毒性肝炎,么氏等用茵陈蒿汤加减治疗取得满意疗效,与对照组相比,中药组肝功能恢复较快,症状改善明显。韩氏用加味茵陈蒿汤治疗小儿病毒性肝炎 30 例,从中体会到无论甲型或乙型病毒性肝炎,只要符合湿热亢盛、急性有余之实象,皆可用苦寒清泄的方法。对新生儿实热之证,也可放心使用,但应病衰其大半而止为宜,恐伤脾胃,所以在茵陈蒿汤中加白术、神曲,可使脾胃健运,增强小儿机体抗病邪能力,使之康复。赵氏等报道用茵陈蒿汤加味治疗小儿急性黄疸型肝炎千余例,治愈率为 95%,有效率达 100%,方药组成:茵陈 10 g,栀子、滑石、木通各 6 g,柴胡、竹叶、灯心草各 3 g,大黄 4 g。

(2)高胆红素血症:除病毒性肝炎外,胆道结石亦可致高胆红素血症,茵陈蒿汤仍是常用之基本方。王氏认为高胆红素血症按中医辨证仍属黄疸范畴,但单纯使用清热利湿药物,效果多不尽如人意,特别是黄色灰暗之"阴黄","治黄必治瘀",即使黄疸早期也应考虑瘀的存在,因此王氏用茵陈蒿汤加赤芍、丹参、虎杖根等药治疗,取得较为满意的疗效。

茵陈蒿汤是治疗湿热黄疸的首选方剂,方中大黄的作用甚为重要,在具体应用上,众多医家各有己见,如黄疸兼便溏时,大黄能否用?崔氏认为大黄的应用,应以黄疸的存在与否作为依据,绝不可视大便溏而舍弃不用,但在用量上可根据大便的溏、秘不同而灵活变通。小儿黄疸大黄是否适用?张氏等认为应该使用,能提高疗效,但大黄用量需根据不同年龄适量增减,2~5 岁用 6 g,5~10 岁用 8 g,10~14 岁用 10~12 g。大黄煎法怎样为适宜?张氏提出大黄宜与茵陈等药同煎,使其峻泻力减而缓下逐湿祛瘀退黄之功尚存,但凡阳黄证无论便秘,或如常,或溏皆可放心用之。药后畅腑去邪退黄,又鲜有伤中败胃之弊。

(3)十二指肠溃疡、阑尾炎:茵陈蒿汤虽为湿热黄疸而设,但用治其他疾病亦有确切疗效。杨氏治一胃脘痛伴黑便的十二指肠溃疡病人,中医辨证属脾虚湿热内阻,用茵陈蒿汤加党参、茯苓、白及粉等,服 13 剂而愈。又治一阑尾炎病人,证属湿热内蕴、气滞血瘀,用茵陈蒿汤加败酱草、蒲公英、牡丹皮等药物,3 剂后二便通,腹痛消失,再以调养康复。可见茵陈蒿汤导积滞、通二便、凉血活血的作用与肠胃湿热瘀阻,二便不畅证候甚为相合,故用之效著。

(4)肥胖症:杨氏认为肥胖由痰湿瘀阻、湿热互结引起,伴有二便不畅者,选用茵陈蒿汤配以化痰理气之陈皮、半夏、茯苓等,可使痰湿热俱消,肥胖得到控制,如曾氏治一例,服药 2 个月余,体重下降 3.4 kg。

【临证心悟】

茵陈蒿汤是治疗湿热黄疸的主方,《伤寒论》中主要用于治疗身黄如橘子色、发热、口渴、小便不利、腹满的阳明发黄证。茵陈蒿汤证的基本病机是湿热蕴结于里,治疗着重于清热利湿,祛邪外出。临床上见有发黄证属阳黄,尤其是湿热壅阻中焦者,可用茵陈蒿汤治疗。后世医家及现代临床以本方用治黄疸均收到显著疗效。然茵陈蒿汤的清热利湿,导积滞,通二便,凉血活血的作用,对湿热瘀阻证,不论发黄有无均可酌情用之,故现代临床亦用其治疗证属湿热互结的肠胃疾病及其他全身性疾病。

茵陈蒿汤用于治黄疸时,茵陈量宜大。大便秘者,大黄量可适当增加,且宜后下。大便溏者,亦可用大黄,其量宜减,且宜与他药同煎,以取缓下之意。黄疸日久宜加活血化瘀药,如赤芍、丹参、虎杖根等。

麻黄连轺赤小豆汤方

【原文】

伤寒瘀热在里,身必黄,麻黄连轺赤小豆汤主之。(262)

【方解】

麻黄_{二两,去节}　　连轺_{二两,连翘根是}　　杏仁_{四十个,去皮尖}　　赤小豆_{一升}　　大枣_{十二枚,擘}　　生梓白皮_{一升,切}　　生姜_{二两,切}　　甘草_{二两,炙}

上八味,以潦水一斗,先煮麻黄再沸,去上沫,内诸药,煮取三升,去滓分温三服,半日服尽。

【功用】

清热利湿,解表散邪。

【方解】

麻黄连轺赤小豆汤以麻黄、杏仁、生姜宣散表邪,以解阳郁之热,兼宣肺利水湿之气。连翘、生梓白皮苦寒,能清热解毒(梓白皮现多以桑白皮代之),与赤小豆同用可起清热利水除湿之效。甘草、大枣调和诸药,并和脾胃。全方具有清热利湿,兼以解表发汗的功能。本方驱湿除通过利大小便外,还取由汗而发,此即《黄帝内经》"开鬼门"之法。本方集发汗、利水、通泄于一方,通达表里上下,除湿退黄,但通腑泄热除满之力逊于茵陈蒿汤。方用"潦水"煎煮,是取地面流动之雨水,古人称为"无根之水",因其无根味薄,故不助湿气。

【临证运用】

1. 后世医家对本方的应用 《类聚方广义》载:麻黄连轺赤小豆汤,治疗疥癣内陷,一身瘙痒,发热喘咳,肿满者,加槟榔,奇效。生梓白皮不易采用,今权以于梓叶或桑白皮代之。

2. 现代应用

(1)肝炎、肾炎:本方广泛用于消化、泌尿、神经、循环、呼吸系统疾病及传染病等疾病,其中以黄疸型肝炎、小儿肾炎最常用。黄疸型肝炎,证属湿热内蕴,兼表邪未解,适用麻黄连轺赤小豆汤治疗,谭氏等经病案统计得出本方的临床多见症状是发热、恶寒、水肿、发黄(色鲜明)、食少、尿短赤。李氏曾用麻黄连翘赤小豆汤治疗一急性肾小球肾炎病人,8剂而愈,随访1年正常。

(2)哮喘、荨麻疹:蒋氏报道用麻黄连翘赤小豆汤加地龙治疗哮喘伴轻度发热恶风者,4剂而愈,继以玉屏风散调理月余,随访1年未发。麻黄连翘赤小豆汤具有发越肺气、清利湿热的作用,常用治荨麻疹。魏氏报道曾从本方可治肝炎引起的皮疹得到启发,广泛应用于皮肤瘙痒、荨麻疹等,均有较好疗效,并可随证加减,寒重者,重用麻黄,加防风;热重者,重用连翘,加金银花;湿热者加苦参;血热者加赤芍、牡丹皮。蒋氏的经验是对诊为过敏因素致病者,方中麻黄、连翘、甘草用量稍增,或再加黄芪、荆芥、防风、乌梅之类。

【临证心悟】

麻黄连轺赤小豆汤在《伤寒论》中亦用于治疗阳明发黄证,尤适用于发黄的初起兼表证者。由于麻黄连轺赤小豆汤具有宣发肺卫、清利湿热的作用,现临床上广泛用于治疗胃炎初起、头面浮肿、哮喘、荨麻疹等疾病。临证以发热、恶寒、无汗、小便不利为本证要点。

麻黄升麻汤方

【原文】

伤寒六七日,大下后,寸脉沉而迟,手足厥逆,下部脉不至,喉咽不利,唾脓血,泄利不止者,为难治,麻黄升麻汤主之。(357)

【方药】

麻黄_{二两半,去节} 升麻_{一两一分} 当归_{一两一分} 知母_{十八铢} 黄芩_{十八铢} 萎蕤_{十八铢,一作菖蒲} 芍药_{六铢} 天门冬_{六铢,去心} 桂枝_{六铢,去皮} 茯苓_{六铢} 甘草_{六铢,炙} 石膏_{六铢,碎,绵裹} 白术_{六铢} 干姜_{六铢}

上十四味,以水一斗,先煮黄麻一两沸,去上沫,内诸药,煮取三升,去滓,分温三服。相去如炊三斗米顷令尽,汗出愈。

【功用】

发越郁阳,清肺温脾。

【方解】

方中重用麻黄,与石膏、甘草相伍,发越郁阳,清泄肺热,有越婢汤意;升麻升提散郁,既能助麻黄升散之力,亦可引黄芩、知母等苦寒之味直趋肺之高位以清肺热,更有增甘温之剂举脾气下陷之能,一药而兼三用,可谓用功精巧;当归、天冬、芍药、萎蕤四味养阴血而滋肺燥,因脓血乃热壅肺络后气血腐败之物,唾后必致阴血耗伤,故在清解肺热同时,配用甘润之品以滋其燥,有标本兼顾之义;上述几组配伍主要针对肺热上壅。与之相对,方中更以桂枝、茯苓、白术、干姜、炙甘草等甘温之品温中祛寒、运脾通阳,只是方中药量殊少,只有六铢,足见其脾虚之轻。因此,合方虽曰清上(肺)温下(脾)、温清并用、补泻并投,实际侧重于清上热为主,其温脾之力较弱,借此亦反映出麻黄升麻汤证后以肺热上壅为主、脾气虚寒较轻的症候特征。

本方的给药时间是"相去如炊三斗米顷,令尽",与一般常规服药日二服或三服不同。在短时间内将三服药全部服完,主要使药力持续,则内郁热邪容易外达而从汗解,这对加强药效有很大帮助。可见,本方不仅组方严谨,而且服亦有规矩,非仲景制方岂能如此?

【临证运用】

近、现代医家在临床上应用本方的报道虽不很多,但亦有典型案例可证,如陈逊斋治李梦如子喉病兼下利案。又如和氏用本方治疗无菌性肠炎,证属脾弱胃强者,服药40余剂,10年余沉疴痼疾竟举治愈。王氏用本方治疗痰喘、肺痿、臌胀、休息痢等病症,亦获得显著的疗效。此外,用本方治疗更年期综合征、支气管扩张、肺脓疡病程较长、吐脓血而手足凉等病症,有一定疗效。

【临证心悟】

本方药味多,剂量小,寒热并用,攻补兼施,而重在宣发郁阳、扶正达邪,对后世医家有所启迪。如唐代孙思邈的千金萎蕤汤,从其方药组成和治疗作用看,与麻黄升麻汤有某些近似之处,甚至可以说是从麻黄升麻汤演变而来的。又如阳和汤治流注、阴疽,补中益气汤治阳虚外感,升麻葛根汤治时疫痘疹,普济消毒饮治大头瘟等,均与本方可能有继承关系。

麻黄升麻汤是《伤寒论》中一首最复杂的方剂,历代医家对此颇多争议,有人认为非仲景方,乃后世粗工之技;有人认为此方药味混杂、主治不明,没有临床实用价值;但亦有细心探究,妙加运用而获奇效者。究竟应该怎样看待本方,关键在于正确理解原著精神。统观《伤寒论》治外感杂病,寒热错杂、虚实兼夹之证不胜枚举,仲景立法组方,既有乌梅丸的寒热并用,重在酸敛收纳、温脏安蛔;又有黄连汤的寒热并用,重在驱寒止痛、交通阴阳;既有半夏泻心汤的寒热并用,重在和胃消痞;又有干姜黄芩黄连人参汤的寒热并用,重在苦泄通降,而麻黄升麻汤的寒热并用,则以发越郁阳为主旨。如此收、和、宣、降各有侧重,仲师匠心,岂不令人惊叹?当然,对本方的临床运用,还需要我们去深入研究,不断探索,以求更好地继承与发扬。

瓜蒂散方

【原文】

病如桂枝证,头不痛,项不强,寸脉微浮,胸中痞硬,气上冲喉咽,不得息者,此为胸有寒也。当吐之,宜瓜蒂散。(166)

病人手足厥冷,脉乍紧者,邪结在胸中,心下满而烦,饥不能食者,病在胸中,当须吐之,宜瓜蒂散。(355)

【方药】

瓜蒂一分,熬黄　赤小豆一分

上二味,各别捣筛,为散已,合治之,取一钱匕,以香豉一合,用热汤七合,煮作稀糜,去滓,取汁和散,温顿服之。不吐者,少少加,得快吐乃止。诸亡血虚家,不可与瓜蒂散。

【功用】

涌吐痰实。

【方解】

方中瓜蒂为君，苦寒有小毒，色青，像东方甲木之化，得春升生发之机性升催吐，能提胃中阳气，以除胸中之寒热，为吐剂中第一品，赤小豆酸寒，利水除湿，二味相伍，酸苦涌泄，再佐以豆豉轻清宣泄，更助其涌吐之力。

另外，对"赤小豆"一物注家有不同看法，一说草本植物赤小豆之成熟种子，清热利水凉血。另一说属木本植物"相思子"俗称"蟹眼豆"，性酸温，有涌吐作用，应用于临床，当辨证择药。

【临证运用】

1. 后世医家对本方的应用

（1）《外台秘要》用本方去香豉，或加丁香，或加黍米，或仅用瓜蒂，煎汤口服，或滴鼻，或捣末，取如大豆塞入鼻中，治疗诸黄。录《延年秘录》疗急黄，心下坚硬，渴欲饮水，气粗喘满，眼黄，得吐则差。

（2）《肘后备急方》用本方治胸中多痰，头痛不欲食。

（3）《内外伤辨感论》用本方治饮食过饱，填塞胸中。

（4）《医方集解》用本方治卒中痰迷，涎潮壅盛，颠狂烦乱，人事昏沉，五痫痰壅及火气上冲，喉不得息，食填太阴，欲吐不出。亦治诸黄、急黄。本方除赤豆，加郁金、韭汁，鹅翎探吐，名三圣散，治中风风痫，痰厥头痛。

（5）《奇效良方》用本方治风癫。

（6）《温病条辨》及《温疫论》用本方去香豉加山栀，亦名瓜蒂散，治上焦温病，心烦不安、痰涎壅盛，胸中痞寒欲呕，无中焦证者，或疫邪留于胸膈，胸膈满闷，欲吐不吐之证。

2. 现代应用　瓜蒂散为涌吐峻剂，现代临床主要用于胸膈痰涎、宿食阻滞，症见胸脘满闷，恶心欲吐，复不能吐，气上冲咽喉，呼吸迫促，或有四肢不曙，发热恶风汗出，苔白滑，寸脉微浮者。此外，还用于因痰引发的各种病证，如痰涎壅滞于膈上的哮喘；痰蒙清窍之癫狂、癫痫；痰厥不语；痰气凝结之乳房肿块，早期乳腺癌。20世纪60～70年代亦有报道用本方泡服或搐鼻，治急性黄疸型传染性肝炎、重症肝炎，有退黄及促进肝功能恢复之较好疗效。

近年来，在瓜蒂散治疗肝炎及其催吐功效用于服毒的救治方面，有了进一步研究。

（1）服毒的救治：吕氏等报道，对服毒（药）物中毒早期，毒物仍停留在胃内，用瓜蒂为主，佐以升麻、甘草各等分研粉，5 g 1 包，加温开水 300～400 mL，1 次冲服，成人最大量不超过 10 g，小儿酌减（1/3 或 1/2 包），治疗急性中毒病人 58 例,症见意识清楚,烦躁不安,面色苍白,头晕目眩,血压正常或偏低,或手足抽搐,或呼吸浅慢。发现服后 3 ~ 5 min 开始呕吐,从呕吐开始至胃内容物完全澄清无味的时间,平均为 20.7 min,对照之洗胃组需 46.4 min,大大缩短了从胃内清吐出毒物的时间,有效地阻止了毒物的吸收。瓜蒂散组催吐的有效率为 96.55%,而温水引吐组仅 71.42%,说明瓜蒂散能迅速催吐,有效地阻止和减少对毒物的吸收,收到令人满意的效果,适于急救之用。

(2)急性黄疸型病毒性肝炎高胆红素血症:孟氏报道用瓜蒂散 0.1 g 吹入两侧鼻内,每月 1 次,3 d 为 1 个疗程,需间隔 3 ~ 7 d,方可继 2 ~ 3 个疗程。经治 188 例急性黄疸型肝炎,并经 1 个月的保肝治疗,黄疸未见消减,血清胆红素持续在 10 mg/dL 以上。结果显效 153 例(81.4%),有效 31 例(16.4%),无效 4 例,总有效率为 97.8%。对照组(继原保肝治疗)106 例,显效 19 例(17.9%),有效 32 例(29.8%),无效 55 例,总有效率为 17.7%。瓜蒂散治疗组中有 64 例收集了第 1 个疗程中的鼻流出液,累积量最少 39 mL,最多 304 mL。色泽因黄疸深浅分别为深褐色、黄色或浅黄色,并随黄疸消退而转淡。32 例检测胆红素,10 mg/dL 者 16 例,3 ~ 5 mg/dL 者 7 例,1.6 ~ 3.0 mg/dL 者 9 例,1.0 ~ 1.5 mg/dL 者 1 例。1 个疗程后肝功能检测,胆红素均较前有所下降,麝浊、锌浊异常的 94 例亦有所改善,并有 52 例转阴。谷丙转氨酶 100 U 的 174 例中有 94 例复常。HBsAg 检测(R-PHA)31 例阳性有 24 例转阴。笔者认为瓜蒂散具有被动祛湿热作用,在保肝治疗的同时,取其散剂吹鼻引邪外解,宣泄湿邪以退黄,治疗急性黄疸型肝炎高胆红素血症达 15 年,效果良好。本品也可内服,但可致恶心、呕吐及上腹部疼痛,若将之制成肠溶片,则可以防止上述症状发生。

(3)瓜蒂散致中毒性休克,20 世纪 70 年代以来均有报道。余氏报道大剂量瓜蒂液致中毒性休克 1 例。认为瓜蒂散常用剂量为 2.5 ~ 4.5 g,若超量则可引起强烈呕吐,甚至造成呼吸中枢麻痹而死亡。

【临床心悟】

瓜蒂散,是仲景为痰实阻滞胸膈而设,为涌吐峻剂,以胸脘痞闷,欲吐不能,气上冲咽喉不得息,心烦不安,或手足厥冷,寸脉微浮,或脉乍紧,苔多白腻为其辨证要点。因邪结部位在上焦,故本《黄帝内经》"其高者,因而越之"之旨,制以酸苦涌泄的瓜蒂散。由于吐法峻猛伤阴损阳,故使用较少,报道亦少。然则,若能准确地掌握适应证,可收立竿见影之效。剂量,一般以每日 3 ~ 6 g 煎汤顿服,或 0.6 ~ 1.8 g,研末吞服为宜,中病即止。过量则可引起毒性反应,甚至呼吸、循环衰竭,不可不慎。

吴茱萸汤方

【原文】

食谷欲呕,属阳明也,吴茱萸汤主之。得汤反剧者,属上焦也。(243)

少阴病,吐利,手足逆冷,烦躁欲死者,吴茱萸汤主之。(309)

呕而胸满者,吴茱萸汤主之。(《呕吐哕下利病脉证治第十七·八》)

干呕,吐涎沫,头痛者,吴茱萸汤主之。(《呕吐哕下利病脉证治第十七·九》)

【方药】

吴茱萸_{一升,洗}　人参_{三两}　生姜_{六两,切}　大枣_{十二枚,擘}

上四味,以水七升,煮取二升,去滓,温服七合,日三服。

【功用】

温胃降浊。

【方解】

方中吴茱萸为主药,性大热而味辛苦,为温胃暖肝、散寒降浊之要药;生姜为臣,性味辛温,温胃散寒,降逆止呕;人参、大枣为佐使,性味甘温,以补中益气,崇土以制木。四药配伍,共奏温胃暖肝、散寒降浊、补中益气之效。因本证夹有水饮之邪,故不用甘草之缓恋。

【临证运用】

1. 后世医家对本方的应用

(1)《备急肘后方》载:治人食毕噫醋及醋心。

(2)《圣济总录》载:人参汤(即本方)治心痛。

(3)《兰室秘藏》载:治厥阴头顶痛,或吐涎沫,厥冷,其脉浮缓。

(4)《医方集解》载:本方加附子,名吴茱萸加附子汤,治寒疝腰痛,牵引睾丸,尺脉沉迟。

(5)《伤寒论类方汇参》载:①仲景治头痛如破,用吴茱萸者,以此辛开苦降之剂,且能降肝胃之寒,使不上冲于头,此为治脏腑而经络自治也;②脑髓寒痛,肝脉入脑,故仲景用吴茱萸汤治疗脑寒痛;③寒霍乱,此汤治少阴吐利厥逆,烦躁,亦治厥阴寒犯阳明,食谷即吐之症。

(6)《类聚方广义》载:呃逆,有宜此方者。按《外台秘要》曰:疗食后醋咽多噫。又云:霍乱不吐不下,心腹剧痛欲死者,先用备急或紫圆,继投此方。则无不吐者,吐则无不下者,已得快吐下,则苦楚脱然而除。其效至速,不可不知。

(7)《方函口诀》:此方主降浊饮。故主治吐涎沫、头痛、食谷欲呕,烦躁吐逆。

2.现代应用　现代医家认为本方证系由中焦阳虚或肝寒犯胃,胃寒生浊,升降失常所致。症见食谷欲呕、吐利、四肢逆冷、烦躁难忍、头痛、吐涎沫等。多用于胃寒呕逆、眩晕、头痛、神经性呕吐、急性胃肠炎、高血压、眼疾等病症。

(1)消化系统疾病:常用于治疗急慢性胃炎、胃及十二指肠溃疡、十二指肠壅积症、胃癌伴泛吐清涎症、幽门梗阻、慢性肠炎、慢性非特异性溃疡性结肠炎、胃肠病呕吐、胆囊炎等。

(2)循环系统疾病:吴茱萸汤可用于调节血压。

(3)精神疾病和神经系统疾病:吴茱萸汤用于治疗神经性呕吐、血管神经性头痛、顽固性头痛、眩晕、梅尼埃病等报道甚多,也有用于治疗颅内压增高性头痛、神经症、失眠、癫痫小发作等病症的报道。

(4)泌尿生殖系统疾病:有报道用吴茱萸汤治疗急慢性肾炎、尿毒症、阳痿、阴囊挛缩、寒疝等。

(5)妇科疾病:吴茱萸汤可在辨证的前提下用于治疗痛经、妊娠恶阻、带下、产后自汗、更年期顽固性呕吐等。

(6)眼科疾病:应用于青光眼、闪辉性暗点、视疲劳症、角膜溃疡等多种眼科疾患,效果满意。

【临证心悟】

从吴茱萸汤现代临床应用看,虽涉消化、循环、呼吸、精神神经、泌尿生殖、妇科、眼科疾病等,但从中医辨证角度看,其适应证的病位几乎不离肝与脾胃,病性不外肝胃虚寒、水饮不化、浊阴上逆,主症不外头痛、眩晕、呕吐或吐涎沫、肢凉、舌淡、苔润、脉沉、迟、弱、缓、弦,其中尤以巅顶痛、呕吐或吐涎沫为最多见。“证”是方剂的运用依据,吴茱萸汤的治证,仲景论述颇详,后世医家更有发扬,我们要勤求仲景之训,博采各家之长,临床中不受中西医各种病名之限,只要辨证正确,投之能收异病同治之效。临床应用时,方中人参多以党参代之,疗效似无明显差异,药物剂量比例,有人通过临床实践认为,吴茱萸与人参(或党参)应等量,而生姜当为吴茱萸的倍量,此时效果更好。本方既可单独使用,亦可据证伍以助阳益气、祛寒消阴、行饮化痰、疏风降逆之品。

吴茱萸辛苦燥烈,由于畏其燥烈而不敢用或用之其量过少,致使杯水车薪,药不胜病。吴茱萸性虽燥烈,但对浊阴不降、厥冷上逆、吞酸胀满之证服之多效,每用30 g,亦无不舒之感。清代黄宫绣著《本草求真》谓"吴萸醋调贴足心治口舌生疮,用之多效"。

要提高疗效,尚需掌握此方的煎服法,细审仲景于煎服法上亦有巧妙之处,胃肠病状是吴茱萸汤的主症,仲景在用吴茱萸时恐燥烈之性使胃虚不能接受,所以在阳明胃家虚寒所致的食谷欲呕,将此药洗后入药,去其燥烈之性。于厥阴治肝木横逆所致的"干呕吐涎沫"时,吴茱萸洗七遍,恐燥烈之气伤肝胃。

如临床中对于服后导致格拒呕吐者:可采取冷服法,有些病人服后症状反剧,但少顷即可消失,临床屡大剂运用吴茱萸汤尚没有出现剧烈的中毒症状,所以既要辨证正确,又要注意方剂的煎服法,才能取得预期的效果。

黄连阿胶汤方

【原文】

少阴病,得之二三日以上,心中烦,不得卧,黄连阿胶汤主之。(303)

【方药】

黄连四两　黄芩二两　芍药二两　鸡子黄二枚　阿胶三两,亦云三挺

上五味,以水六升,先煮三物,取二升,去滓,内胶烊尽,小冷,内鸡子黄,搅令相得,温服七合,日三服。

【功用】

滋阴泻火,交通心肾。

【方解】

本方由黄连、黄芩、芍药、鸡子黄、阿胶等组成,方中黄芩、黄连清心火,降烦热;阿胶、芍药、鸡子黄滋肾阴,养营血,安心神。芍药与黄芩、黄连相伍,酸苦涌泄以泻火,与鸡子黄、阿胶相伍,酸甘化阴以滋液,又能敛阴安神以和阴阳,共成泻心火、滋肾水、交通心肾之剂。主要用于邪实正虚、阴虚热盛之证,特别是对心肾不交的顽固性失眠证尤有功效。

【临证运用】

1. 后世医家对本方的应用

(1)《肘后备急方·卷三》载:治时气差后,虚烦不得眠,胸中疼痛,懊侬。黄连四两、芍药二两、黄芩一两、阿胶三小挺,亦可纳鸡子黄二枚。

(2)张路玉曰:治热伤阴血便红。(《张氏医通·卷十三专方·伤寒门》)

(3)李中梓曰:黄连阿胶汤,一名黄连鸡子汤,治温毒下利脓血,少阴烦躁不得卧。(《医宗必读》)

(4)吴鞠通曰:少阴温病,真阴欲竭,壮火复炽,心中烦不得卧者,黄连阿胶汤主之。(《温病条辨·下焦篇》)

(5)《类聚方广义》载:黄连阿胶汤治久痢,腹中热痛,心中烦而不得卧,或便脓血者。又治诸失血证,胸悸身热,腹痛微利,舌干唇燥,烦悸不能寐,身体困惫,面无血色,或面热潮红者。又治痘疮内陷,热气炽盛,咽燥口渴,心悸烦躁,清血者。

(6)《方极》载:黄连阿胶汤,治心中悸而烦,不得眠者。又治心中烦而不能卧者,胸中有热,心下痞,烦而不能眠者。

(7)《方函口诀》载:此方,柯韵伯谓少阴之泻心汤。治病陷阴分,上热犹不去,心烦或虚躁者。故治吐血咳血,心烦不眠,五心热,渐渐肉脱者。凡诸病人,热气浸淫于血分为诸症者,毒利腹痛,脓血不止,口舌干者,皆有验。又用于少阴下利脓血,而与桃花汤有上下之辨。又活用于疳泻不止者;痘疮烦渴不寐者,有特效。

(8)陆渊雷曰:淋沥症小便热如汤,茎中欣痛而血少者,黄连阿胶汤有奇效。(《伤寒论今释》)

2. 现代应用　本方所治之证多因素体阴虚,感受外邪,邪入少阴从阳化热,致阴虚火旺。症见心烦不寐,入夜尤甚,口干咽燥,舌红少苔,脉沉细数。现代临床运用对本方有所发挥,不仅限于心肾不交之心烦不得眠,凡属热邪未清、阴液亏虚的各种热性病过程中,出现诸如血热妄行的各种出血、湿热交织之痢、淋沥、痘疹、痈厥等,均可使用,有少阴证者,尤为适宜。

(1)阴虚火旺心肾不交失眠症:颜氏认为本方不仅对伤寒、温病后期的阴虚火旺心烦不得眠有效,对肝肾阴虚、肝阳上亢、梦遗滑精的失眠症,同样有效;林氏认为黄连阿胶汤有益阴制阳之功,或去苦寒之黄芩,加龙骨、牡蛎、枣仁敛阳、镇心、安神,治疗大量失眠症,无不应手称快;王氏用本方治疗13 例失眠症病人,均收到良好效果。这组病例中,年龄最小者 23 岁,最大者 42 岁。症以失眠为主,同时伴有头晕头痛、心悸胸闷、精神倦怠、口干尚苦等。就诊时,13 例中无 1 例每夜能睡 4 h 以上者,严重的 1 例曾连续 9 昼夜不能合眼。病人大小便多正常,间有小便赤、大便干等情况。舌质多赤绛,少苔,脉弦数或细数。用黄连阿胶汤为基本方随证加减化裁。在治疗期间一律停用其他药物,一般在服本方 3 ~ 6 剂后即可见效。连服 11 剂后,常能终夜得眠,一切症状悉除。

(2)肝硬化肝昏迷属阴虚内热者:山西省中医研究所报道以本方合百合地黄汤治疗肝硬化肝昏迷有效。

(3)阴虚火旺之出血:傅氏报道以本方加减治疗支气管扩张咯血。万氏曾用本方治疗肠出血;杨氏用本方加味治疗肾阴亏损,阴虚火旺,迫血下行的溺血而获效;陈氏用本方加味治疗肺结核大咯血及阴虚火旺、冲任受热、迫血妄行之崩漏,取得满意效果。病人张某,骨蒸潮热,夜寐多梦,干咳,痰中带血,胸痛已 6 年。经胸透诊为空洞型肺结核。1 周前因外感而高热,经服中药后汗出热退。近两天出现大咯血,每次约 300 mL,每日 1 ~ 2 次,西药治疗无效。诊见身微热、口渴、便秘、心烦。证属热邪未清、肺肾阴虚、心肝火旺。治宜滋阴降火止血。处方:黄连 3 g,黄芩、白芍、麦冬、百合、炙款冬花、杏仁各 10 g,鸡子黄(冲)2 枚,阿胶(烊化)、白及各 30 g,牡丹皮 12 g,生地黄 15 g。煎服 1 剂咯血即止,后以西药抗结核药物治疗而愈。吴氏用本方加减治疗功能性子宫出血有效。另外,有以本方合知柏地黄丸治疗血精而获效。

(4)痢疾:吴氏用本方加生地黄、炙甘草治疗痢疾,临床表现为烦躁不宁,口干而渴,身热不退,手足皆凉,甚则昏厥,双颊潮红,汗出溱溱,舌红苔燥,脉细数等,有较好疗效。刘氏用本方治疗血痢获效,病人先患暑温,继而日夜下痢纯血,腹痛里急,肛门灼热,发热暮甚,心烦不眠,口渴而不多饮,舌红苔黄,脉沉数。服白头翁汤 2 剂,诸症不减,且舌转红绛,苔黄而干,脉沉细数。证属伏温化热,伤及少阴,投黄连阿胶汤育阴泻火。煎服 2 剂后,热退神安,血痢已止。后以甘寒生津、养胃清热之剂善后。

(5)萎缩性胃炎:陈氏用本方加减治疗萎缩性胃炎。病人吴某,胃脘痛 6 年余,在某医院诊为萎缩性胃炎。胃脘及肝区疼痛,食辛辣食物后加剧,食欲缺乏,大便秘结,眠差多梦,舌质红,脉弦细。证属阴虚阳亢,肝气犯胃。治以黄连阿胶汤加减,黄连 3 g,黄芩、阿胶(烊化)、川楝子、青木香各 10 g,白芍、制香附各 15 g,鸡子黄 2 枚(冲),炙甘草 6 g。煎服 3 剂后胃痛减轻,失眠、多梦好转,大便通畅。上方去黄芩加熟地黄 15 g,服 10 余剂痊愈。

(6)失声:姬氏用本方加减治疗顽固性失声 50 例,疗效满意。本组 50 例中,临床以声音嘶哑或不能发声为特点,喉部检查均有壁糙充血。治疗方法:以本方加桔梗、石斛、赤芍、玄参、天门冬、麦冬、沙参。每日 1 剂,服 3 次。阴虚火旺者,加知母、黄柏;咽干甚者,加花粉;咽部紧迫感者,加山豆根、马勃;咽部异物感者,加麝香、山慈菇;痰不易咳者,加海浮石、瓜蒌皮;动则气喘者,加黄芪、太子参、百合。结果:25 例治愈(症状消失,发声正常,咽部无充血,1 年以上无复发);20 例好转(症状基本消失,发声时好时坏,咽部充血减轻,6 个月内无复发);5 例无效(症状无改善)。疗程最短 15 d,最长 40 d,平均 32 d。傅氏亦以本方治疗顽固性失声而获效。

(7)治阳痿早泄:姬氏用黄连胶汤加减治疗阳痿、早泄 80 例,效果满意。以本方去黄芩加石莲子、茯苓、远志、黄柏、桑螵蛸、五味子、柏子仁。心火亢盛,加栀子;相火旺盛,加龙胆草;肾阳不足,加菟丝子、韭菜子;阳虚为主,加锁阳、淫羊藿;早泄为主,加龙骨、牡蛎、芡实。水煎取液,阿胶烊化,稍凉后将鸡子黄兑入药液,搅匀温服。治疗期间忌食辛辣刺激食品及白萝卜、绿豆,忌性生活。治疗 14～60 d。结果:治愈 36 例,好转 40 例,无效 4 例。另外,刘氏用本方治疗 1 例腰以下厥冷,但心烦卧不安,面红声亮,舌红少苔之病人,辨证为心火旺于上,阴虚于下,水火不济,用本方 9 剂愈。

傅崇林还用本方治疗神经症、慢性溃疡性口腔炎、胎漏、早泄阳痿等证而有效。

【临证心悟】

黄连阿胶汤乃滋阴降火、交通心肾之名方,其临床运用以正虚邪实、阴亏阳亢为标准。几阴液不足而邪热亢盛者,无论其源自内伤杂症,或咎由外感热病,皆可酌情施用。然则阴液亏耗者,口舌干燥,头晕耳鸣,脉虚细无力,种种虚象,难于尽述;邪热亢盛者,口渴欲冷饮,心烦躁扰,面赤舌红,脉来疾数,诸多实情,非一而足。是以其临床诊断依据,不可泥于条文所记,宜乎审其因,知其机,如此则其效用之宏,断可必矣。

临证之际,若能明虚实之主从,阴阳之缓急,进而灵活调整本方剂量比例,则疗效更佳。阳热甚者,重用苦寒之黄芩、黄连;阴虚重者,加大柔剂之药量,且减轻黄芩、黄连之量,防其苦燥伤阴。谨守病机原则,圆机活法,可得辨证论治之精髓。

桃花汤方

【原文】

少阴病,下利便脓血者,桃花汤主之。(306)

少阴病,二三日至四五日,腹痛,小便不利,下利不止,便脓血者,桃花汤主之。(307)

下利,便脓血者,桃花汤主之。(《呕吐哕下利病脉证治第十七·四十二》)

【方药】

赤石脂—斤,一半全用,一半筛末   干姜—两   粳米—升

上三味,以水七升,煮米令熟,去滓,温服七合,内赤石脂末方寸匕,日三服。若一服愈,余勿服。

【功用】

温阳涩肠固脱。

【方解】

方中赤石脂性温而涩,入胃与大肠经,功能收涩固脱、止血止泻,以其为主药,辅以干姜温中,佐以粳米益脾胃,共奏温阳涩肠固脱之功效。赤石脂一半入煎,取其温涩之气,一半为末,并以小量粉末冲服,取其直接留着肠中,以增强固涩作用,对滑脱不禁者尤有重要意义。

【临证运用】

1. 后世医家对本方的应用

(1)《肘后备急方》载:治天行毒痢,若下脓血不止方,即是本方。

(2)《斗门方》载:治小儿疳泻,赤石脂末米饮调服半钱,立瘥。

(3)《方极》载:桃花汤治腹痛下利、便脓血者。又治下利便脓血者、腹痛、小便不利,下利不止者。

(4)《类聚方广义》载:痢疾累日之后,热气已退,脉迟弱或微细,腹痛下利不止,便脓血者,宜此方。

(5)《和剂局方》载:桃花汤治冷痢腹痛,下白冻如脑,赤石脂煅、干姜炮等分为末,蒸饼和丸。

(6)《方函口诀》载:此方《千金方》为丸用之,极便利。脓血下利,非此方不治。若有后重者,非此方所主,宜用白头翁汤。后重而痛在大腹者,用之为害更甚。

(7)《医宗金鉴》载:初病下利便脓血者,大承气汤或芍药汤下之,热盛者,白头翁汤清之。若日久滑脱,则当以桃花汤养肠固脱可也。

(8)吴鞠通曰:治下焦温病致虚之下利脓血,谓"温病脉法当数,今反不数,而濡小者,热撤里虚,里虚下利稀水,或便脓血者,桃花汤主之。"(《温病条辨·下焦篇》)

(9)吴鞠通曰:桃花粥(本方去干姜加人参、炙甘草)治中、下焦阳虚下利,谓"温病七八日以后,脉虚数,舌绛苔少,下利日数十行,完谷不化,身虽

热者,桃花粥主之。"(《温病条辨·下焦篇》)

2.现代应用　桃花汤证因脾肾阳虚,寒湿凝滞,虚寒滑脱,固摄无权所致,症见便脓血、下利不止、腹痛喜温喜按、小便不利、口淡不渴、脉细微等。现代多见于虚寒性急慢性痢疾、阿米巴痢疾、肠伤寒出血、功能性子宫出血、虚寒性吐血、便血等病症。

(1)消化系统疾病:治虚寒性滑脱之久痢、久泻、肠炎、下痢便脓者,以恶寒无热、舌淡白、脉沉细为审证要点。李氏以本方去粳米加怀山药、龙骨、牡蛎、生地榆、秦皮,治疗慢性阿米巴痢疾获良效。《伤寒论方解》治下痢、腹痛、便脓血,久不愈,舌淡白,脉沉细。

(2)血液系统疾病:治疗虚寒性吐血、便血,以及伤寒肠出血等证。黄奕卿认为本方有止血功效,为加强止血作用,可加阿胶。唐氏用桃花汤加味(赤石脂、炮姜炭、怀山药代粳米、乌贼骨、田三七、甘草),治虚寒性胃、十二指肠溃疡出血。《伤寒论方解》治伤寒下血,腹中切痛,脉迟,现虚寒征象者。

(3)妇科疾病:治妇女崩漏、带下证。万氏以本方合四神丸治带下。上官均等用桃花汤改散服(赤石脂 100 g,干姜 60 g,分研极细末,调匀瓶储备用),治下焦虚寒之功能性子宫出血获效。如陆某,2 个月来行经淋漓不尽,色淡不鲜,时清稀样分泌物。妇检:子宫无异常,宫颈中度糜烂。经治无效,投桃花散 12 g,分 3 次饭前服,每次用红参 6 g,血余炭 10 g,煎汤冲服。2 剂血止,后以人参养荣汤善后。另外,他们用桃花散 10 g,分 3 次用苍术 5 g,薏苡仁 10 g 煎汤送服,治疗带下证获效。

【临证心悟】

桃花汤方药仅三味,然配伍精妙,煎服法较有特色,具有温阳散寒、除湿固脱之效。原著所述用治虚寒性下利脓血,与白头翁汤证虚实寒热对应。后世医家对此功效亦予以充分发挥,突出其止血之功,举凡吐、衄、便、尿诸般血证,病机属虚寒者,皆可斟酌施用。值得注意的是,痢疾之便脓血,唯虚寒滑脱者,乃可用本方。若余邪未尽而湿热流连者,一般不宜用之。因此,对于脾胃虚寒而兼湿热羁留者,可仿后世连理汤之意,加黄连以治之。

另外,本方固脱之力甚宏,非唯血证而已,即若下利、带下等病症,其病机属虚寒者,亦可量情而用。唯其固涩之效,若夹有余邪者,须慎防其留邪之弊。

半夏散及汤方

【原文】

少阴病,咽中痛,半夏散及汤主之。(313)

【方药】

半夏_洗 桂枝_{去皮} 甘草_炙

上三味,等分,各别捣筛已,合治之,白饮和服方寸匕,日三服。若不能散服者,以水一升,煎七沸,内散两方寸匕,更煮三沸,下火令小冷,少少咽之。半夏有毒,不当散服。

【功用】

通阳散寒,涤痰开结。

【方解】

本方由半夏、桂枝、甘草组成,方中桂枝散寒通阳,半夏涤痰开结,甘草和中缓急止痛,白饮和服,取其保胃存津,且可防桂枝、半夏辛燥劫阴之弊。方名半夏散,其剂型为散剂,若不能服散剂者,亦可用汤剂服用,方名为半夏汤,合称之即为半夏散及汤。方后"半夏有毒,不当散服",系后人所加之文,若为仲景旧文,岂有复制半夏散之理。故玉函、成本均无此数字。

【临证运用】

1. 后世医家对本方的应用

(1)《类证活人书》载:半夏桂枝甘草汤(即此方作汤入生姜四片煎服)。治伏气之病,谓非时有暴寒中人,伏气于少阴经,始不觉病,旬月乃发,脉便微弱,法先咽痛,似伤寒,非咽痹之病,次必下利,始用半夏桂枝甘草汤主之,次四逆散主之。此病只二日便差,古方谓之肾伤寒也。

(2)《方极》载:半夏散及汤,治咽喉痛,上冲急迫者。

(3)雉间焕曰:喉痹,肿痛甚而汤药不下,语言不能,或为痰涎壅盛之状者,主之。

(4)《方函口诀》载:此方宜冬时中寒,咽喉肿痛者。亦治发热恶寒,此证冬时多有之。又后世所云阴火喉癣之证,上焦虚热,喉头糜烂,痛不可堪,饮食不下咽,甘桔汤及其他诸咽痛药不效者,用此辄效。

2. 现代应用

(1)治咽喉病:如喉痹、急慢性咽炎、急慢性扁桃体炎等。《伤寒论方解》谓:治喉痹初期出现咽喉肿痛者,如红肿甚,可加射干。《伤寒论译释》谓:治疗化脓性扁桃体炎,本方加桔梗。王氏报道用本方加桔梗,治一例咽痛而喉色暗红,上盖水膜,吞咽困难,痰多胸闷,辨证属寒邪郁闭之病人,二剂而愈。刘氏以本方治客寒咽痛。

（2）治食管疾病：如食管炎、食管癌等。《伤寒方苑荟萃》谓可用于治疗食管炎、食管癌初期。

【临证心悟】

由于本证的病机认识不同，故对方药功用亦有不同认识。治咽喉痛，一般多喜用甘凉清润，恶用温燥，须知咽痛属燥热，固然当用清润，如属寒邪外束，则非辛温药不效，若概用寒凉，必致增剧，病决不除。诚《伤寒论方解》（江苏省中医研究所编著）指出："近世喉科医生处理咽喉疾病人多喜用寒凉药，好像咽喉疾患都是热证，没有寒证。其实对咽喉疾患亦当根据四诊，分别八纲来辨证论治，不应抱有任何成见。"

猪肤汤方

【原文】

少阴病，下利咽痛，胸满心烦，猪肤汤主之。（310）

【方药】

猪肤_{一斤}

上一味，以水一斗，煮取五升，去滓，加白蜜一升，白粉五合，熬香，和令相得，温分六服。

【功用】

滋阴润肺，清热利咽。

【方解】

本方由猪肤合白蜜、米粉熬制而成。猪肤寒咸入肾，滋肾水而清热润燥；白蜜甘寒润肺，清上炎之虚火而利咽；米粉甘缓和中，扶土止利，三药合用，有滋肾、润肺、补脾之功，为治疗阴虚火炎咽痛之良方。

【临证运用】

1.后世医家对本方的应用

（1）《长沙药解》载：猪肤利咽喉而消肿痛，清心肺而除烦满……肺金清凉而司皮毛，猪肤善于清肺，肺气清降，浮火归根，则咽痛与烦满平也。

（2）《伤寒论今释》载：猪肤汤……润滑而甘，以治阴虚咽痛，其咽当不肿，其病虽虚而不甚寒，非亡阳之少阴也。

2.现代应用 现代临床多用于慢性咽炎、扁桃体炎,肺肾阴虚之声音嘶哑、失声,原发性血小板减少性紫癜,再生障碍性贫血病症。

(1)咽喉疾病,如慢性咽炎、慢性扁桃体炎、失声等。李氏用猪肤汤治肺肾阴虚之失声。代氏用本方加雪梨或麦冬治喉痹喉暗,其辨证突出咽痛而不红,音哑而肿。顾介山以本方长服治疗慢性咽炎。

(2)呼吸系统疾病,如肺结核、慢性气管炎等。

(3)消化系统疾病,如慢性肠炎、痢疾等。

(4)血液系统疾病,如原发性血小板减少性紫癜、营养不良性贫血、再生障碍性贫血、白细胞减少症等。郭氏以猪皮膏治疗原发性血小板减少性紫癜和再生障碍性贫血取效。

(5)妇科疾病:唐永忠等用本方治疗经行鼻衄获效。病人近 4 个月来每次月经将尽时即发鼻衄,每日 1~2 次,持续 2~3 d 即止。鼻衄血质稀,色淡红,伴心烦、鼻咽干燥,经期经常量无异常,舌边尖略红,脉虚数。证为阴血亏耗,虚火上炎,阳络受损。观其病尚属虚火轻症。遂予猪肤汤。取新鲜猪皮(去毛净脂)250 g,加水约 3 000 mL,文火炖取 1 000 mL 去渣,加糯米粉 30 g,蜂蜜 60 g,稍熬至糊状。每于经前 1 周早晚空腹温开水送服 3 匙,忌辛辣刺激之品。上药连服 2 个周期而获愈。后又服 2 剂,以儿固疗效。

(6)五官科疾病,王民用猪肤汤加生地黄、地骨皮治疗 35 例虚火牙痛,疗效满意。药物煎服法:取地骨皮 60 g 入 5 000 mL 水中,文火煎取约 4 000 mL 后去渣,再将 500 g 猪肤切细,同生地黄纳入地骨皮药液中,文火炖取约 2 000 mL 后,加糯米粉 50 g 及适量蜂蜜,须臾即可。早晚饭前半小时服。

另外,程昭寰谓:"临床运用治疗阴虚内热不甚又兼下利脾虚的咽喉疼痛以及肾阴不足的消渴,包括今之糖尿病、尿崩证,皆有一定疗效。"又说:"忆在原籍时,蒙江西省中医院陈茂梧副主任医师指导,运用猪肤、白蜜、何首乌、黑豆、芝麻,治疗一例尿崩证病人,见阴虚内热,获满意效果,即遵此法而设。可见经方的运用,在于审证。审证确切,方不拘而法不可离,往往有独特功效。"

【临证心悟】

猪肤汤滋阴润燥,培土生金,疗效确切。然后世医家在肯定其功效的同时,多主张据证适当加味,以提高其疗效。另外,湿热郁滞者,不宜此方。

甘草汤方、桔梗汤方

【原文】

少阴病,二三日,咽痛者,可与甘草汤,不差,与桔梗汤。(311)

咳而胸满,振寒脉数,咽干不渴,时出浊唾腥臭,久久吐脓如米粥者,为肺痈,桔梗汤主之。(《肺痿肺痈咳嗽上气病脉证并治第七·十二》)

【方药】

1. 甘草汤方

甘草_{二两}

上一味,以水三升,煮取一升半,去滓,温服七合,日二服。

2. 桔梗汤方

桔梗_{一两}　　甘草_{二两}

上二味,以水三升,煮取一升,去滓,温分再服。

【功用】

清热利咽。

【方解】

《伤寒论》中甘草多炙用,仅甘草汤、桔梗汤中甘草生用。生甘草味甘微凉,能泻少阴阴中之伏热而治咽喉肿痛,有清肿解毒的良好作用。

桔梗汤即甘草汤加桔梗,方中生甘草清热解毒,桔梗辛开散结,助生甘草清热解毒,且开肺利咽,以治客热咽痛之较重者。桔梗汤,后世名甘桔汤,是治咽喉疾病的基本方,后世治疗咽痛等咽喉疾病的诸多方剂多由本方加味而成。

【临证运用】

1. 后世医家对二方的应用

(1)《备急千金要方》载:甘草汤,治肺痿涎唾多,心中温温液液者。又凡服汤呕逆不入腹者,先以甘草三两,水三升,煮取二升服之,得吐,但服之,不吐益佳。消息定,然后服余汤即流利更不吐也。

(2)《圣济总录》载:甘草汤,治热毒肿,或身生瘭浆。又治舌卒肿起,满口塞喉,气息不通,顷刻杀人。

(3)《仁斋直指方》载:诸痈疽,大便秘方,生甘草一两,右锉碎,井水浓

周雪林经方心悟

煎,入酒调服,能疏导恶物。

(4)《得效方》载:独胜散(即甘草汤),解药毒虫毒,虫蛇诸毒。

(5)《外台秘要》载:近效一方(即甘草汤),疗赤白痢日数十行,无问日数老少。

(6)《锦囊秘录》载:国老膏(甘草一味熬膏),一切痈疽将发,预期服之,能消肿逐毒,不令毒气内攻,功效不可具述。

(7)《类聚方广义》载:凡用紫圆、备急圆、梅肉丸、白散等,未得快吐下,恶心腹痛,苦楚闷乱者,用甘草汤,则吐泻俱快,腹痛顿安。

(8)《青囊琐探》载:甘草主治缓急和胃,协和诸药,解百药毒,人所知也,但未有知以此一味治他病者,凡小儿啼哭,逾时不止,以二钱许浸热汤,绞去滓,与之,即止。又,初生牙小儿,咽喉痰壅,声不出者,频与生甘草,如前法。又,伤寒经日,不省人事,谵语烦躁,不能眠者,每服五六钱,煎汤,昼夜陆续与之,有神效。此取本经所谓主治五脏六腑寒热邪气者也,其他,发癫疾搐搦上窜,角弓反张者,及呕吐不止,渴药入口即吐,用半夏、生姜、竹茹、伏龙肝之类而益剧者,用之有奇效,不可不知也。

(9)《至宝方》载:治小儿尿血,甘草一两二钱,水六合,煎二合,一岁儿一日服尽。

(10)《圣惠方》载:治喉痹肿痛,饮食不下,宜服此方。桔梗一两去芦头,甘草一两生用,以水二大盏,煎至一大盏,去滓,分为二服,服后有脓出,即消。

(11)《和剂局方》载:如圣散(即桔梗汤)治风热毒气,上攻咽喉,咽痛喉痹,肿塞妨闷,肺壅咳嗽,咯唾脓血,胸满振寒,咽干不渴,时出浊沫,气息腥臭,久久吐脓,状如米粥。

(12)《三因方》载:荆芥汤(桔梗汤加荆芥穗),治风热肺壅,咽喉肿痛,语声不出,喉中如有物哽,咽之则痛甚。

(13)《经验秘方》载:治喉咽郁结,声音不闻,大名安提举神效方(桔梗汤加诃子)。

(14)《肘后备急方》载:喉痹传用神效方,桔梗,甘草,炙(按:当生用),各一两,右二味切,以水一升,煮取服,即消,有脓即出。

(15)《圣济总录》载:散毒汤(用桔梗甘草各二两),治喉痹肿塞。

(16)《备预百要方》载:喉闭,饮食不通,欲死,方(即桔梗汤),兼治马喉痹、马项长,故凡痹在项内不见处,深肿连颊,壮热,吐气数者,是也。

(17)《医垒元戎》载:仲景甘桔汤例,仁宗御名如圣汤,治少阴咽痛,炙甘草一两,桔梗三两,右粗末,水煎,加生姜煎亦可,一法加诃子皮二钱煎,去滓饮清,名诃子散,治失音无声。

（18）《证治准绳》载：痘疮初出咳嗽，到今未愈者，肺中余邪未尽也，宜甘桔汤（即桔梗汤）。

（19）《外科正宗》载：紫菀汤（桔梗汤加紫菀、川贝、杏仁），治肺痈浊唾腥臭，五心烦热，壅闷喘嗽。

（20）《疡医大全》载：甘桔汤（甘草、桔梗、麦冬各一两，水煎服），功能清热泻火，养阴排脓。主治肺痈痰气上壅的咳唾，关脉沉细。

2. 现代应用　甘草汤现代多用于风热咽痛，口唇溃疡；肺痿涎沫多；舌卒肿大，满口塞喉，气息不通；痈疽、疔疮；小儿遗尿和尿血；小儿撮口发噤；溃疡病等病症。桔梗汤临床常用于肺部疾患及喉部病症。

（1）肾上腺皮质功能不全：楼氏报道用甘草粉治疗一例肾上腺皮质功能不全有效。

（2）传染性肝炎：杭州市传染病院用甘草等治疗传染性肝炎有一定效果。

（3）十二指肠溃疡病：赵氏等用甘草治疗胃及十二指肠溃疡有一定疗效。

（4）食物中毒：潘氏报道用中药浓甘草汤救治毒蕈中毒；陈氏报道用甘草汤治疗木薯中毒。

（5）段氏等用桔梗汤治疗咽喉疼痛，肿塞不利，饮食不下，热重可加黄连、射干、玄参等。巢氏认为桔梗汤"现临床上多用于治疗急性肺脓肿及咽喉部急性炎症，如急性扁桃体炎、扁桃体周围炎、急性咽炎、急性喉炎、急性会厌炎等证属风热郁肺者。临床治疗肺痈，加鱼腥草、生薏苡仁、冬瓜子、桑白皮、桃仁、败酱草等。治疗急性咽喉炎症，加防风、僵蚕、荆芥、薄荷等"。

（6）肺脓疡：吴氏用桔梗汤（桔梗 60 g，生甘草 30 g），治疗肺脓疡获效。

【临证心悟】

甘草汤与桔梗汤实为疗风热疫毒咽痛之祖剂。后世医家在此基础上多有发展，《本草纲目》之化裁，颇有启迪之意义，另外，据《金匮要略》所论，桔梗汤排脓消肿之效，亦为后世所崇。现代临床于此方之用，大多不越于此。

苦酒汤方

【原文】

少阴病，咽中伤，生疮，不能语言，声不出者，苦酒汤主之。（312）

【方药】

半夏_{十四枚洗,破如枣核}　　鸡子_{一枚,去黄,内上苦酒,着鸡子壳中}

上二味,内半夏著苦酒中,以鸡子壳置刀环中,安火上,令三沸,去滓,少少含咽之。不差,更作三剂。

【功用】

涤痰开结,敛疮消肿。

【方解】

苦酒汤由半夏、鸡子白、苦酒组成,半夏涤痰散结,开喉痹;鸡子白甘寒利血脉,止痛,润咽喉,开声门;苦酒即米醋,味苦酸,消疮肿,敛疮面,活血行瘀止痛。半夏得鸡子白,有利窍通声之功,无燥津涸液之弊;半夏得苦泄,能加强劫涩敛疮的作用。全方共成涤痰消肿、敛疮止痛之剂。

本方服法强调"少少含咽之",可使药物直接作用于咽喉患部,有利于对咽喉局部疮面的治疗,以提高疗效,徐灵胎谓为"内治而兼外治法也"。这是服药方法上的前所未有的开创。这种服法和剂型,实开口含剂和含服法之先河。

【临证运用】

1. 后世医家对本方的应用

(1)《备急千金要方》载:治舌卒肿满口。溢出如吹猪胞,气息不得通,须臾不治杀人方:半夏十二枚,以酢一升,煮取八合,稍稍含漱之,吐出,加生姜一两佳。

(2)《外台秘要》载:古今录验鸡子汤疗喉痹方,半夏末方寸匕,右一味,开鸡子头,去中黄白,盛淳苦酒令小满,内半夏末,著中搅令和,鸡子着刀子环令稳,炭上令沸,药成,置杯中,及暖稍咽之,但肿即减。又广济咽喉中塞,鼻中疮出,干呕头痛,食不下方,生鸡子一颗,开头取白去黄,著米酢拌,塘火燠,沸起擎下,沸定更三度成就,热钦酢尽,不过一二即差。

(3)《圣惠方》载:治咽喉中如有物,咽唾不得,宜服此方。半夏十七枚,破如棋子大,汤洗七遍去滑,右以鸡子一枚,打破其头,出黄白,内半夏,并入醋,于壳中令满,微火煎,去半夏,候冷饮之,即愈。

(4)《圣济总录》载:治狗咽,鸡子法。半夏一钱末,姜汁搜为饼子,焙干,研细,鸡子一枚,右二味,先开鸡子头,去黄,又盛苦酒一半,入半夏末壳中,搅令匀,安鸡子,坐于塘灰火中。慢煎沸熟,取出,候稍冷,去壳,分温三服。

（5）徐灵胎治咽喉伤生疮，或久病阴虚火旺的喉癣，声音嘶嗄，不能语言者。

（6）《验方新编》载：治喉内戳伤，饮食不下，用鸡蛋一个，钻一小孔，去黄留白，入生半夏一个，微火煨熟，将蛋白服之。

2. 现代应用　现代多用于咽喉部红肿溃烂、扁桃体炎、溃疡等病症。

治咽喉部疾病：《伤寒方苑荟萃》以主方治疗咽喉水肿、溃烂而致声嘶不能言语者，效果显著。其用法是：洗去生半夏黏滑液，每枚剖成十几小粒，加米醋一二两，微煎，去半夏，留醋，趁热冲下鸡蛋清一枚，和匀，少少含咽之，可连作数剂服用。陈义范氏用本方治疗失喑。陈亦人谓："外伤性咽疮疼痛，使用该方亦颇有效果。"陈经渡用苦酒汤治扁桃体炎取效。并谓"苦酒汤原方煎法较困难，经笔者经验修改如下：生半夏 6 g、鸡蛋内膜 2 枚、醋 30 g。鸡蛋一枚去黄，前三味加水 300 mL，微火煮沸 30 min 去渣，纳蛋白搅匀，再煮沸即得。服法以不拘时少少含咽为佳，使药力持久作用于咽部。"

【临证心悟】

需指出的是本方煎服法尤有临床意义。对于本方的调剂，《伤寒论方解》（江苏省中医研究所编著）稍作改进，谓"用生半夏三、四枚，洗去黏滑液，每粒剖成十几粒，加米醋一二两，微煎，去半夏，留醋，趁热冲下鸡蛋清一枚，和匀，少少含咽之，可连作数剂服用。"此法较原法简便。"少少含咽之"实开喉科内治兼外治法之先河。

乌梅丸方

【原文】

伤寒脉微而厥，至七八日肤冷，其人躁无暂安时者，此为藏厥，非蚘厥也。蚘厥者，其人当吐蚘。令病者静，而复时烦者，此为藏寒。蚘上入其膈，故烦，须臾复止，得食而呕，又烦者，蚘闻食臭出，其人常自吐蚘。蚘厥者，乌梅丸主之。又主久利。（338）

【方药】

乌梅三百枚　细辛六两　干姜十两　黄连十六两　当归四两　附子六两，炮，去皮　蜀椒四两，出汗　桂枝六两，去皮　人参六两　黄柏六两

上十味，异捣筛，合治之，以苦酒渍乌梅一宿，去核，蒸之五斗米下，饭熟捣成泥，和药令相得，内臼中，与蜜杵二千下，丸如梧桐子大。先食饮服十丸，日三服，稍加至二十丸。禁生冷、滑物、臭食等。

【功用】

清上温下,安蛔止痛。

【方解】

本方以乌梅为君药,重用乌梅、苦酒之酸,敛肝阴而制木火之横逆上亢;伍人参可培土以御木侮;伍细辛、蜀椒疏肝用而不使过亢;伍黄连、黄柏,酸苦涌泄以泄肝火;伍当归可养肝血而滋肝体,以固厥阴之本。从清上温上的功用看,黄连、黄柏苦寒,清泄上攻之木火;附子、干姜、细辛、蜀椒辛开厥阴气机,疏通阳气而温下寒。两组药寒温并行,清上温下,辛开苦降,相反相成。

再从扶正制蛔的功用看,蛔虫得酸则静,乌梅、苦酒酸以制蛔;蛔虫得苦则下,黄连、黄柏苦以下蛔;蛔虫得辛则伏,蜀椒、细辛、干姜、附子辛以伏蛔。方中尚有人参、当归、米粉、白蜜益气养血,润燥生津,使祛邪而不伤正,扶正而有助祛邪,故被后世奉为治蛔祖方。但是,我们不能因此而将乌梅丸看成是治虫之专利,这就大大局限了乌梅丸的治疗范围和作用。由于它既能清上温下,辛开苦降,又能调和阴阳,扶正制蛔,故不仅是治疗蛔厥证的主方,同时也是治疗厥阴病阴阳失调,木火内炽,寒热错杂证的主方。这种一方治多病的理论,充分体现了中医学"异病同治"的治则学思想。

【临证运用】

1. 后世医家对本方的应用

(1)《静香楼医案》载:治蛔厥心痛证。

(2)《伤寒论三注》载:治热病汗下后,阴阳欲绝,邪火内炽,烦躁下利,不省人事者。

(3)《临证指南医案》载:叶天士以本方化裁,治暑邪不解,陷入厥阴,舌灰,消渴,心中板实,呕恶、吐蛔,寒热,下利吐蛔,最危之症,动气肝厥,痰性凝寒滞胃,卒然大痛呕涎之症。叶氏运用本方时,随症遣药,灵活多变,以酸为主,酌情掺合苦辛甘,如酸苦辛法以泄肝安胃,酸苦甘法以化阴清热,酸辛甘法以温中降逆,既分偏寒偏热之别,又视孰虚孰实之异,治疗厥阴寒热错杂、呕吐、胃痛、泄泻、痢疾、久疟及温病等,扩大了本方的应用范围。

(4)《黎庇留医案》载:治一男子久病遗精,每月遗40次之多,瘦骨如柴,形容枯槁,双目红筋缠绕,舌焦唇红,喉痛,上腭烂,口烂,呈一派虚火上炎、上热下寒(遗精滑泄)、上盛下虚之象。黎氏选用乌梅丸施治,连服20余剂而愈。

2. 现代应用　本方列于《伤寒论》厥阴病篇，为治疗蛔厥证的主方，因其更有两调肝脾、清上温下之功，故亦作为厥阴病主方，此外，仲景还用之治疗"久利"。近年来，伤寒界已彻底跳出本方即是安蛔剂的框框，通过众多研究者的艰苦探索，认为本方可用于下述众多临床证。

(1)消化系统疾病：以本方加减化裁，可用于治疗慢性胃炎，胃或十二指肠溃疡，胃空肠炎，胃酸过多症，胃肠奇痒症，胆囊炎、胆石症，急、慢性肠炎，慢性非特异性结肠炎，慢性溃疡性结肠炎，霉菌性肠炎，放射性肠炎，过敏性肠炎，肠结核，肠易激综合征，不完全性肠梗阻，多发性直肠息肉，直肠胀痛症，急、慢性痢疾，顽固性呃逆等病症。夏氏等用乌梅汤(乌梅、党参、附子、干姜、黄连、桂枝、当归、黄柏各 10 g，川椒、细辛各 5 g)治疗慢性结肠炎72 例，均停用其他任何中西药，腹痛、肛门坠胀加木香、升麻、枳壳各 10 g；粪便黏液多加瓜蒌皮 30 g；血多加仙鹤草 30 g；类便干结加白芍 30 g，服药 1 个月评定疗效。结果：显效 12 例，好转 57 例，无效 3 例，总有效率为 96%。雷氏用乌梅丸化裁(乌梅 18 g，黄连、枳实、当归、桂枝、黄柏各 10 g，附子 8 g，干姜 6 g，党参 15 g，柴胡 12 g，金钱草 30 g。热偏重加大黄、蒲公英；寒偏重酌增附子、干姜用量；胁痛明显加姜黄、川楝子；恶心呕吐明显加半夏、竹茹；如黄疸加茵陈、郁金)治疗胆石症 47 例，每日 1 剂，水煎分 3 次服，30 d 为 1 个疗程。结果：经治 1~3 个疗程，临床治愈 5 例，显效 16 例，好转 20 例，无效6 例，总有效率为 87.23%。

(2)呼吸系统疾病：有报道用本方治疗肺炎、哮喘，证属寒热虚实夹杂者。如周氏用乌梅丸(乌梅、制附子各 6 g，黄连、党参各 9 g，黄柏、当归各15 g，细辛 3 g，川椒、干姜各 5 g，桂枝 10 g)治疗 1 例肺炎，用抗生素未效，服此药 6 剂即愈。杨氏用乌梅丸(乌梅、黄连、黄芩、桂枝、川椒、当归各 10 g，党参 15 g，细辛、炙甘草各 3 g，制附子、炮干姜各 6 g)治愈 1 例慢性支气管炎、肺气肿、哮喘反复发作达 10 年之久者。又以此方酸苦泄热，辛甘化阳，扶正祛邪，治愈 1 例老年性休克型肺炎。

(3)神经系统疾病：本方加减化裁可用于治疗神经性头痛、血管性头痛、梅尼埃病、坐骨神经痛、三叉神经痛、带状疱疹腹痛、乙型脑炎后遗症等。如刘氏用本方加减治愈 1 例三叉神经痛(偏头痛)，1 例血管性头痛。陈氏用本方化裁治愈 1 例乙型脑炎后遗症。

(4)运动系统疾病：周氏报道用生姜水送服乌梅丸，每次服 15 g，每日3 服，治疗 1 例腰肌劳损症，半个月后腰部酸痛消失，活动自如，嘱其注意休息、避风寒，随访 1 年未见复发。又用乌梅丸加减(当归、赤芍、乌梅、黄柏各15 g，桂枝、黄连、制附片各 10 g，牛膝 20 g，细辛 2 g，干姜 4 g，川椒 5 g)内服，药渣加酒外敷，治疗 1 例踝关节扭伤肿痛，4 剂药后肿胀消退，疼痛减轻，续服 4 剂诸症消失,踝关节活动自如。

(5)泌尿生殖系统疾病:刘氏等认为,重用乌梅酸涩固精,以消除蛋白尿,与温肾健脾、活血化瘀等药配合,可治慢性肾炎。如治 1 例慢性肾炎(普通型),选乌梅丸加减(净乌梅 18 g,细辛 3 g,桂枝 6 g,党参 15 g,附子 10 g,干姜 6 g,黄连 6 g,黄柏 10 g,当归 15 g,丹参 20 g),服药 20 余剂,蛋白尿尽消,浮肿诸症悉除。继续服药 2 个月,1 年后来院复查,一切正常。严氏以乌梅丸加味(乌梅、党参各 12 g,细辛 3 g,干姜、当归、附片、桂枝、黄柏各 9 g,黄连 6 g,蜀椒 2 g。精子数少者减细辛、蜀椒,加蛇床子、枸杞子、五味子、菟丝子、路路通增精通络;精子活动率低,活力弱者加蒲公英、红花、淫羊藿活血益肾;射精不能者加柴胡、蜈蚣疏肝通络;阳痿不举者加淫羊藿、蛇床子、鹿角胶补肾壮阳)治疗 16 例男性不育症。结果:治愈 12 例,有效 3 例,无效 1 例。

(6)循环系统疾病:以本虚标实、寒热错杂、气血失调为病机特点,如肺源性心脏病、原发性高血压、病态窦房结综合征、心肌炎、脉管炎等出现符合上述病机之证候者,均可用乌梅丸加减施治。如唐氏用本方化裁治疗肺源性心脏病,对改善症状,多获近期效果。郑氏用本方加减治疗 1 例病态窦房结综合征,疗效满意。

(7)寄生虫病及其并发症:以腹痛、呕吐、四肢厥冷、吐蛔或便蛔等为审证要点。乌梅丸可用于胆道蛔虫病、胆道死蛔感染、肠道蛔虫病、蛔虫性肠梗阻、嗜酸性粒细胞增多症(感冒夹蛔证)、钩虫病、胆囊鞭毛虫症、血吸虫病、肠道滴虫病等病症的治疗。如刘氏用乌梅丸方加减,治疗肠道蛔虫病、蛔虫性肠梗阻、胆道蛔虫病各 1 例,均获痊愈。陈氏以茵陈蒿汤合乌梅汤治疗胆道死蛔感染 12 例,结果全部治愈。

(8)妇科疾病:以寒热错杂、阴阳失调、气血逆乱为病机特点,如痛经、闭经、功能性子宫出血、崩漏、慢性盆腔炎、阴道炎、滴虫性阴道炎、阴吹、房事会阴疼痛、妊娠恶阻、更年期综合征、不孕症等病症,只要符合上述病机,均可投乌梅丸化裁施治。如饲氏以乌梅汤(乌梅、当归各 30 g,黄柏、党参各 15 g,熟附子、干姜、桂枝各 10 g,黄连、蜀椒各 6 g,细辛 3 g。偏气虚者党参加至 30 g,偏血瘀者当归加至 60 g,偏寒湿者熟附子加至 30 g,偏湿热者黄柏加至 30 g)。保留灌肠,治疗慢性盆腔炎 46 例,结果:痊愈 27 例,显效 10 例,好转 7 例,无效 2 例。张氏以乌梅丸化裁治疗寒热虚实夹杂型带下病 60 例,结果:基本痊愈 42 例,占 70%;显效 12 例,占 20%;有效 4 例,占 6.7%;无效 2 例,占 3.3%,总有效率为 97%。李氏用乌梅汤治疗崩漏 15 例,其药物组成:乌梅 10~15 g,细辛、干姜各 3 g,黄连、黄柏、桂枝、川椒、熟附子各 6 g,人参、当归各 15 g。量多无血块者加乌贼骨、煅龙骨、煅牡蛎;夹有血块者加蒲黄炭、三七粉;小腹胀痛、气滞者加香附、延胡索;肾虚腰痛者加续断;纳差、乏力者加神曲、白术。结果:痊愈10例,有效4例,无效1例。

(9)儿科疾病:本方对寒热夹杂的小儿腹泻亦有较好的疗效。如张氏用乌梅汤(乌梅12 g,干姜3 g,黄连1.5 g,蜀椒2 g,桂枝6 g,党参、炒白术、五味子、赤石脂各10 g,粳米15 g。若呕吐次数较多者,加砂仁3 g;腹痛者加白芍6 g;下利清谷者加熟附片1.5 g)治疗婴幼儿迁延性腹泻50例,结果:显效32例,有效14例,无效4例,总有效率为92%。

(10)五官科疾病:以寒热错杂、虚实互见为病机特点,如化脓性中耳炎、聤耳、复发性口疮、胬肉攀睛、慢性角膜炎、角膜溃疡、慢性咽炎等病症,只要符合上述病机特点,即可投乌梅丸加减为治。如龚氏认为,慢性角膜炎、角膜溃疡(中医称花翳白陷),为乌珠、风轮之疾,内与厥阴肝经有关,证属寒热错杂者,用本方治疗多例而收效。

(11)其他:吴氏用乌梅汤治愈1例荨麻疹反复发作10年余的病人。荣氏用乌梅丸治愈1例历时1个月之久的不明原因高热病人。郑氏提出"消渴症生于厥阴风木主气,熏以厥阴下水而生火,风火相煽,故生消渴主症"。因而选用寒热并用之乌梅丸治疗糖尿病,收到良效。

【临证心悟】

乌梅丸是厥阴病的代表方剂,由于其配伍以寒热并用、攻补兼施为原则,故不仅主治厥阴上热下寒、蛔厥和久利等症,临床上不拘外感杂病,举凡寒热错杂、虚实互见、阴阳乖逆、肝脾不和、气血失调等疑难证候,均可以本方加减化裁施治而获效。柯韵伯说得好,"乌梅丸为厥阴主方,非只为蛔厥之剂",若仅仅把它看成是"驱虫之剂",无疑是大大低估了其临床应用价值。使用乌梅丸方须注意以下几点:①符合寒热错杂、邪实正虚、气血阻滞的疾患,无论内、外、儿、妇及皮肤、五官等科,均可选用本方,并酌情加减;②作汤剂一般不用蜜或苦酒;③病情缓者可用丸剂,病情急者多作汤剂;④用乌梅丸时,成人常每次服20 g左右,儿童酌减;⑤孕妇妊娠4~9个月一般不用;⑥用于治疗蛔虫病时,最好忌香甜滑臭之物,尤其不能进甜食。

白头翁汤方

【原文】

热利下重者,白头翁汤主之。(371)
下利欲饮水者,以有热故也,白头翁汤主之。(373)
热利下重者,白头翁汤主之。(《呕吐哕下利病脉证治第十七·四十三》)

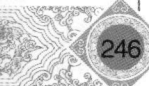

【方药】

白头翁二两　黄柏三两　黄连三两　秦皮三两

上四味,以水七升,煮取二升,去滓,温服一升,不愈,更服一升。

【功用】

清热燥湿,凉肝止利。

【方解】

本方以白头翁为主药,其味苦性寒,能凉肝舒肝,尤善清下焦湿热,是治疗湿热与毒热下利的要药。黄芩、黄连苦寒,清热燥湿,坚阴厚肠胃。秦皮苦寒,能清肝胆及大肠湿热,又可凉血坚阴止利。四药共成清热燥湿,凉肝解毒之剂,对湿热、毒热下注之下利有很高的疗效。口服或灌肠皆可。

【临证运用】

1. 后世医家对本方的应用

(1)《三因方》载:治热痢滞下,下血连月不差。

(2)《伤寒六书》载:胃热利白肠垢,脐下必热,便下垢腻赤黄,或渴,黄芩汤、白头翁汤通用之。

(3)《证治要诀》载:内人挟热自利,脐下必热,大便赤白色,及下肠间津液垢腻,名曰利肠,宜白头翁汤。

(4)《类聚方广义》载:热痢下重,渴欲饮水,心悸,腹痛者,白头翁汤治也。又治眼目郁热赤肿、疼痛、风泪不止者,又为洗煎剂也效。

(5)《临证指南医案》载:陈氏,温邪经句不解,发热自利,神识有时不清,此邪伏厥阴,恐致变径,治宜白头翁、黄连、黄芩、秦皮、黄柏、生芍药。

(6)《王氏医案三编》载:产后患泻。秋季娩后泻如漏水,不分遍数,恶露不行,咸虑其脱。脉左弦而数,右大不空。口苦不饥,无溺苔黄。非虚证也,宜白头翁汤。

(7)《经方实验录》载:米,高年七十有八,而体气壮实,热利下重,两脉大,苔黄,夜不安寐,宜白头翁汤为主方。白头翁三钱,秦皮三钱,川连五分,黄柏三钱,生川军三钱后下,枳实一钱,桃仁泥三钱,芒硝二钱另冲。

2. 现代应用

(1)消化系统疾病:常用于治疗痢疾、肠炎、溃疡性结肠炎及浅表性胃炎、肝炎等。

(2)泌尿系统疾病:因白头翁汤有清热利湿、凉血解毒之效,故也常用于湿热下注,或肝郁化火,郁火下迫所致之泌尿系统病症,如尿路感染、肾盂肾炎、前列腺炎、肾积水等。

（3）妇科疾病:用于治疗盆腔炎、阴道炎、赤白带下、盆腔脓肿、乳房肿块等妇科疾病。

（4）眼科疾病:白头翁汤清肝凉血,燥湿解毒,而肝开窍于目,故可用于肝经实火上炎之眼疾。

【临证心悟】

从白头翁汤临床应用来看,其适应证的病位主要涉及肝、肠及下焦膀胱、胞宫,其病性主要是湿热或毒热内盛,临床尤以湿热下利多用,且在治疗下利时,既可口服,亦可灌肠,是当代临床治疗细菌性痢疾和阿米巴性痢疾的主选方。

牡蛎泽泻散方

【原文】

大病差后,从腰以下有水气者,牡蛎泽泻散主之。（395）

【方药】

牡蛎_熬　泽泻　蜀漆_{暖水洗,去腥}　葶苈子_熬　商陆根_熬　海藻_{洗,去咸}　栝楼根_{各等分}

上七味,异捣,下筛为散,更于臼中治之,白饮和服方寸匕,日三服。小便利,止后服。

【功用】

逐水清热,软坚散结。

【方解】

本方用于下焦湿热壅滞、水气不利的水肿实证。方中主药牡蛎咸寒入肾,软坚散结以行水;泽泻甘寒,入肾与膀胱,利水渗湿泄热;葶苈子辛苦大寒,入肺与膀胱以下气行水;商陆根苦寒,入肺、脾、肾三经,通便行水;蜀膝有祛痰破坚之功,以开痰水之结;海藻咸寒,《神农本草经》谓其能下"十二水肿"。如此可使三焦通利,腰以下水气荡然无存。但犹恐利水过猛,损伤津液,故加入瓜蒌根甘寒生津,以滋水之源,使水去而津不伤,可谓配合得宜。

本方服用注意事项有三:其一,用散而不作汤。这是因为商陆根水煮后毒性较大,而制为散剂,则毒性减小。同时服散剂,则剂量较汤剂小,商陆根用量必随之减少,以保证降低其毒副作用。其二,用白饮和服,以保护胃气。其三,"小便利,止后服",体现了本方是利尿逐水之重剂,故中病即止。

【临证运用】

后世医家对本方的应用如下。

(1)《方极》载:治身体水肿,腹中有动,渴而小便利者。

(2)《类聚方广义》载:后世称虚肿者,有宜此者,宜审其证以与之。

【临证心悟】

本方治疗肝硬化腹水有效,但其利水退肿的作用较十枣汤为弱。十枣汤泻下逐水,二便俱出,本方泻下作用则较缓。尽管如此,对脾肾气虚,气不化水而水湿内留者,仍应慎用。

蜜煎导方、猪胆汁方

【原文】

阳明病,自汗出,若发汗,小便自利者,此为津液内竭,虽硬不可攻之,当须自欲大便,宜蜜煎导而通之。若土瓜根及大猪胆汁,皆可为导。(233)

【方药】

1. 蜜煎导方

食蜜七合

上一味,于铜器内,微火煎,当须凝如饴状,搅之勿令焦著,欲可丸,并手捻作挺,令头锐,大如指,长二寸许。当热时急作,冷则硬。以内谷道中,以手急抱,欲大便时乃去之。疑非仲景意,已试甚良。

2. 猪胆汁方

又大猪胆一枚,泻汁,和少许法醋,以灌谷道内,如一食顷,当大便出宿食恶物,甚效。

【功用】

滋阴润肠,外导通便。

【方解】

食蜜:即蜂蜜。甘平无毒,滋阴润燥,局部投药更有润滑作用。猪胆汁苦寒清热解毒,法醋亦酸苦,两者合用灌肠,不仅通便,尚能清热解毒,为外治良方。

【临证运用】

1. 后世医家对二方的应用

(1)《伤寒准绳》云:凡多汗伤津,或屡汗不解,或尺中脉迟,元气素虚人,便欲下而不能出者,并宜导法。但须分津液枯者,用蜜导;邪热盛者,用胆导;湿热痰饮固结,姜汁麻油浸栝楼根导,惟下旁流水者,导之无益,非诸承气汤攻之不效,以实结在内而不下也。至于阴结便秘者,宜于蜜煎中加姜汁、生附子末,或削陈酱姜导之。

(2)《外台秘要》引崔氏云:胃中有燥粪,令人错语;正热盛,令人错语,宜服承气汤,亦应外用生姜兑(读曰锐,下同)。使必去燥粪,姜兑法:削生姜如小指,长二寸,盐涂之,内下部中,立通。

(3)《三因方》云:蜜兑法,蜜三合,盐少许,煎如饴,出冷水中捏如指大,长三寸许,纳下部立通。

(4)《世医得效方》云:蜜兑法,蜜三合,入猪胆汁两枚在内,煎如饴,以井水出冷,候凝,捻如指大,长三寸许,纳下部,立通。《活人书》单用蜜,一法入皂角末,在人斟酌用:一法入薄荷开,代皂角用,尤好。又或偶无蜜,只嚼薄荷,以津液调,作梃用之。亦妙。

(5)《丹溪心法》云:凡诸秘,服药不通,或兼他证,又或老弱虚极不可用药者,用蜜熬,入皂角末少许,作兑以导之。冷秘生姜兑亦可。

(6)《医学入门》云:白蜜半盏,于铜杓内微火熬,令滴水不散,人皂角末二钱,搅匀,捻成小枣大,长寸,两头锐,蘸香油,推入谷道中,大便即急而去。如不通,再易一条,外以布掩肛门,须忍信蜜,待烘至方放开布。

(7)《类聚方广义》云:伤寒热气炽盛,汗出多,小便自利,津液耗竭,肛中干燥,便硬不得通者;及诸病大便不通,呕吐而药汁不入者;老人血液枯燥,大便每秘闭,小腹满痛者。共宜此方,蜜一合,温之以唧筒射入肛中,尤为简捷。

(8)《方极》云:蜜煎导,治肛中干燥,大便涩者。(大猪胆汁主治同)

2. 现代应用　本方用于津枯便秘,尤以老人、小儿或体虚者为宜。邢氏等报道:汪某,女,68 岁。大便经常 7 ~ 8 d 不行,甚至不用泄药,十数日亦不见大便。平素饮食很少,服泻药一次,每觉脘满气短心悸,食物更不消化,因对泄药怀有戒心,而便秘不行,胃脘膨闷,小腹胀满,不思饮食。诊其脉细弱而尺沉涩,是气血俱虚,阴津枯竭之证,下之不但伤胃,更能损津。处方:蜜煎方隔 3 d 导 1 次。用后隔半小时即溏泄 1 次,胀满缓解,食欲逐渐好转。

间断使用半年,健康逐渐恢复。李氏认为,习惯性便秘、体虚无力排便等均可用之。目前蜂蜜外导、内服,已成为许多医院治疗便秘的常规。

颜氏报道用新鲜蜂蜜治疗胃、十二指肠溃疡,每日 100 g,分 3 次服,10 d 后增至 150~200 g,观察 20 例,均取得较好疗效。谢氏以生姜 30~50 g,捣烂取汁为 1 份,再取 4 份蜂蜜,混匀,置锅内隔水蒸约 10 min,早晚 2 次分服,连用 2 d。凡风寒或虚寒咳嗽,咳稀白痰或少痰,咽喉作痒,或咳嗽夜甚者,均可用之。经治 20 例皆愈。张氏以蜂蜜、大黄、葱白制成膏,外敷治疗血栓性静脉炎 56 例,痊愈 51 例,有效 4 例,无效 1 例,总有效率为 98.21%。

【临证心悟】

仲景对津液内竭所致大便硬,创立导便与灌谷道之法,这是世界医学史上应用直肠给药和灌肠疗法的先驱。此外导法对于津亏便硬,或年迈体虚,阴血素亏,大便干涩难下,而又不堪使用攻下剂者,甚为适宜。本方多用于治疗习惯性便秘、老年性便秘、小儿长期吃牛奶便秘、不完全性肠梗阻、胸椎结核下肢瘫痪便秘、肛门生疮等疾病。

下篇 《金匮要略》部分

痉湿暍病方

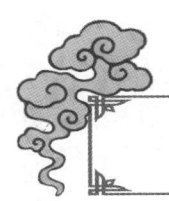 **栝蒌桂枝汤方**

【原文】

太阳病,其证备,身体强,几几然,脉反沉迟,此为痉,栝楼桂枝汤主之。(《痉湿暍病脉证治第二·十一》)

【方药】

栝蒌根_{二两} 桂枝_{三两} 芍药_{三两} 甘草_{二两} 生姜_{三两} 大枣_{十二枚}

上六味,以水九升,煮取三升,分温三服,取微汗。汗不出,食顷,啜热粥发之。

【功用】

滋养津液,解肌祛邪。

【方解】

本方用栝楼根加桂枝汤而成。方中栝楼根苦寒清热生津,滋养筋脉。桂枝辛温,温通卫阳而解肌祛风;芍药苦酸微寒,酸能收敛,寒走营阴,敛阴和营。桂枝、芍药合用相辅相成以调和营卫。生姜辛温,佐桂枝辛甘化阳,且能降逆止呕。因脾胃为营卫生化之源,故用大枣味甘益脾和胃,助芍药益阳和营。甘草味甘性平,补益中气,缓急止痛,调和诸药。全方共奏滋养津液、解肌祛邪之功效。更以啜粥而助胃气,使阴阳和,正气得复。

【临证运用】

本方化裁后可用于治疗颈椎病、落枕、风湿病、骨质疏松症、钙缺乏症、强直性脊柱炎、脑膜炎抽搐、面肌抽搐、小儿抽搐症、急慢性鼻炎、咽炎等。

【临证心悟】

用栝楼桂枝汤治疗柔痉,当"温服取微汗"。出汗程度可参看桂枝汤方后注"遍身漐漐,微似有汗者益佳,不可令如水流漓,病必不除"。若服药后,汗不出,可以"啜热粥"助其发汗。采用本方治疗柔痉,若兼见项背转侧不利,可适量加入葛根,疗效显著。

麻黄加术汤方

【原文】

湿家身烦疼,可与麻黄加术汤发其汗为宜,慎不可以火攻之。(《痉湿暍病脉证治第二·二十》)

【方药】

麻黄三两(去节)　桂枝二两(去皮)　甘草一两(炙)　杏仁七十个(去皮尖)　白术四两

上五味,以水九升,先煮麻黄,减二升,去上沫,内诸药,煮取二升半,去滓,温服八合,覆取微似汗。

【功用】

发汗解表,散寒除湿。

【方解】

麻黄加术汤即麻黄汤原方加白术四两而成。方以麻黄汤发汗解表,散寒除湿;加白术苦温质燥,健脾燥湿,且防麻黄峻汗之弊,共奏发表散寒除湿之功。仲景于麻黄汤中加白术以治寒湿在表证尤有深意,盖麻黄、桂枝与白术相配,虽发汗而不致过汗;白术得麻黄、桂枝,能并行表里之湿邪,不仅适合寒湿在表的病机,而且也是对湿病发汗须微汗法的具体应用。

【临证运用】

麻黄加术汤多用治风寒湿杂至且以湿邪偏胜的痹证。临床上可根据痹证风寒湿偏胜不同进行灵活化裁。如湿重则白术易苍术,酌加茯苓;风邪偏胜加防风;寒邪偏胜加细辛。除痹证外,麻黄加术汤还可用治风寒湿停滞肌表、营卫不和、疹色偏淡的荨麻疹。近人尚有报道麻黄加术汤用治寒湿在表、肺气不宣、水道不利的肺炎等。

【临证心悟】

（1）本证的辨证要点是身烦痛,据方测证,当有无汗症状。

（2）麻黄加术汤系麻黄汤加白术。原方白术用至四两,故重用白术是应用本方的要点之一。

麻黄杏仁薏苡甘草汤方

【原文】

病者一身尽疼,发热,日晡所剧者,名风湿。此病伤于汗出当风,或久伤取冷所致也,可与麻黄杏仁薏苡甘草汤。（《痉湿暍病脉证治第二·二十一》）

【方药】

麻黄(去节)半两(汤泡)　甘草一两(炙)　薏苡仁半两　杏仁十个(去皮尖,炒)

上剉麻豆大,每服四钱匕,水盏半,煮八分,去滓,温服。有微汗,避风。

【功用】

轻清宣化,解表祛湿。

【方解】

麻黄杏仁薏苡甘草汤即麻黄汤去桂枝加薏苡仁而成。方中麻黄发汗祛风,散寒除湿;杏仁宣肺理气,助麻黄开腠理,散风湿邪气;薏苡仁甘淡微寒,健脾除湿,并"主筋急拘挛不可屈伸,风湿痹"症;炙甘草甘缓,扶中健脾,且缓和麻黄峻烈之性,共奏辛凉宣化、散风祛湿之效。

【临证运用】

本方常用于治疗痹证、风水、扁平疣、银屑病等。

【临证心悟】

本方具有宣肺解表、通络化湿的作用,多用于风湿在表、郁而化热之痹证和肺失宣发、水溢肌肤之风水。皮肤病,亦多用之,常需重用薏苡仁。用治扁平疣,疣表面硬结者可酌加僵蚕,病久色暗者可酌加桃仁、红花、赤芍等活血祛瘀药物。用治银屑病,可酌加荆芥、防风、当归、土茯苓。

防己黄芪汤方

【原文】

风湿,脉浮,身重,汗出,恶风者,防己黄芪汤主之。(《痉湿暍病脉证治第二·二十二》)

风水,脉浮身重,汗出恶风者,防己黄芪汤主之。腹痛加芍药。(《水气病脉证并治第十四·二十二》)

【方药】

防己_{一两}　甘草_{半两(炒)}　白术_{七钱半}　黄芪_{一两一分(去芦)}

上剉麻豆大,每抄五钱匕,生姜四片,大枣一枚,水盏半,煎八分,去滓,温服,良久再服。喘者,加麻黄半两;胃中不和者,加芍药三分;气上冲者,加桂枝三分;下有陈寒者,加细辛三分。服后当如虫行皮中,从腰下如冰,后坐被上,又以一被绕腰以下,温,令微汗,差。

【功用】

祛风除湿,益气固表。

【方解】

本方以黄芪甘温而益气固表,兼利尿除湿消肿为主药;防己辛苦,祛风除湿,利水消肿,行气止痛;白术益气健脾,燥湿为辅;生姜、大枣和胃散寒;炙甘草既助黄芪、白术益气健脾固表,并调和诸药共为佐使。六药合用,共奏益气健脾固表、祛风除湿散邪之效。

【临证运用】

本方临床应用十分广泛,内科可用治痹证、急慢性肾炎、特发性水肿、妊娠水肿、原因不明的头面及四肢虚浮、喘咳、臌胀等,骨伤科可用治骨折愈合后肿胀等。

【临证心悟】

本方应用方面,防己、黄芪、白术,补肺脾之元气,温煦卫阳,祛除表湿,用量应重。至于甘草一味,外感苔白腻者宜去之,内伤苔薄净者宜留之。临证时祛风止痛用木防己,利水退肿用汉防己。若病人有明显外感症状时,可配以祛风药,如防风等;若脾虚证明显者,可增健脾之品。

本方用治风湿性心脏病心功能不全,可酌加茯苓、桂枝、半夏等;用治慢性活动性肝炎、肝纤维化,可酌加茵陈、虎杖、益母草、丹参、桃仁等;用治痛风、高尿酸血症,可酌加车前草、土茯苓、青皮等;用治肥胖病可酌加炒山楂;用治荨麻疹可酌加车前子。

百合狐惑阴阳毒病方

百合知母汤方

【原文】

百合病发汗后者,百合知母汤主之。(《百合狐惑阴阳毒病脉证治第三·二》)

【方药】

百合 七枚(擘)　　知母 三两(切)

上先以水洗百合,渍一宿,当白沫出,去其水,更以泉水二升,煎取一升,去滓;别以泉水二升煎知母,取一升,去滓,后合和煎,取一升五合,分温再服。

【功用】

养阴清热,补虚润燥。

【方解】

方中百合润肺清心,益气安神;以知母养阴清热,除烦润燥;以泉水煮药清其内热,三者共起补虚、清热、养阴、润燥作用。

【临证运用】

本方除用于百合病误汗后变证外,还可用于心肺阴虚之失眠、燥咳、精神失常等病症。加白及、仙鹤草、三七粉等可治疗肺结核阴虚咯血。

【临证心悟】

(1)本条未出脉症,但以方测证,可知本证症状应是百合病的基本脉症再兼见心烦、口燥。

(2)误汗是引起本证的一种成因,但临床上不必拘泥于误汗,只要脉症相符,属于这一证候的,即可使用本方。

滑石代赭汤方

【原文】

百合病下之后者,滑石代赭汤主之。(《百合狐惑阴阳毒病脉证治第三·三》)

【方药】

百合_{七枚(擘)}　滑石三两_(碎,绵裹)　代赭石_{如弹丸一枚(碎,绵裹)}

上先以水洗百合,浸一宿,当白沫出,去其水,更以泉水二升,煎取一升,去滓;别以泉水二升煎滑石、代赭石,取一升,去滓,后合和重煎,取一升五合,分温服。

【功用】

养阴清热,和胃降逆。

【方解】

本方由百合、滑石、代赭石、泉水组成。百合润养心肺,安神魄;滑石、泉水,清下陷之邪热而利小便;代赭石重镇降逆和胃,使心肺得以清养,胃气得以和降,则小便清、大便调、呕逆除。

【临证运用】

本方加竹茹、芦根或合小半夏加茯苓汤可治百合病心烦呕吐、呕逆较重者;加猪苓、淡竹叶、鸭跖草、木通等可治疗百合病小便短赤明显者。

【临证心悟】

本方通治热病后大便滑泄、小便涩少者。

百合鸡子汤方

【原文】

百合病,吐之后者,百合鸡子汤主之。(《百合狐惑阴阳毒病脉证治第三·四》)

【方药】

百合七枚(擘)　鸡子黄一枚

上先以水洗百合,渍一宿,当白沫出,去其水,更以泉水二升,煮取一升,去滓,内鸡子黄,搅匀,煎五分,温服。

【功用】

滋养肺胃,润燥降逆。

【方解】

方中百合清养心肺,益气润燥;鸡子黄滋阴养血,和胃安神;泉水清热利小便,共奏养阴除烦、和胃润燥之功。

【临证运用】

百合病误吐不能食者,本方加玉竹、石斛、桑白皮、粳米;若惊悸不宁者,本方加龙骨、牡蛎、炒酸枣仁、柏子仁等;若手足蠕动,肢体震颤者,本方加龟板、阿胶等。对急性热病余热未尽,或久病之后阴精不足,肺胃阴虚者,可用本方合生脉散。

【临证心悟】

(1)本条辨证要点为百合病的基本脉症基础上再兼见小便短涩,虚烦不眠,胃中不和。

(2)原书第2至第4条都属百合病误治后的救治法。为什么会发生误治,主要是辨证不清,如将"如寒无寒,如热无热"误认为表证而用汗法;将"意欲食复不能食"误认为里实而用攻下。将"饮食……或有不用闻食臭时"误认为痰证壅滞而用吐法,均会产生相应病症。说明临床时一定要仔细辨证,四诊合参,透过现象看本质。

(3)百合病误治后,因百合病主症仍在,故三方仍以百合为主药,随症加入相应药物以救治,属"知犯何逆,随证治之"之例。

百合地黄汤方

【原文】

百合病,不经吐、下、发汗,病形如初者,百合地黄汤主之。(《百合狐惑阴阳毒病脉证治第三·五》)

【方药】

百合 七枚(擘)　　生地黄汁 一升

上以水洗百合,渍一宿,当白沫出,去其水,更以泉水二升,煎取一升,去滓,内地黄汁,煎取一升五合,分温再服。中病,勿更服。大便当如漆。

【功用】

润养心肺,凉血清热。

【方解】

百合地黄汤由百合、泉水、生地黄汁三味组成。百合味甘微苦寒,润肺清心,益气安神;生地黄汁甘寒,补益心营而清血热;泉水甘寒,下热气,利小便。三药相配可使阴复热退,百脉调和,神魄安定,其病自愈。服药后"大便当如漆",即大便呈漆黑色,为地黄汁本色。

【临证运用】

百合地黄汤常用于治疗各种神经症及自主神经功能失调,亦可用作热性病的善后调理。本方与酸枣仁汤合用可治癔症;与甘麦大枣汤、生龙牡、琥珀、磁石等合用治疗更年期综合征、自主神经功能紊乱;加麦冬、沙参、贝母、甘草等可治肺燥或肺热咳嗽;加太子参、滑石、牡蛎、夜交藤、炒酸枣仁等可用于热病后调理。

【临证心悟】

(1)临床病症千差万别,病情千变万化,怎样把握,值得研究,最主要的就是抓住辨证论治这一基本原则。原文所讲"不经吐、下、发汗,病形如初者,百合地黄汤主之",讲的就是这一治疗原则的体现。换言之,虽经吐、下、发汗,但病形仍如初者,也仍应使用百合地黄汤。这就是"有是证,用是药"。

(2)临床治病应根据服药后的病情变化决定治疗时间的长短。原文在服百合地黄汤后提到"中病,勿更服",旨在告诫医者中病即止,"勿使过之,伤其正也"。当然,对于一些慢性疾病为防止病情反复,中病后仍应适当守方,予以巩固,也是需要的。

(3)临床应取得病人的配合。服生地黄后易引起泄泻,且大便色黑。应该把这种情况事先告诉病人,使病人有思想准备,配合治疗。

栝楼牡蛎散方

【原文】

百合病渴不差者,栝楼牡蛎散主之。(《百合狐惑阴阳毒病脉证治第三·七》)

【方药】

栝楼根　牡蛎(熬),等分

上为细末,饮服方寸匕,日三服。

【功用】

清泄肺胃,生津止渴。

【方解】

方中栝楼根苦寒,清解肺胃之热,生津止渴;牡蛎咸寒引热下行,使热不致上炎而消烁津液,两药共同,则津液得生,虚热得清,口渴自解。

【临证心悟】

疾病是不断变化的,因此治疗也要相应改变。本条原文就是说明这一问题。百合病经过一段时间未愈,又增加口渴症状,说明津液损伤更明显,故在百合地黄汤基础上分别加百合洗方或栝楼牡散治疗。两条原文只提口渴这一变症,但以方测症,可知其辨证要点为百合病基本症状兼见口渴。

百合滑石散方

【原文】

百合病变发热者,百合滑石散主之。(《百合狐惑阴阳毒病脉证治第三·八》)

【方药】

百合一两(炙)　滑石三两

上为散,饮服方寸匕,日三服。当微利者,止服,热则除。

【功用】

养阴清热,利尿导热。

【方解】

百合滑石散即百合、滑石二味组成,百合润肺清热,使上源不燥;滑石滑窍利小便,导热下行,共奏养阴清热之效。然百合病的本质是阴液内亏,百合滑石散有利尿伤阴之弊,恐过利伤阴,所以方后语特别强调:"当微利者,止服。"

【临证运用】

本方原为百合病变发热而设,结合现代临证,热病后期,复发热,而见本方证者,可加减用之,如发热重者,可酌加玄参、太子参、麦冬、地骨皮、白薇等。

【临证心悟】

(1)本条辨证要点为百合病基本症状,兼见发热、小便短涩不利。

(2)百合病变发热是内热加重的表现。对于发热,应分清外感与内伤、实证与虚证。本条发热属水热互结,故用滑石利水而清里热。可见,遇到发热,不可一概清热,而应找出发热的原因,针对疾病的本质治疗。本条即是"治病必求其本"的具体应用。

赤小豆当归散方

【原文】

病者脉数,无热,微烦,默默但欲卧,汗出,初得之三、四日,目赤如鸠眼,七、八日,目四眦黑。若能食者,脓已成也,赤小豆当归散主之。(《百合狐惑阴阳毒病脉证治第三·十三》)

下血,先血后便,此近血也,赤小豆当归散主之。(《惊悸吐衄下血胸满瘀血病脉证治第十六·十六》)

【方药】

赤小豆三升(浸令芽出,曝干)   当归三两

上二味,杵为散,浆水服方寸匕,日三服。

【功用】

清热利湿,活血排脓。

【方解】

方中赤小豆味甘、酸,性平,渗湿清热,解毒排脓;当归养血活血,去瘀生新;浆水酸寒,清凉解毒,调中和胃。诸药合用,共奏渗湿清热、养血活血、解毒排脓之功。

【临证运用】

赤豆当归散辨证要点:①狐惑病后期,湿热虫毒酿腐成脓,目赤如鸠眼,目四眦黑;②便血血色鲜红或有黏液,伴大便不畅。

【临证心悟】

本方不仅对人体上部痈肿病变脓成有效,而且对肛门及其附近的痈肿病变脓成或伴有便血者,也有较好的疗效,但宜与甘草泻心汤配合应用。本方治疗便血时,可酌加槐花、金银花、紫花地丁;如便血日久不止者,可酌加地榆炭、槐花炭、侧柏炭;若湿热偏重者,可酌加黄柏、苦参、知母等。此外,临床也常用本方内服兼外洗,治疗渗出性皮肤病,如传染性湿疹样皮炎、接触性皮炎、生漆过敏、急性湿疹、脓疱疮、暑疖等病症。

升麻鳖甲汤方、升麻鳖甲汤去雄黄蜀椒方

【原文】

阳毒之为病,面赤斑斑如锦文,咽喉痛,唾脓血。五日可治,七日不可治,升麻鳖甲汤主之。(《百合狐惑阴阳毒病脉证治第三·十四》)

阴毒之为病,面目青,身疼如被杖,咽喉痛。五日可治,七日不可治。升麻鳖甲汤去雄黄、蜀椒主之。(《百合狐惑阴阳毒病脉证治第三·十五》)

【方药】

升麻二两　当归一两　蜀椒(炒去汗)一两　甘草二两　鳖甲手指大一片(炙)　雄黄半两(研)

上六味,以水四升,煮取一升,顿服之,老小再服取汗。

【功用】

清热解毒,活血利咽。

【方解】

升麻辛凉,发表透疹,清热解毒,《神农本草经》谓:"主解百毒,辟温疫瘴邪";甘草清热解毒,助升麻之用;鳖甲咸寒,入阴分,与当归相配,滋阴养血,活血化瘀;雄黄辛温,功专解毒杀虫;蜀椒辛热,与雄黄相配,以阳从阳,取其辛散温行之性,开腠理,行血脉,使既结之毒热得以速散。全方共奏清热解毒,活血利咽之效,是治疗阳毒的主方。阴毒因其毒壅血脉瘀滞,疫毒较深,且有伤阴之势,故去辛温燥烈之雄黄、蜀椒,恐其助邪耗阴。

【临证运用】

本方加减可治疗猩红热、红斑狼疮、紫癜等属热毒血瘀者。其血热较重者,加水牛角、生地黄、大青叶、金银花等;血瘀较重者,加牡丹皮、赤芍、丹参;吐血衄血者,加白茅根、生地黄等。

【临证心悟】

(1)从阴阳毒的临床表现看,无论是阳毒,还是阴毒,都有咽喉疼痛和面色改变的症状。同中有异的是阳毒症状比较明显,阴毒症状比较隐晦。

(2)阴阳毒是一种近乎疫气所致的病症。升麻、雄黄皆为解毒辟秽之品,其临床作用不可忽视。

疟病方

鳖甲煎丸方

【原文】

病疟,以月一日发,当以十五日愈;设不差,当月尽解;如其不差,当如何?师曰:此结为症瘕,名曰疟母,急治之,宜鳖甲煎丸。(《疟病脉证并治第四·二》)

【方药】

鳖甲_{十二分(炙)} 乌扇_{三分(烧)} 黄芩_{三分} 柴胡_{六分} 鼠妇_{三分(熬)} 干姜_{三分}

大黄_{三分} 芍药_{五分} 桂枝_{三分} 葶苈_{一分(熬)} 石韦_{三分(去毛)} 厚朴_{三分}

牡丹_{五分(去心)} 瞿麦_{二分} 紫葳_{三分} 半夏_{一分} 人参_{一分} 䗪虫_{五分(熬)} 阿胶_{三分(炙)}

蜂窠四分(炙)　赤硝十二分　蜣螂六分(熬)　桃仁二分

上二十三味为末,取煅灶下灰一斗,清酒一斛五斗,浸灰,候酒尽一半,着鳖甲于中,煮令泛烂如胶漆,绞取汁,内诸药,煎为丸,如梧子大,空心服七丸,日三服。

【功用】

破瘀消癥,杀虫止疟。

【方解】

方中鳖甲,既入肝络而搜血,善软坚散结,又能咸寒滋阴而养正;结得热则生,故用灶灰之温,清酒之热以制鳖甲,且二药尚有活血化积之功,三者混为一体,共奏活血化瘀、软坚消癥之效,是为君药。赤硝破瘀血坚癥实痰;大黄攻积祛瘀;䗪虫、蜣螂、鼠妇、蜂窠、桃仁、紫葳(即凌霄花)破血逐瘀,半夏、乌扇(即射干)燥湿化痰,使痰湿从内而化;瞿麦、石韦、葶苈子利水渗湿,导痰湿从小便看而去;厚朴、柴胡理气疏肝,调畅气机,合用之,则能调畅郁滞之气机,消除凝滞之瘀血,流通壅滞之痰湿,从而加强君药消癥之力,俱为臣药。鉴于津液、血液得热则行,得寒则凝的特点,用药宜温通,故用干姜、桂枝温经通脉,使痰瘀得温而行。少阳主相火,疟邪踞于少阳,其气必郁,郁则相火内聚而为热,故于柴胡疏达少阳之气的同时,伍黄芩以清泄胆热。此外,瘀血久羁,亦易化热,故以牡丹皮清热凉血,活血化瘀。疟疾日久不愈,可致正气日衰,且方中诸多攻坚消癥之品又易损伤正气,故以人参、阿胶、白芍补气养血,一则兼顾久病正虚,二则使全方攻邪而不伤正,以上均为佐药。诸药合用能除痰消癥,行气化瘀,寒热并用,攻补兼施,以攻为主。

【临证运用】

本方除治疗疟母外,还多用于慢性肝炎、血吸虫病、黑热病所致的肝脾大及其他瘀血证,如原发性肝癌、白血病、子宫肌瘤、卵巢囊肿等属正虚邪实者。本方虽有扶正之药,但以大队祛邪之药为主,单用此丸久服,反可伤正,故宜与补益之剂合用。

【临证心悟】

辨别疟母的临床要点是疟病时间较久,胁下腹内有癥块。

白虎加桂枝汤方

【原文】

温疟者,其脉如平,身无寒但热,骨节疼烦,时呕,白虎加桂枝汤主之。(《疟病脉证并治第四·四》)

【方药】

知母_{六两} 甘草_{二两(炙)} 石膏_{一斤} 粳米_{二合} 桂枝_{(去皮)三两}

上剉,每五钱,水一盏半,煎至八分,去滓,温服,汗出愈。

【功用】

清热生津,解肌散邪。

【方解】

方中石膏辛甘大寒,辛能透热,寒能胜热,故能外解肌肤之热,内清肺胃之火,甘寒相合,又能生津止渴;知母苦寒质润,苦寒泻火,润以滋燥;粳米、甘草和胃护津,缓石膏、知母苦寒重降之性,以防寒凉伤中之弊;桂枝辛温,疏风散寒,解肌而导邪外出。诸药和用,共奏清热生津,解肌散邪之功。

【临证运用】

本方临床上有用于治疗急性风湿性关节炎属风湿热痹的,也有用治外感热病,邪热入里,表邪未解,热多寒少的。

【临证心悟】

白虎加桂枝汤原治温疟,发热,不恶寒或微恶寒,骨节疼烦,时呕等症,其病因病机系阳明热盛而兼有表寒为患,故凡由此所致之发热、痹证、痿证、咳嗽、呃逆、瘙痒、头痛等证,均可用本方加减治疗。

蜀漆散方

【原文】

疟多寒者,名曰牝疟,蜀漆散主之。(《疟病脉证并治第四·五》)

【方药】

蜀漆（洗去腥）　云母（烧二日夜）　龙骨等分

上三味,杵为散,未发前,以浆水服半钱。温疟加蜀漆半分,临发时,服一钱匕。

【功用】

祛痰截疟,助阳安神。

【方解】

蜀漆,是常山的幼苗,性味苦、辛、温,功专祛痰截疟;云母甘温,利水泄湿,与龙骨相配,重镇降逆,宁心安神,温助阳气;浆水安中和胃,以其调服药散,且可预防呕吐。全方相合,共奏除湿祛痰、截疟镇逆之效。

【临证心悟】

(1)截疟药物的应用:蜀漆即常山的苗,张仲景治疟用常山说明当时已观察到该药对疟病的特殊作用,是一种针对病因的疗法。古代医家治疟常用柴胡、青蒿、常山等截疟、和解透邪。

(2)本条方后服法指明"未发前服",对治疗疟病有实用价值。一般应在疟疾发作前 1~2 h 服药,过早过迟都会影响截疟的效果。

中风历节病方

防己地黄汤

【原文】

防己地黄汤:治病如狂状,妄行,独语不休,无寒热,其脉浮。(《中风历节病脉证并治第五》)

【方药】

防己一分　桂枝三分　防风三分　甘草一分

上四味,以酒一杯,浸之一宿,绞取汁,生地黄二斤,咬咀,蒸之如斗米饭久,以铜器盛其汁,更绞地黄汁,和分再服。

【功用】

滋阴降火,养血息风。

【方解】

方中生地黄滋阴养血,清营泄热;辅以防风、桂枝祛风散邪;防己利水除湿,通痹止痛;甘草调和诸药。全方具有养血滋阴、祛风清热之效。

【临证心悟】

本方常用于精神病见血虚血热而狂躁不安者,以及急性风湿性关节炎、类风湿关节炎。

桂枝芍药知母汤方

【原文】

诸肢节疼痛,身体魁羸,脚肿如脱,头眩短气,温温欲吐,桂枝芍药知母汤主之。(《中风历节病脉证并治第五·八》)

【方药】

桂枝 四两　芍药 三两　甘草 二两　麻黄 二两　生姜 五两　白术 五两　知母 四两
防风 四两　附子 二枚(炮)
上九味,以水七升,煮取二升,温服七合,日三服。

【功用】

祛风除湿,温经散寒,滋阴清热。

【方解】

方中桂枝、麻黄、防风辛温祛风散寒;附子、白术温脾肾之阳而除湿,温经止痛;知母、芍药清热,且养阴血,以防温燥太过而耗阴;生姜和胃降逆,兼助散寒化湿;甘草调和诸药。共奏祛风除湿、温经散寒、清热养阴之效。

【临证运用】

本方用于感受风湿,化热伤阴之痹证。其症可见发热恶寒,遍身关节疼痛、肿大并伴有灼热,或全身表现虚寒而局部有热者。若掣痛难以屈伸,得热痛减者,倍加麻黄、附子;身体关节重着肿胀,遇阴雨加剧者,倍加白术;湿已化热,关节红肿热痛者,倍加芍药、甘草、知母。目前常用本方治疗急、慢性风湿性关节炎,类风湿关节炎以及神经痛等病症。本方治疗类风湿关节炎发热者,加生石膏、薏苡仁;血虚肢节肥大者,加鸡血藤、鹿衔草、白芷;湿盛肢节肿大者,加萆薢、泽泻、防己;气虚加黄芪;服药后胃脘不适,可加蜂蜜同服。

【临证心悟】

(1)本证的辨证要点为身体消瘦,关节疼痛、肿大或变形等。

(2)本证病程日久,本虚标实,桂枝芍药知母汤祛风散寒化湿与温阳扶正并用。因此临床上应根据证候的复杂情况或扶正祛邪同用或寒温药物并投。

乌头汤方

【原文】

病历节,不可屈伸,疼痛,乌头汤主之。(《中风历节病脉证并治第五·十》)

【方药】

麻黄　芍药　黄芪 各三两　甘草 三两(炙)　　川乌 五枚(㕮咀,以蜜二升,煎取一升,即出乌头)

上五味,㕮咀四味,以水三升,煮取一升,去滓,内蜜煎中,更煎之,服七合。不知,尽服之。

【功用】

温经散寒,除湿止痛。

【方解】

方中麻黄散寒宣痹;乌头温通阳气止痛,芍药养阴血,行血痹,且防温燥伤阴;与甘草相合,又能缓急止痛;黄芪益气固卫,既可助麻黄、乌头温经止痛,又可制约麻黄发散太过;白蜜甘缓,可解乌头之毒。六药相配,共奏温经散寒、除湿止痛之效。

【临证运用】

临证时要注意随证加减用药,病在上肢者加桑枝、秦艽;病在下肢者,加桑寄生、牛膝;若寒甚痛剧者加草乌、桂枝;病久夹有瘀血者,加乳香、没药、元胡、红花、全蝎、蜈蚣、乌梢蛇;兼气血两亏者,加人参、当归;寒阻痰凝,兼有麻木者,酌加半夏、桂枝、天南星、防风;病久肝肾阴虚,关节畸形,酌加当归、牛膝、枸杞子、熟地黄等。有用本方加虫类药治疗硬皮病获效者。此外,本方可治疗风湿性关节炎、类风湿关节炎、肩关节周围炎、三叉神经痛、腰椎骨质增生症,属寒湿痹阻者。

方中乌头为峻猛有毒之品,故乌头炮用,且煎药时间宜长,或与蜂蜜同煎,以减其毒性。服乌头汤后,若唇舌肢体麻木,甚至昏眩吐泻,应加注意,如脉搏、呼吸、神志等方面无大的变化,则为"瞑眩"反应,是有效之征。古人有"药弗瞑眩,厥疾难瘳"之说。如服后见到呼吸急促、心率加快、脉搏有间歇等现象,甚至神志昏迷,则为中毒反应,应当立即采取急救措施。

【临证心悟】

(1)本证的辨证要点为关节疼痛剧烈,痛不可触,关节不可屈伸。

(2)乌头汤用治寒湿历节,故重用川乌,配以麻黄,温经散寒化湿止痛是其要点。

(3)注意药物配伍和煎煮方法以减轻药物毒副作用是张仲景重要论治思想之一。该方配以芍药、甘草,并用蜜煎乌头,旨在发挥乌头治疗作用的同时防止其毒副作用。

血痹虚劳病方

黄芪桂枝五物汤方

【原文】

血痹阴阳俱微,寸口关上微,尺中小紧,外证身体不仁,如风痹状,黄芪桂枝五物汤主之。(《血痹虚劳病脉证并治第六·二》)

【方药】

黄芪_{三两}　芍药_{三两}　桂枝_{三两}　生姜_{六两}　大枣_{十二枚}
上五味,以水六升,煮取二升。温服七合,日三服。

【功用】

补气通阳,和营除痹。

【方解】

方中黄芪甘温,益气助阳固表为主药,使气旺则血行;桂枝伍生姜,辛温祛风散邪,宣通阳气而行滞;芍药和营养血,兼通络除痹;大枣甘平,气阴两补,与生姜相伍,以调营和卫。

【临证运用】

因本方具有振奋阳气、温通血脉、调畅营卫的作用,所以,凡证属气虚血滞、营卫不和者,皆可选用。血痹病舌质紫暗、脉沉细涩者,可加当归、川芎、红花、鸡血藤。治疗产后身痛可重用黄芪、桂枝,下肢痛加杜仲、牛膝、木瓜;上肢痛加防风、秦艽、羌活;腰疼重加破故纸、续断、狗脊、肉桂等。

本方对脊髓灰质炎、雷诺病、风湿性关节炎、周围神经损伤、腓肠肌麻痹、低钙性抽搐、肢端血管功能障碍、硬皮病等四肢疾患属营卫不和,血行滞涩者有较好疗效。

【临证心悟】

(1)血痹病,临床上以身体肌肤麻木、脉涩为其特点。

(2)临床治病应按其症情的轻重选择合适的治疗手段。上述原文对血痹病的轻证采用"针引阳气",重证用黄芪桂枝五物汤,就是明证。目的是争取获得最好的疗效。

桂枝加龙骨牡蛎汤方

【原文】

夫失精家,少腹弦急,阴头寒,目眩发落,脉极虚芤迟,为清谷、亡血、失精。脉得诸芤动微紧,男子失精,女子梦交,桂枝龙骨牡蛎汤主之。(《血痹虚劳病脉证并治第六·八》)

【方药】

桂枝　芍药　生姜各三两　甘草二两　大枣十二枚　龙骨　牡蛎各三两

上七味,以水七升,煮取三升,分温三服。

【功用】

调和阴阳,交通心肾。

【方解】

方中桂枝、生姜、甘草、大枣辛甘化阳而助阳气;芍药配甘草、大枣,酸甘化阴而益阴血;龙骨、牡蛎重镇安神,敛摄浮越,涩精止遗。共奏益气血、调阴阳、潜浮越、固遗泄之功。

【临证运用】

本方临床上并不限于失精、梦交,对自汗、盗汗、偏汗、遗尿、乳泣、不射精、早泄、阳痿、脱发、神经症、冠心病、小儿夜啼、妇女带下、月经周期性精神病等辨证属阴阳俱虚,不能阳固阴守者,皆有较好疗效。还有用本方加减治疗小儿肺炎后期,患儿体弱肺部病灶长期不能吸收,临床表现为心阳不振,营虚卫弱,正虚邪恋,虚多实少之证,亦获得良好疗效。

【临证心悟】

调和阴阳是张仲景治病的特色之一。虚劳失精既可是阳虚不固,也可以是阴虚火旺。但本条则属阴阳两虚、阴阳不和,故用桂枝汤调和阴阳,加龙骨、牡蛎潜镇固涩。

黄芪建中汤方

【原文】

虚劳里急,诸不足,黄芪建中汤主之。(《血痹虚劳病脉证并治第六·十四》)

【方药】

于小建中汤内,加黄芪一两半,余依上法。气短胸满者加生姜;腹满者,去枣,加茯苓一两半;及疗肺虚损不足,补气加半夏三两。

【功用】

补气建中。

【方解】

方中黄芪补虚益气,小建中汤建立中气。生姜能散逆满,故气短胸满者加生姜;大枣能令中满,茯苓能渗湿气,故腹满者去大枣加茯苓。

【临证心悟】

本方较小建中汤补虚作用更强,阴阳俱虚偏于脾胃气虚者应用黄芪建中汤疗效颇佳。目前多用于慢性病虚寒不足之症,尤其多用于消化系统疾病,如溃疡病、慢性胃炎、慢性消化不良者。用于治疗虚寒型十二指肠球部溃疡病,症见胃痛日久,痛处喜按,饥饿则痛,得食则减,喜热畏凉,舌苔薄白,脉虚而缓,可以炮姜易生姜;吞酸者,去大枣、胶饴,加海螵蛸、煅瓦楞效佳。如伴自汗,酌加浮小麦;如伴血虚血瘀身刺痛,酌加当归、川芎。此外,本方尚可用于脾胃素虚,卫阳不固,易感外邪者。

肾气丸方

【原文】

虚劳腰痛,少腹拘急,小便不利者,八味肾气丸主之。(《血痹虚劳病脉证并治第六·十五》)

夫短气,有微饮,当从小便去之,苓桂术甘汤主之,肾气丸亦主之。(《痰饮咳嗽病脉证并治第十二·十七》)

男子消渴,小便反多,以饮一斗,小便一斗,肾气丸主之。(《消渴小便不利淋病脉证并治第十三·三》)

问曰:妇人病,饮食如故,烦热不得卧,而反倚息者,何也?师曰:此名转胞,不得溺也,以胞系了戾,故致此病,但利小便则愈,宜肾气丸主之。(《妇人杂病脉证并治第二十二·十九》)

【方药】

干地黄_{八两}　　山茱萸_{四两}　　薯蓣_{四两}　　泽泻　　茯苓　　牡丹皮_{各三两}　　桂枝_{一两}　附子_{一两(炮)}

上八味,末之,炼蜜和丸,梧子大,酒下十五丸,日再服。

【功用】

温补肾阳。

【方解】

方中重用干地黄,辅以山药、山茱萸补阴之虚,而固肾气;泽泻、茯苓淡渗湿浊,利水道;牡丹皮清泄虚火,与滋补、温补药相伍,补中有泻,补而不腻。于诸补阴之品中加入少量桂枝、附子,温而不燥,直补肾阳,以助气化,如是肾气振奋,诸症自除。

【临证运用】

本方临床应用广泛,凡虚劳病肾气虚、肾阳虚、肾阴阳两虚和肾虚水湿内停者,皆可以本方化裁治之。常用于阳痿早泄、遗精滑精、遗尿尿频、闭经、不孕、泄泻、耳聋耳鸣、眩晕、脱发、痰饮、咳喘、不寐、消渴、水肿等。

【临证心悟】

本方在《金匮要略》一书中的用途大体如下:①阴中求阳补肾气,愈虚劳腰痛;②温阳化气利小便,祛饮邪;③温阳化气摄水,治阳虚下消;④温阳化气利小便,治妇人转胞。

本方临床应用过程中:①肾阳虚损,关门不固,症见阳痿滑精,遗尿尿频,大便溏泄,精神萎靡,舌淡胖润,脉微弱迟。阳痿者,可加巴戟天、阳起石;滑精者,酌加芡实、金樱子;遗尿、尿频者,加桑螵蛸、益智仁;便溏者,可加补骨脂、肉豆蔻。②肾气亏损之耳鸣耳聋,发脱枯悴,多兼头晕目眩,舌根黑滑,尺脉虚弱。耳鸣耳聋者,可加磁石、龙骨、牡蛎;毛发枯悴者,酌加制何首乌、黑芝麻。③肾虚腰膝酸软冷痛,遇劳更甚,卧则渐轻,或脚底心痛,足跟痛,手足不温,脉沉细,舌质淡,可酌加补骨脂、杜仲、桑寄生、牛膝等。④本方对肾气亏虚所致之长期低热、气喘、高血压、失眠、消渴、慢性肾炎水肿等病有较好疗效。肾气丸还可治疗辨证属虚火上升,上热下寒的复发性口疮。口臭者加地骨皮、生石膏,口渴加石斛、麦冬,另用锡类散外搽患处。

🌥 薯蓣丸方

【原文】

虚劳诸不足,风气百疾,薯蓣丸主之。(《血痹虚劳病脉证并治第六·十六》)

【方药】

薯蓣三十分　当归　桂枝　曲　干地黄　豆黄卷各十分　甘草二十八分
人参七分　芎䓖　芍药　白术　麦冬　杏仁各六分　柴胡　桔梗　茯苓各五分
阿胶七分　干姜三分　白敛二分　防风六分　大枣百枚,为膏

上二十一味,末之,炼蜜和丸,如弹子大,空腹酒服一丸,一百丸为剂。

【功用】

健脾调中,滋阴养血,祛风散邪,理气开郁。

【方解】

方中用薯蓣健脾,人参、白术、茯苓、干姜、豆黄卷、大枣、甘草、曲益气调中,当归、芎䓖、芍药、地黄、麦冬、阿胶滋阴养血,柴胡、桂枝、防风祛风散邪,杏仁、桔梗、白蔹理气开郁,诸药相合,共奏扶正祛邪之功。

【临证运用】

本条首言"风气百疾",症状无定,方后又注明"空腹酒服一丸,一百丸为剂。"说明薯黄丸既可治疗虚劳夹风的头眩、瘾疹、体痛或麻木等症,又能益卫实表,预防虚劳风气百疾的发生。因其能治能防,故临床应用范围较广。近代医家以此治疗肺痨,能明显增强体质,促进空洞愈合;又以本方治疗多种老年性疾病、胃溃疡、脱肛等,亦有良效。

【临证心悟】

(1)脾胃是后天之本,气血营卫生化之源,气血阴阳诸不足,必须脾胃健运,饮食增加,才能得以恢复。临证治疗慢性衰弱性疾患,当以补益脾胃为本。

(2)治疗手段、疗程当据具体症情而定,本条"风气百疾"属慢性久病,故宜缓图而用丸剂,以"百丸为剂"则是告诉病人,不可操之过急,否则欲速则不达。

酸枣汤方

【原文】

虚劳虚烦不得眠,酸枣仁汤主之。(《血痹虚劳病脉证并治第六·十七》)

【方药】

酸枣仁二升　甘草一两　知母二两　茯苓二两　芎䓖二两

上五味,以水八升,煮酸枣仁,得六升,内诸药,煮取三升,分温三服。

【功用】

养阴清热,安神宁心。

【方解】

方中重用酸枣仁养肝阴,安心神,茯苓、甘草宁心安神,知母清虚热除烦,芎䓖(川芎)理血疏肝。

【临证运用】

酸枣仁汤对于阴虚内热引起的失眠、盗汗、惊悸、精神抑郁等病症有较好的疗效。临证可根据病情,随证加减用药。火旺者加黄连,阴虚甚者加百合、生地;烦躁多怒,睡眠不安,加牡蛎、杭芍、石决明;肝阴不足,大便燥结者,可与二至丸合用;素体痰盛,苔腻脉滑,本虚标实者,可与温胆汤合用;精神抑郁,喜悲伤者,可与甘麦大枣汤合用,并酌加夜交藤、合欢皮。

【临证心悟】

本证的辨证要点是心烦不眠、烦扰不宁、舌红脉细数等。

大黄䗪虫丸方

【原文】

五劳虚极羸瘦,腹满不能饮食,食伤、忧伤、饮伤、房室伤、饥伤、劳伤、经络荣卫气伤,内有干血,肌肤甲错,两目黯黑。缓中补虚,大黄䗪虫丸主之。

【方药】

大黄十分(蒸) 黄芩二两 甘草三两 桃仁一升 杏仁一升 芍药四两 干地黄十两 干漆一两 虻虫一升 水蛭百枚 蛴螬一升 䗪虫半升

上十二味,末之,炼蜜和丸小豆大,酒饮服五丸,日三服。

【功用】

缓中补虚。

【方解】

方中大黄、䗪虫、水蛭、虻虫、蛴螬、干漆、桃仁活血化瘀以攻邪,芍药、干地黄养阴益血,白蜜、甘草健脾益气,黄芩清热,杏仁理气,共奏扶正之功。本方为久病血瘀的缓方。

本方虽有大队攻逐瘀血之品,但以蜜为丸,意在缓攻。且方中配伍了益气滋阴血之品,兼有补虚之功,服用本方能达到祛瘀不伤正,扶正不留瘀的作用,所以称为"缓中补虚"。

方中破血祛瘀药虽多但用量少,破瘀而不伤正;补虚之药虽少而用量大,能扶正而不留瘀,诸药共奏缓消瘀血,达到扶正不留瘀、祛瘀不伤正、瘀去而新血生的目的。

【临证运用】

本方目前常用于良性肿瘤、肝脾大、肝硬化、子宫肌瘤、结核性腹膜炎、食管静脉曲张、妇女瘀血经闭、腹部手术后之粘连疼痛、冠心病、高脂血症、脑血栓、脂肪肝、脉管炎等有瘀血征象者,长期服用,无明显副作用。

因本方具有很强的破血逐瘀功效,近代也有人用本方治疗血栓闭塞性脉管炎、静脉曲张、下肢栓塞性深部静脉炎、四肢浅部静脉炎等周围血管疾病。服药初期可有稀便,但服之日久即消失。实验表明本方有抗肠粘连效果,临床用本丸防治肠粘合并肠梗阻,取得了较好的近期效果。

【临证心悟】

（1）本证属虚劳夹瘀,故在虚劳症状基础上,肌肤甲错、两目暗黑是其辨证的要点。此外,当见舌有瘀点或瘀斑、脉涩等症。

（2）"缓中补虚"是张仲景治疗虚劳干血的又一重要治法。虚劳伴瘀,理应祛瘀,因祛瘀方能生新,然该虚劳干血已属久病,故只能缓攻瘀血,并扶助正气,这样才能达到扶正祛邪之目的。

肺痿肺痈咳嗽上气病方

甘草干姜汤方

【原文】

肺痿吐涎沫而不咳者,其人不渴,必遗尿,小便数,所以然者,以上虚不能制下故也。此为肺中冷,必眩,多涎唾,甘草干姜汤以温之。若服汤已渴者,属消渴。（《肺痿肺痈咳嗽上气病脉证并治第七·五》）

【方药】

甘草_{四两（炙）}　干姜_{二两（炮）}

上㕮咀,以水三升,煮取一升五合,去滓,分温再服。

【功用】

温肺复气。

【方解】

方中用甘草、干姜辛甘化阳,以温肺寒而复阳气;甘草甘平,干姜辛温,辛甘合用,重在温中焦之脾阳,脾属土,肺属金,土为金之母,故培土以生金,肺喜温而恶寒,所以通过温脾阳的手段,达到复肺气的目的。肺中冷而温脾阳,亦乃虚则补其母之法也。

【临证运用】

本方除治疗虚寒肺痿外,还常用于治眩晕、咳喘、胸痛、胃痛、腹痛、呕吐、吐酸、泄泻、痛经、遗尿、劳淋、变应性鼻炎等属于虚寒者。

【临证心悟】

(1)临床辨证应注意知常达变。虚热肺痿是肺痿病中最常见的证型,但虚热肺痿日久,阴虚及阳,最终可转化为虚寒肺痿。

(2)虚寒肺痿的主症是多涎唾,口淡不渴,小便频数。

射干麻黄汤方

【原文】

咳而上气,喉中水鸡声,射干麻黄汤主之。(《肺痿肺痈咳嗽上气病脉证并治第七·六》)

【方药】

射干十三枚(一法三两) 麻黄四两 生姜四两 细辛 紫菀 款冬花各三两 五味子半升 大枣七枚 半夏(大者,洗)八枚(一法半升)

上九味,以水一斗二升,先煮麻黄两沸,去上沫,内诸药,煮取三升,分温三服。

【功用】

散寒宣肺,降逆化痰。

【方解】

方中麻黄、细辛温经散寒,开肺化饮;款冬花、紫菀温肺止咳;半夏、生姜涤痰降逆;射干开利咽喉气道;五味子酸收肺气,以监麻黄、细辛之散;大枣安中扶虚,调和诸药,使邪去而不伤正,为寒饮咳喘常用的有效方剂。

【临证运用】

本方对哮喘、喘息性支气管炎、支气管肺炎、肺气肿、肺源性心脏病、风湿性心脏病、百日咳等,以咳喘、喉中痰鸣、咳痰色白为特征者,不论老幼,均有较好疗效。还有报道,用该方治疗急性肾炎、变应性鼻炎、老年遗尿、癫痫等有效。

【临证心悟】

本条证型属寒饮郁肺,除咳而上气、喉中有水鸣声外,临床表现还应有胸膈满闷,不能平卧,舌苔白滑,脉浮弦或浮紧等症。

皂荚丸方

【原文】

咳逆上气,时时吐浊,但坐不得眠,皂荚丸主之。(《肺痿肺痈咳嗽上气病脉证并治第七·七》)

【方药】

皂荚_{八两(刮去皮,用酥炙)}

上一味,末之,蜜丸梧子大,以枣膏和汤服三丸,日三夜一服。

【功用】

峻涤顽痰。

【方解】

本证之痰浊有胶固不拔之势,若不迅速扫除,则可能有痰壅气闭的危险,故用除痰最猛的皂荚丸治疗,以峻涤顽痰,畅通气道。皂荚涤痰去垢,扫除痰浊;饮用枣膏,以缓其峻烈之性,并能兼顾脾胃,以安胃补脾;用蜜为丸,以制其悍,又有生津润肺之效,使痰除而正不伤。

【临证运用】

本方常用于急性支气管炎、顽固性哮喘、肺源性心脏病、肺痈、喉风、中风等证属痰涎壅塞,形气俱实者。有医家用皂荚散治疗小儿厌食症,取优质皂荚,刷尽泥灰,切断,放入铁锅内,先武火,后文火,煅(以内无生心为度)存性,研细末,每日1 g,分2次糖拌匀吞服,3～10 d为1个疗程。总有效率为94.5%。

【临证心悟】

（1）"咳喘,吐唾浊,但坐不得眠"为本证辨治要点。痰浊壅塞气道,呼吸困难,若不速救治,有痰壅气闭之危险,故当急治。

（2）皂荚丸为涤痰利窍之峻剂,使用时要注意其应用方法:酥炙、蜜丸、枣膏调服。

厚朴麻黄汤方

【原文】

咳而脉浮者,厚朴麻黄汤主之。（《肺痿肺痈咳嗽上气病脉证并治第七·八》）

【方药】

厚朴_{五两}　麻黄_{四两}　石膏_{如鸡子大}　杏仁_{半升}　半夏_{半升}　干姜_{二两}　细辛_{二两}　小麦_{一升}　五味子_{半升}

上九味,以水一斗二升,先煮小麦熟,去滓,内诸药,煮取三升,温服一升,日三服。

【功用】

散饮降逆,止咳平喘。

【方解】

方中麻黄、厚朴、杏仁宣肺泄满而降喘逆;细辛、半夏配干姜散饮而止咳逆;五味子摄纳上冲之气;石膏清热除烦止汗;小麦养心胃,以扶正气,本方即小青龙加石膏汤去桂枝、芍药、甘草三味,加厚朴、杏仁、小麦而成,去桂枝者,因无外邪,无须其协同麻黄以发汗祛邪;去芍药、甘草者,以其酸甘不利于胸满;重用厚朴者,可知本条胸满肺胀较突出。

泽漆汤方

【原文】

脉沉者,泽漆汤主之。（《肺痿肺痈咳嗽上气病脉证并治第七·九》）

【方药】

半夏半升　紫参五两（一作紫菀）　泽漆三斤（以东流水五斗，煮取一斗五升）　生姜五两

白前五两　甘草　黄芩　人参　桂枝各三两

上九味，㕮咀，内泽漆汁中，煮取五升，温服五合，至夜尽。

【功用】

逐水通阳，止咳平喘。

【方解】

方中泽漆消痰逐水；紫参利大便据《神农本草经》以逐水，生姜、半夏、桂枝散水降逆；白前平喘止咳；人参、甘草扶正培脾，标本兼治；黄芩以泄水饮久留之郁热，诸药相配，阳通饮化，诸病即愈。

【临证运用】

厚朴麻黄汤常用于急性支气管炎、支气管哮喘、上呼吸道感染等而见本方证者。泽漆汤多用于治疗肺气肿、肺源性心脏病、细菌性胸膜炎、结核性胸膜炎、胸腔积液及肺部癌肿等。

【临证心悟】

（1）同样是寒饮夹热引起的咳嗽，但有表里之不同，上述原文虽叙证简略，但张仲景据脉"浮""沉"阐述了饮邪偏表与饮邪偏里。

（2）厚朴麻黄汤用麻黄在于宣肺平喘，配石膏以清郁热，可知其脉浮不一定是表证，而是饮邪夹热上迫，病势向表所致。

（3）厚朴麻黄汤以厚朴、麻黄为主药，可知咳喘、胸满、脉浮是其主症。

（4）咳喘日久，易伤正气，治当顾及扶正。厚朴麻黄汤、泽漆汤均有顾护正气药物，前者病情较急，以祛邪为主，只用小麦顾护心气，用五味子收敛肺气。后者病情较缓，耗气亦较重，故用人参、桂枝养心健脾，标本并治。

麦门冬汤方

【原文】

大逆上气，咽喉不利，止逆下气者，麦门冬汤主之。（《肺痿肺痈咳嗽上气病脉证并治第七·十》）

【方药】

麦冬七升　半夏一升　人参三两　甘草二两　粳米三合　大枣十二枚

上六味,以水一斗二升,煮取六升,温服一升,日三夜一服。

【功用】

清养肺胃,止逆下气。

【方解】

方中重用麦冬,滋养肺胃之阴液,清降肺胃之虚火;半夏用量极少,仅为麦冬的七分之一,以降逆开结,而疏通津液流行之道;用人参、粳米、甘草、大枣益气养胃,生津润燥,诸药相配,脾胃健运,津液充足,上承于肺,虚火自敛,咳逆上气等症亦可随之消解。

【临证运用】

本方主治虚热肺痿。现代医学的慢性咽炎、慢性支气管炎、百日咳、肺结核、硅肺等表现肺阴亏虚,虚火上炎者,均可用此方治疗。此方也可以养胃阴,慢性胃炎、胃及十二指肠溃疡,表现胃阴虚者用之有良好效果。

【临证心悟】

(1)肺痿病虽属阴液亏耗,但肺气痿弱,故方中在以麦冬为君药滋阴清热的同时,又配伍人参、粳米、甘草、大枣健脾益气。方证相应,收效才会明显。

(2)咳嗽气喘,或阵发性呛咳,或刺激性干咳,咽喉干燥不利,或咽中有异物感而常有吭喀动作,欲得凉润,舌红少苔,每食辛辣刺激性食物则加重,均是虚热肺痿的临床表现。

葶苈大枣泻肺汤方

【原文】

肺痈,喘不得卧,葶苈大枣泻肺汤主之。(《肺痿肺痈咳嗽上气病脉证并治第七·十一》)

肺痈胸满胀,一身面目浮肿,鼻塞清涕出,不闻香臭酸辛,咳逆上气,喘鸣迫塞,葶苈大枣泻肺汤主之。(《肺痿肺痈咳嗽上气病脉证并治第七·十五》)

支饮不得息,葶苈大枣泻肺汤主之。(《痰饮咳嗽病脉证并治第十二·二十七》)

【方药】

葶苈(熬令黄色,捣丸如弹子大)　　大枣十二枚

上先以水三升,煮枣取二升,去枣,内葶苈,煮取一升,顿服。

【功用】

开肺逐邪。

【方解】

方中葶苈子苦寒,开泻肺气,有泻下逐痰之功,治实证有捷效;恐葶苈子药性猛烈而伤正气,佐以大枣,甘温安中而缓和药性,使泻不伤正。二药合用,而奏泻肺行水,下气平喘之功效。

本方与泻白散均有泻肺作用,但泻白散是泻肺中伏火,本方是泻肺中痰水。泻白散所治之咳喘,是由肺中伏火郁热而致,咳痰量少,且苔必黄燥,脉细数;本方所治咳喘,则因痰浊壅滞于肺而致,咳痰量多稠浊,胸膈满闷,苔腻脉滑。

【临证运用】

葶苈大枣泻肺汤为临床常用方剂,多配合其他药物用以治疗渗出性胸膜炎、喘息性支气管炎、肺源性心脏病心力衰竭、风湿性心脏病心力衰竭等属实邪壅肺,气机阻滞,喘息不得平卧者。

【临证心悟】

临床治病重在辨证,只要证候相同,异病也可同治。本方既可用于"肺痈喘不得卧者",亦可用于"支饮不得息"。虽然一属肺痈,一归痰饮,但两者的病机都是痰涎壅盛,邪实气闭,故可异病同治。凡渗出性胸膜炎、肺心病等属饮热壅肺之急证实证,可用本方加苏子,或与《千金要方》苇茎汤合方。

越婢加半夏汤方

【原文】

咳而上气,此为肺胀。其人喘,目如脱状,脉浮大者,越婢加半夏汤主之。(《肺痿肺痈咳嗽上气病脉证并治第七·十三》)

【方药】

麻黄_{六两}　石膏_{半斤}　生姜_{三两}　大枣_{十五枚}　甘草_{二两}　半夏_{半升}

上六味,以水六升,先煮麻黄,去上沫,内诸药,煮取三升,分温三服。

【功用】

宣肺泄热,降逆止喘。

【方解】

方中重用麻黄既取其发汗、利水之功,使肌表之水湿随汗而去,内停之水湿从下而出;又取其开宣肺气之能,使肺的宣降功能正常,水道通调,有利于水湿消除。生姜、半夏散饮降逆,石膏清解郁热,甘草、大枣补益中气,以培土胜湿。

越婢汤与麻杏石甘汤所治之证皆有汗,俱用麻黄配石膏以清泄肺热,越婢汤以一身水肿为主,是水在肌表之证,故加大麻黄用量,并配生姜以发泄肌表之水湿,用枣、草益气健脾,意在培土制水;麻杏石甘汤以咳喘为主,是肺失宣降之证,故用麻黄配杏仁、甘草宣降肺气止咳平喘。

【临证运用】

本方对支气管哮喘、支气管炎、肺气肿等病急性发作而见饮热迫肺证时最有效。临床可根据具体情况加减应用,痰热内盛,胶黏不易咯出者,加鱼腥草、栝楼、海蛤粉、海浮石等;痰鸣喘息,不得平卧,加射干、葶苈子等;痰热壅结,腹满便秘者,加大黄、芒硝等;热邪伤津,口舌干燥者,加花粉、知母、芦根等。

【临证心悟】

(1)"其人喘,目如脱状",是饮热迫肺肺胀的主症。尤其是"目如脱状",形象地描述了肺气胀满,气壅于上,两目胀突的症状。

(2)本方麻黄用量大,且配加石膏,既可清热除烦化饮,又能防麻黄发散太过,是其配伍要点。

小青龙加石膏汤方

【原文】

肺胀,咳而上气,烦躁而喘,脉浮者,心下有水,小青龙加石膏汤主之。
(《肺痿肺痈咳嗽上气病脉证并治第七·十四》)

【方药】

《千金》证治同,外更加胁下痛引缺盆。

麻黄 芍药 桂枝 细辛 甘草 干姜_{各三两} 五味子 半夏_{各半升} 石膏_{二两}

上九味,以水一斗,先煮麻黄,去上沫,内诸药,煮取三升。强人服一升,羸者减之,日三服,小儿服四合。

【功用】

解表化饮,清热除烦。

【方解】

方中麻黄、桂枝发汗解表,宣肺平喘;半夏、干姜、细辛温化水饮,散寒降逆;芍药、五味子收敛逆气,以防发汗宣散太过;甘草培土制水,调和诸药;石膏清热除烦,配麻黄发越水气。本方介于越婢汤、大青龙汤之间,外散寒饮,内清烦热,寒热并进,两不相碍。

【临证运用】

本方常用于支气管哮喘、慢性支气管炎、肺气肿等病属寒饮素盛,因气候变化而诱发者。

【临证心悟】

(1)本条肺胀以肺气胀满、喘咳、烦躁、脉浮为主症。

(2)咳喘的病因往往是多因素的,治疗也应综合考虑。本证为外寒内饮,故以麻黄、桂枝散寒,干姜、细辛、半夏化饮,石膏不单清热除烦,而且有防止发散太过的作用。

奔豚气病方

奔豚汤方

【原文】

奔豚气上冲胸,腹痛,往来寒热,奔豚汤主之。(《奔豚气病脉证治第八·二》)

【方药】

甘草 芎藭 当归各二两 半夏四两 黄芩二两 生葛五两 芍药二两 生姜四两 甘李根白皮一升

上九味,以水二斗,煮取五升,温服一升,日三夜一服。

【功用】

养血平肝,和胃降逆。

【方解】

方中甘李根白皮即李子树根的白皮,味苦性寒,功专降奔豚逆气,方中用作主药;当归、川芎、芍药养血柔肝,行血止痛,当归、白芍配川芎补中寓有行散,使血气运行而无滞;半夏、生姜降浊止逆,黄芩清肝胆之热,黄芩与半夏、生姜同用寓有泻心汤之意,可调寒热,散痞结,降冲逆;葛根生津清热,甘草缓急止痛,与白芍同用其力更强。唯全方药性偏寒,适用于热性奔豚气病。

【临证运用】

本方适当加减,可用于治疗癔症、神经症、冠心病及肝胆疾患等。本方加味还可治疗更年期综合征、慢性肝炎属肝郁兼有湿热者。

【临证心悟】

(1)奔豚汤只宜用肝郁化热证的奔豚气病。

(2)奔豚汤中之甘李根白皮为奔豚汤中的主要药物。《长沙药解》谓其"下肝气之奔冲,清风木之郁热。"本品为蔷薇科植物李树根皮的韧皮部。临床有用川楝子、桑根白皮代之的报道。

胸痹心痛短气病方

栝楼薤白白酒汤方

【原文】

胸痹之病,喘息咳唾,胸背痛,短气,寸口脉沉而迟,关上小紧数,栝楼薤白白酒汤主之。(《胸痹心痛短气病脉证并治第九·三》)

【方药】

栝蒌实_{一枚(捣)}　　薤白_{半斤}　　白酒_{七升}

上三味,同煮,取三升,分温再服。

【功用】

通阳散结,豁痰下气。

【方解】

方中栝楼甘寒滑润,宽胸涤痰;薤白辛温通阳,疏滞散结,豁痰下气;白酒通阳宣痹,载药上行,诸药同用,使饮邪得去,阳气宣通,则胸痹诸症自除。

【临证运用】

栝楼薤白白酒汤不仅治疗心、肺疾病有良效,而且可辨证治疗胸胁等疾患。目前常以本方为主治疗冠心病心绞痛、支气管哮喘、肋间神经痛、胸部软组织损伤、非化脓性肋软骨炎等。临床应用该方可加入丹参、川芎等活血化瘀药或姜半夏等化痰药,可提高疗效。

【临证心悟】

(1)本条胸痹病属胸阳不振,阴邪阻滞所致。故其临床的主症为"喘息咳唾,胸背痛,短气"。尤其是"胸背痛,短气"是辨证的关键。

(2)栝楼薤白白酒汤中白酒的作用不可忽视。《金匮要略语译》(中医研究院编)谓:"米酒初熟的称为白酒。"临床运用时,可不必拘于米酒,可用高粱酒,或用绍兴酒,皆有温通阳气的功用。

栝楼薤白半夏汤方

【原文】

胸痹,不得卧,心痛彻背者,栝楼薤白半夏汤主之。(《胸痹心痛短气病脉证并治第九·四》)

【方药】

栝蒌实_{一枚(捣)}　　薤白_{三两}　　半夏_{半升}　　白酒_{一斗}

上四味,同煮,取四升,温服一升,日三服。

【功用】

通阳散结,逐饮降逆。

【方解】

本方是在栝蒌薤白白酒汤的基础上,减薤白量而用三两,加大白酒用量为一斗,并加一味半夏以逐饮降逆,化痰散结,其豁痰通阳之力更强。

【临证运用】

栝楼薤白半夏汤为主方,适当加味,常用于治疗痰浊阻痹心胸所致的心病。有的取本方豁痰通阳之功治疗肺病,也有的用于治疗肋间神经痛、乳腺增生症等。

【临证心悟】

(1)本条胸痹病的主症是喘息不能平卧,心痛彻背,据方论证,当有苔腻等症状。

(2)病有轻重,用药也应有相应的变化。本条胸痹病较栝楼薤白白酒汤证为重,故在加入半夏的基础上,白酒用至一斗,从一般日二服改至日三服。这些都是为了适应病情的需要。

枳实薤白桂枝汤方、人参汤方

【原文】

胸痹心中痞,留气结在胸,胸满,胁下逆抢心,枳实薤白桂枝汤主之;人参汤亦主之。(《胸痹心痛短气病脉证并治第九·五》)

【方药】

1.枳实薤白桂枝汤方

枳实_{四枚}　厚朴_{四两}　薤白_{半斤}　桂枝_{一两}　栝楼_{一枚(捣)}

上五味,以水五升,先煮枳实、厚朴,取二升,去滓,内诸药,煮数沸,分温三服。

2.人参汤方

人参　甘草　干姜　白术_{各三两}

上四味,以水八升,煮取三升,温服一升,日三服。

【功用】

通阳开结,泄满降逆。

周雪林经方心悟

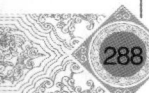

288

【方解】

方中栝蒌宽胸除痰,桂枝、薤白通阳宣痹,枳实消痞除满,厚朴宽中下气。诸药同用,则痞结之气可开,痰浊之邪可去,阳气得以恢复,此即尤怡所谓"去邪之实,即以安正"之法。

【临证运用】

枳实薤白桂枝汤加葶苈子、茯苓、半夏、椒目可用治渗出性胸膜炎属饮停为患者。人参汤是治疗脾胃虚寒、心阳虚衰的主方之一,临床凡阳虚证以心脾证候为主者,都可用本方治之。

【临证心悟】

本条仍反映仲景同病异治的思想,同为胸痹,偏于实的用枳实薤白桂枝汤,偏于虚的用人参汤。

茯苓杏仁甘草汤方、橘枳姜汤方

【原文】

胸痹,胸中气塞,短气,茯苓杏仁甘草汤主之;橘枳姜汤亦主之。(《胸痹心痛短气病脉证并治第九·六》)

【方药】

1. 茯苓杏仁甘草汤方

茯苓_{三两}　杏仁_{五十个}　甘草_{一两}

上三味,以水一斗,煮取五升,温服一升,日三服。不差,更服。

2. 橘枳姜汤方

橘皮_{一斤}　枳实_{三两}　生姜_{半斤}

上三味,以水五升,煮取二升,分温再服。

【功用】

茯苓杏仁甘草汤:宣肺利水。

橘枳姜汤:行气散结。

【方解】

茯苓杏仁甘草汤方中茯苓淡渗利水,杏仁宣肺利气,甘草和中扶正,三药相合,俾饮去气顺,则短气、气塞等症可除。橘枳姜汤方中以橘皮为君,行肺易之气而宣通气机;臣以枳实,行气除满而利五脏;佐以生姜,散结气而降逆化饮。三者相合,行气开郁,和胃化饮,使气行痹散,而胸脘气塞之症自除。

【临证心悟】

病同证异则当同病异治。本条胸痹均伴有胸闷短气,但证候却有偏于饮阻和偏于气滞之不同,故偏于饮阻的用茯苓杏仁甘草汤,偏于气滞的则用橘枳姜汤。

薏苡附子散方

【原文】

胸痹缓急者,薏苡附子散主之。(《胸痹心痛短气病脉证并治第九·七》)

【方药】

薏苡仁_{十五两}   大附子_{十枚(炮)}
上二味,杵为散,服方寸匕,日三服。

【功用】

散寒除湿,通阳止痛。

【方解】

方中炮附子温阳散寒,通阳止痛,薏苡仁除湿宣痹,缓解拘挛,二药相合为散,则攻专力宏,取效迅捷,旨在缓解胸痹急迫之势。

【临证运用】

目前有用薏苡附子散或改为汤剂适当加味治疗心绞痛取得疗效者;也有用薏苡附子散合芍药甘草汤加味,重用薏苡仁 60~90 g,治疗坐骨神经痛者。

【临证心悟】

治病当虚实缓急分别而治。仲景论胸痹虽为"阳微阴弦",但对其治疗则进一步区别阳微、阴弦的偏重,孰缓孰急。如胸痹偏于痰实的用栝楼薤白半夏汤,偏于阳气虚的用人参汤。胸痹证情轻缓,偏于气滞的橘枳姜汤;证情急重,属于寒凝阳气痹阻的用薏苡附子散。

乌头赤石脂丸方

【原文】

心痛彻背，背痛彻心，乌头赤石脂丸主之。(《胸痹心痛短气病脉证并治第九·九》)

【方药】

蜀椒_{一两，一法二分}　乌头_{一分(炮)}　附子_{半两(炮，一法一分}　干姜_{一两，一法一分}
赤石脂_{一两，一法二分}

上五味，末之，蜜丸如桐子大，先食服一丸，日三服。不知，稍加服。

【功用】

温阳散寒，峻逐阴邪。

【方解】

本方以乌头、附子、川椒、干姜一派大辛大热之品，峻逐阴寒而定痛，乌头附子同用者，因乌头长于起沉寒痼冷，温经去风；附子则长于治在脏寒湿，使之温化。由于阴寒邪气侵袭心背内外脏腑经络，故同用之以振奋衰微之阳气，驱散寒邪。再复佐赤石脂入心，以固涩而收阳气，恐过于大散大开。

【临证运用】

乌头赤石脂丸为古人治疗"真心痛"的救急药。目前可辨证采用本方治疗冠心病心绞痛，救治心肌梗死先兆以及沉寒痼冷性脘腹痛等。

【临证心悟】

(1)本条心痛重证的辨证要点是心痛彻背，背痛彻心。

(2)治疗心痛与胸痹一样应分别证情轻重而治，轻者用桂枝生姜枳实汤，重者用乌头赤石脂丸。

(3)治疗痛证，包括关节炎、胸痛、腹痛，尤其是疼痛重证，仲景喜用附子或乌头，或两者并用。这是仲景用药的特点之一。

腹满寒疝宿食病方

厚朴七物汤方

【原文】

病腹满,发热十日,脉浮而数,饮食如故,厚朴七物汤主之。(《腹满寒疝宿食病脉证治第十·九》)

【方药】

厚朴_{半斤}　甘草、大黄_{各三两}　大枣_{十枚}　枳实_{五枚}　桂枝_{二两}　生姜_{五两}

上七味,以水一斗,煮取四升,温服八合,日三服,呕者加半夏五合,下利去大黄,寒多者加生姜至半斤。

【功用】

行气除满,泻热去积,疏散表邪。

【方解】

方中桂枝汤调和营卫而解太阳未尽之表邪,因其邪壅气滞腹满而不痛,故去酸收之芍药,合厚朴三物汤,以厚朴、枳实、大黄三味泻热行气,消胀除满,共奏疏表散邪、泻热除满、表里双解之功。

【临证运用】

厚朴七物汤常用于治疗寒实内结与寒热错杂性腹满,前者倍桂枝,后者或加黄芩,同时还用于治疗表里同病的胃肠型感冒、急性肠炎、痢疾初起、肠梗阻等疾病。

【临证心悟】

(1)表里同病时当根据其证候的不同分别确定其不同的治法。一为表重里轻者,先解表后治里;二为表轻里重者,先救里后解表;三为表里并重者,表里同治,本条便是据此立法,盖因仅解表则里实增剧,仅攻里则表邪不解反增里实,唯有表里双解,才不至于顾此失彼。

(2)据证论治,随症化裁是张仲景治病灵活性的具体体现。本条厚朴七

物汤下提出呕加半夏,下利去大黄,寒多重用生姜就是根据证情的变化所作出的灵活加减。

附子粳米汤方

【原文】

腹中寒气,雷鸣切痛,胸胁逆满,呕吐,附子粳米汤主之。(《腹满寒疝宿食病脉证治第十·十》)

【方药】

附子一枚(炮) 半夏半升 甘草一两 大枣十枚 粳米半升

上五味,以水八升,煮米熟,汤成,去滓,温服一升,日三服。

【功用】

散寒降逆,温中止痛。

【方解】

方中附子温阳散寒,摄水止痛,半夏化饮降逆止呕,粳米、甘草、大枣缓中补虚;如胃寒盛者加川椒、干姜。

【临证运用】

附子粳米汤常用于治疗霍乱四逆、胃寒反胃以及属中焦虚寒停饮的胃痉挛、消化性溃疡等疾病,寒盛痛甚者加干姜、肉桂等,呕甚者加吴茱萸、竹茹等,夹食滞者加神曲、内金等。

【临证心悟】

(1)附子粳米汤证的主症是腹中冷痛、呕吐、肠鸣辘辘、苔白滑、脉沉迟等。

(2)附子大辛大热,粳米、甘草、大枣补中缓急,两者相合既能温中散寒、止痛缓急,又能防止附子辛热太过。这是仲景药物配伍特点之一。

厚朴三物汤方

【原文】

痛而闭者,厚朴三物汤主之。(《腹满寒疝宿食病脉证治第十·十一》)

【方药】

厚朴_{八两}　大黄_{四两}　枳实_{五枚}

上三味,以水一斗二升,先煮二味,取五升,内大黄,煮取三升,温服一升,以利为度。

【功用】

行气除满。

【方解】

厚朴、枳实行气消胀除满,大黄涤热泻实。因其闭以中上为主,故重用厚朴以行中下焦气机,方不减大黄者,行气必先通便,便通则肠胃畅,而腑脏之气通,通则不痛也。

【临证运用】

厚朴三物汤主要用于治疗以脐腹痞满胀痛、便秘为主要表现的病症,如十二指肠雍积症、急性肠炎、不完全性肠梗阻等,一般都需随证加味,才能获取较好疗效。

【临证心悟】

(1)临证凡遇腹满之证,首先应辨其寒热虚实,其次应辨其有无兼证,一旦确定为里热实证,犹需据其疼痛与腹胀的程度及矢气之有无、黄苔之润燥等,判断其证胀与积的孰重孰轻,然后决定治法方药。若属胀重于积者,治用厚朴三物汤;反之,则投以小承气汤乃至大承气汤。

(2)临证治病应根据用药后的反应决定疗程的长短。本条方后"以利为度",旨在说明攻下之后,腑气得通,中病即止。

🌀 大建中汤方

【原文】

心胸中大寒痛,呕不能饮食,腹中寒,上冲皮起,出见有头足,上下痛而不可触近,大建中汤主之。(《腹满寒疝宿食病脉证治第十·十四》)

【方药】

蜀椒_{二合(去汗)}　　干姜_{四两}　人参_{二两}

上三味,以水四升,煮取二升,去滓,内胶饴一升,微火煎取一升半,分温再服,如一炊顷,可饮粥二升,后更服,当一日食糜,温覆之。

【功用】

温中补虚,降逆止痛。

【方解】

方中蜀椒性大辛大热,温中散寒,下气止痛,且有驱蛔杀虫之功;干姜性亦大辛大热,温中散寒,和胃止呕;人参性甘温,益脾胃补元气,扶正祛邪;饴糖建中补虚,缓急止痛,并能缓椒、姜之烈性。四味相伍,温中补虚,降逆止痛,本方辛热温补,峻逐阴寒邪气,温建中脏,故名"大建中汤"。

【临证运用】

大建中汤常被用于治疗虚寒性吐利、疝瘕以及慢性胃炎、胃痉挛、消化性溃疡、内脏下垂等病症。

【临证心悟】

四诊合参,透过现象看本质,是保证辨证准确的基本方法。本条腹满痛"不可触近""呕不能饮食",看似实证,实为脾胃阳虚、阴寒内盛之重证。故据大建中汤推论其腹痛点不固定,其满时减,且兼手足逆冷,苔薄白,脉沉伏等。

大黄附子汤方

【原文】

胁下偏痛,发热,其脉紧弦,此寒也,以温药下之,宜大黄附子汤。(《腹满寒疝宿食病脉证治第十·十五》)

【方药】

大黄三两　　附子三枚(炮)　　细辛二两

上三味,以水五升,煮取二升,分温三服;若强人,煮取二升半,分温三服。服后如人行四五里,进一服。

【功用】

温经散寒,通便止痛。

【方解】

方中附子辛热温通,祛脏腑之沉寒,细辛善于散寒止痛,二药辛热散寒,止痛之力较强;大黄与附子、细辛之辛热同用,制其寒凉之性而存其走泄通便作用,以泻内结之寒实。如果腹痛甚,喜温,加桂枝、白芍以和营止痛,腹胀满甚,加厚朴、木香以行气导滞;体虚或积滞较轻,可用制大黄,以减缓泻下之力;如体虚较甚,还可加党参、当归益气养血。

【临证运用】

大黄附子汤常被用于治疗寒疝胸腹绞痛、脐痛拘挛急迫等证,以及属于寒实内结性慢性痢疾、慢性肾功能不全、肠梗阻等疾病。

【临证心悟】

(1)临床应重视药物配伍。一方之中是寒温并用,还是寒温单用,应据证情而定。大黄附子汤中细辛与附子同用,温阳散寒;合大黄治寒实积聚于里,属温阳通便法。若细辛、附子配麻黄则为麻黄附子细辛汤,属温经解表法。可见善于药物配伍灵活用治各种病症是张仲景用药的特色之一。

(2)腹满证有寒热虚实之不同,且病因、病位复杂,仲景为此举例论及实证有偏胀偏积兼表之别,虚证有在脾在肾兼饮之异,虚实夹杂证则有寒实、虚热之分,并先后提出厚朴七物汤、附子粳米汤、厚朴三物汤、大柴胡汤、大承气汤、大建中汤、大黄附子汤、赤丸八方证,看似杂乱无序,实寓对比、鉴别之意。示人只有掌握了辨证论治的方法,才能做到胸有成竹,左右逢源。

赤丸方

【原文】

寒气厥逆,赤丸主之。(《腹满寒疝宿食病脉证治第十·十六》)

【方药】

茯苓_{四两}　半夏_{四两(洗),一方用桂}　　乌头_{二两(炮)}　细辛_{一两(《千金》作人参)}

上四味,末之,内真朱为色,炼蜜丸,如麻子大,先食酒饮下三丸,日再夜一服;不知,稍增之,以知为度。

【功用】

散寒止痛,化饮降逆。

【方解】

方中乌头、细辛温脾肾,散阴寒,除痼冷,止疼痛,通行十二经脉,能达阳于四肢百骸;茯苓、半夏化饮邪健脾气,以复中焦升降之机;朱砂重镇安神,宁心定悸,能降逆气,《别录》载"除中恶腹痛"。仲景名之曰"赤丸",正为朱砂之色,可见此药在方中的重要作用。

【临证运用】

赤丸常应用于治疗因寒饮上逆所致寒疝、腹痛、心下悸、哮喘,因寒痰蒙窍所致癫痫,以痛痹为主的风湿性关节炎以及胃积水等病症。

【临证心悟】

(1)重证宜峻剂。凡具腹痛甚而肢厥,苔薄白,脉沉细而迟者,为腹中沉寒痼冷夹水饮上逆之重证,宜用大辛大热的赤丸救治。

(2)猛药应缓用。赤丸并用乌头、细辛、半夏、朱砂四味有毒药物,其中乌头与半夏又属反药,故在分别采用不同炮制方法缓解其毒性的基础上,炼蜜为丸,小剂量连续服用,以求缓图,同时强调以知为度,中病即止,防过用伤正,欲速不达。

❧ 大乌头煎方

【原文】

腹痛,脉弦而紧,弦则卫气不行,即恶寒,紧则不欲食,邪正相搏,即为寒疝。绕脐痛,若发则白汗出,手足厥冷,其脉沉紧者,大乌头煎主之。(《腹满寒疝宿食病脉证治第十·十七》)

【方药】

乌头 大者五枚(熬,去皮,不咬咀)

上以水三升,煮取一升,去滓,内蜜二升,煎令水气尽,取二升,强人服七合,弱人服五合。不差,明日更服,不可一日再服。

【功用】

峻逐阴寒,复阳止痛。

【方解】

乌头大辛大热,峻逐阴寒,峻补元阳,驱散寒结而止疼痛,因其峻烈有毒,故伍以甘平滋润的蜂蜜,既制约乌头之毒性,又能缓和延长药效,且有阴阳相配之义,达到复阳散阴而不伤正的目的。

【临证运用】

大乌头煎为辛热峻剂,可用来治疗隶属内寒重的胃肠神经症、胃肠痉挛、痛痹等病症。

【临证心悟】

(1)阴寒痼结寒疝的主症是阵发性绕脐剧痛。寒疝脉象不一,轻者微弦,重者弦紧,危者沉紧。本条系论重证转危的证治,多伴面白唇青、汗出肢冷等。

(2)用峻猛剂应注意兼顾体质,防止毒副作用。大乌头煎破积散寒止痛,性热力峻,故服药量应根据体质以及服药后的反应决定,避免其毒副作用。

当归生姜羊肉汤方

【原文】

寒疝腹中痛,及胁痛里急者,当归生姜羊肉汤主之。(《腹满寒疝宿食病脉证治第十·十八》)

【方药】

当归三两　生姜五两　羊肉一斤

上三味,以水八升,煮取三升,温服七合,日三服。若寒多者,加生姜成一斤;痛多而呕者,加橘皮二两,白术一两。加生姜者,亦加水五升,煮取三升二合,服之。

【功用】

养血散寒。

【方解】

本方以羊肉为君,甘温而益气补血、温中缓下,为血肉有情之物,得当归养血活血,生姜辛温气香,温中散寒,醒脾调味,可除羊肉之腥膻,诸味相伍,正所谓《黄帝内经》的"形不足者,温之以气,精不足者,补之以味"之形精兼顾治则的具体体现。

【临证运用】

当归生姜羊肉汤多用作食疗强身,尤其是产后及失血后的调养。对血虚内寒性产褥热、产后恶露不尽、肌衄、久泻以及低血压性眩晕、十二指肠球部溃疡等,使用时应酌情加味。

【临证心悟】

(1)辨寒疝有阳虚、血亏之异。寒疝多因里寒内盛而发,然里寒既可源于阳虚,又可缘由血亏而及气耗,其鉴别除应询及有无急慢性失血之病史外,主要取决于脉症,即因于阳虚阴盛者,病危重,多表现为绕脐剧痛、唇青肢厥、出冷汗等;因于血亏气耗者,病轻缓,多表现为腹胁引痛、筋脉拘急等。

(2)治寒疝有逐寒、温经之别。寒疝多治从温里,然因于阴寒内盛者,治当力起沉寒,方用峻猛之剂大乌头煎为主;因于血虚内寒者治从温经散寒,方用平和之剂当归生姜羊肉汤为主。

(3)临床治病应充分发挥医食同源的作用。医食同源,生活中的谷肉果菜对治疗疾病都有一定的辅助作用。张仲景当归生姜羊肉汤治疗血虚寒疝为临床做了示范。

乌头桂枝汤方

【原文】

寒疝腹中痛,逆冷,手足不仁,若身疼痛,灸刺诸药不能治,抵当乌头桂枝汤主之。(《腹满寒疝宿食病脉证治第十·十九》)

【方药】

1.乌头桂枝汤方

乌头

上一味,以蜜二斤,煎减半,去滓。以桂枝汤五合解之,得一升后,初服二合;不知,即服三合,又不知,复加至五合。其知者,如醉状,得吐者,为中病。

2.桂枝汤方

桂枝三两(去皮)　芍药三两　甘草二两(炙)　生姜三两　大枣十二枚

上五味,判,以水七升,微火煮取三升,去滓。

【功用】

驱寒止痛,散寒解表。

【方解】

大乌头煎峻逐阴邪,温里散寒止痛,桂枝汤调和营卫,祛风散寒,解表邪,止身痛,取两方煎液兑服,温里解表,并行不悖,徐忠可认为此"所谓七分治里,三分治表也"。

【临证运用】

乌头桂枝汤常用于治疗痛风、风湿性关节炎与类风湿关节炎、坐骨神经痛等辨证属于风寒湿邪外侵且以寒邪为甚者。其中以上肢痛为主者,加羌活、白芷、威灵仙、姜黄、川芎等;以下肢关节痛为主者,加独活、牛膝、防己、萆薢等;以腰腿痛为主者,加杜仲、桑寄生、狗脊、续断、淫羊藿、巴戟天等;血瘀甚者,加穿山甲(鳖甲代)、五灵脂等。此外,还常用其加味方治疗腹股沟斜疝,其中痛引睾丸、少腹者,加橘核、荔枝核、小茴香等;腹中攻痛不解者,加吴茱萸、川椒、乌药等。有人还用本方合人参养营汤治疗血栓闭塞性脉管炎,属寒凝血滞、经脉壅塞之证,多获良效。

【临证心悟】

(1)本条寒疝表里同病的辨证关键是腹痛、逆冷、身疼痛。其中"身疼痛",即示其证兼外感表寒,这是仲景述证惯用笔法的一大特点。

(2)乌头用量应据痛证的轻重缓急而定。查仲景用乌头的方剂有大乌头煎、乌头桂枝汤、乌头汤、赤丸、乌头赤石脂丸5首,乌头的用量则以主治寒疝与寒湿历节的前3方为最大,均用5枚,以求力猛而速止剧痛;以主治寒饮腹痛的第4方为中等,用2两,主要赖细辛相协而止痛;以主治心痛重证的第5方为最小,用1分,与大辛大热的附子、蜀椒、干姜相伍共同发挥止痛作用,可见仲景所用乌头的剂量系据疼痛的轻重缓急而加以灵活变化的。

(3)乌头桂枝汤煎服方法与服后观察的要点。从其方后注可知要点有四:一是乌头必须蜜煎,以减其毒性,并延长药效;二是大乌头煎与桂枝汤不宜同煎,应以先行煎得的桂枝汤药汁溶解大乌头煎所熬浸膏,以避免两方共煎造成的不利因素;三是服用当小剂量递增,不知者可渐增用量,以知为度;四是强调服药后所见,如醉、呕吐,表现为中病"瞑眩"反应,提示沉寒痼冷已温散,阳气能伸展,但又绝对不可再服,否则必致中毒。一旦出现唇舌或肢体麻木,甚或昏眩、吐泻乃至呼吸、心搏加快,期前收缩,神志昏迷等症时,务必按中毒反应积极抢救。

五脏风寒积聚病方

旋覆花汤方

【原文】

肝着,其人常欲蹈其胸上,先未苦时,但欲饮热,旋覆花汤主之。(《五脏风寒积聚病脉证并治第十一·七》)

寸口脉弦而大,弦则为减,大则为芤,减则为寒,芤则为虚,寒虚相搏,此名曰革,妇人则半产漏下,旋覆花汤主之。(《妇人杂病脉证并治第二十二·十一》)

【方药】

旋覆花_{三两} 葱_{十四茎} 新绛_{少许}

旋覆花三两 葱十四茎 新绛少许
上三味,以水三升,煮取一升,顿服之。

【功用】

行气活血,通阳散结。

【方解】

旋覆花性温微咸,善通肝经而理气散郁;葱辛温味芳香,可温阳散结,宣浊开痹;新绛以活血化瘀见长,三味相伍,共奏行气活血、通阳散结之效。旋覆花汤之新绛,《本草》未载,有医家认为是绯帛,即将已染成大赤色丝织品的大红帽帏作新绛使用(有谓以茜草汗染或以猩猩血、藏红花汁、苏木染成者),而陶弘景则称绛为茜草,新绛则为新刈之茜草,用治肝着及妇人半产漏下属于有瘀血者,确有实效。以上新绛用法,可供参考。

【临证心悟】

旋覆花汤为治肝着之要方。古代医家运用本方验案甚多,《伤寒六书》用本方治妊娠妇人头目眩痛、壮热心烦,《张氏医通》用本方治崩漏鲜血不止,《临证指南医案》中治沈某久病已入血络之胁肋脘痛案用旋覆花、新绛、青葱管、桃仁、归须、柏子仁。目前临床上常以本方加减治疗肋间神经痛、冠心病、慢性肝胆疾患、慢性胃炎、偏头痛、面瘫等病。

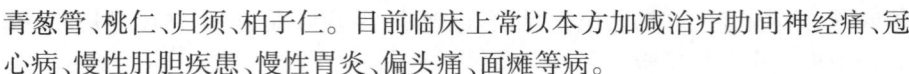 甘草干姜茯苓白术汤方

【原文】

肾著之病,其人身体重,腰中冷,如坐水中,形如水状,反不渴,小便自利,饮食如故,病属下焦,身劳汗出,衣里冷湿,久久得之,腰以下冷痛,腹重如带五千钱,甘姜苓术汤主之。(《五脏风寒积聚病脉证并治第十一·十六》)

【方药】

甘草、白术各二两　　干姜、茯苓各四两
上四味,以水五升,煮取三升,分温三服,腰中即温。

【功用】

温阳散寒,健脾除湿。

【方解】

甘姜苓术汤中干姜辛温,能"去脏腑沉寒痼冷,发诸经之寒气";茯苓甘淡渗湿而暖腰膝,专导水湿下走;重用干姜、茯苓,具温通阳气、散寒除湿之功;助以白术之苦温,健脾燥湿而利腰脐之气;再和以炙甘草益其脾气,脾气健运则湿邪易除,诸药配用,能使脾肾阳气充足而寒湿得去,肾著可愈。

【临证运用】

本方除用治肾着外,临床上常以本方加独活、桂枝、桑寄生、威灵仙等治疗寒湿痹证。也有用本方加党参、淮山药等治疗脾肾阳虚的慢性腹泻。

【临证心悟】

(1)肾着的主症是腰及腰下冷痛、身体沉重、口不渴等。
(2)治疗肾着病的要领是在应用健脾化湿药物的基础上,应加用散寒化湿的干姜,故甘姜苓术汤中干姜、茯苓、白术相互间的配伍是其关键。

周雪林经方心悟

痰饮咳嗽病方

甘遂半夏汤方

【原文】

病者脉伏,其人欲自利,利反快,虽利,心下续坚满,此为留饮欲去故也,甘遂半夏汤主之。(《痰饮咳嗽病脉证并治第十二·十八》)

【方药】

甘遂_{大者三枚}　半夏_{十二枚(以水一升,煮取半升,去滓)}　芍药_{五枚}　甘草_{(如指大)一枚(炙)}

上四味,以水二升,煮取半升,去滓,以蜜半升,和药汁煎取八合,顿服之。

【功用】

攻逐水饮。

【方解】

方中甘遂攻逐水饮,半夏散结除痰,芍药、甘草、白蜜酸收甘缓以安中。但甘草与甘遂相反而同用者,取其相反相成,俾激发留饮得以尽去。

【临证运用】

本方目前多用于结核性胸膜炎、风湿性肋膜炎、胸腔积液、心包积液,见痰饮咳喘、呼吸困难、胸部痞满者;对留饮胃痛、腹壁脂肪增多症亦有效。服药后可见大便泻下黏腻如鱼冻样物。

【临证心悟】

(1)因势利导是张仲景治病特点之一。本条留饮欲去,采用甘遂半夏汤攻逐去饮就是因势利导法的具体应用。

(2)临床应注意药物煎服方法。本条上4味煎后加蜜合煎,意在缓和药性,减其毒性。方后曰八合顿服,虽力宏效速,有直捣顽邪老巢以尽除留饮的作用,但本方毕竟为攻逐之剂,因此"顿服"也寓中病即止,不可久服、过服,以免伤正之深刻含义。

木防己汤方、木防己去石膏加茯苓芒硝汤方

【原文】

膈间支饮,其人喘满,心下痞坚,面色黧黑,其脉沉紧,得之数十日,医吐下之不愈,木防己汤主之。虚者即愈,实者三日复发,复与不愈者,宜木防己汤去石膏加茯苓芒硝汤主之。(《痰饮咳嗽病脉证并治第十二·二十四》)

【方药】

1. 木防己汤方

木防己_{三两} 石膏_{十二枚(如鸡子大)} 桂枝_{二两} 人参_{四两}

上四味,以水六升,煮取二升,分温再服。

2. 木防己去石膏加茯苓芒硝汤方

木防己、桂枝_{各二两} 人参、茯苓_{各四两} 芒硝_{三合}

上五味,以水六升,煮取二升,去滓,内芒硝,再微煎,分温再服,微利则愈。

【功用】

1. 木防己汤 消痞散结,温阳行水。

2. 木防己去石膏加茯苓芒硝汤 通阳散结,利水逐饮。

【方解】

方中防己、桂枝一苦一辛,行水饮而散结气,可使心下痞坚消散;石膏辛凉以清郁热,其性沉降,可以镇饮邪之上逆;人参扶正补虚,因病经数十日,又经医吐下之,故应邪正兼顾,服药之后,能得痞坚虚软,这是水去气行,结聚已散,病即可愈;若仍痞坚结实,是水停气阻,病情仍多反复,再用此方,不能胜任,应于原方中去石膏之辛凉,加茯苓以导水下行,芒硝以软坚破结,方能更合病情。

【临证运用】

本方常用于痹证、胸腔积液、渗出性胸膜炎、渗出性心包炎及慢性支气管炎、肺源性心脏病等。加减法有:体虚者,重用党参25~30 g;寒邪内盛,痰饮甚者,重用桂枝10~15 g,轻用石膏5 g;热邪内炽者,重用石膏30 g以上;湿邪内盛或痹肿严重者,可重用防己。

周雪林经方心悟

【临证心悟】

（1）本条支饮的主症有气喘胸满、心下痞坚、面色黧黑、小便不利、脉沉紧。

（2）方随证变是仲景重要的论治思想。本条所言"实者三日复发，复与不愈者"，说明证候已发生变化，治疗也应随之改变，故用木防己汤去石膏加茯苓芒硝汤主之。

泽泻汤

【原文】

心下有支饮，其人苦冒眩，泽泻汤主之。（《痰饮咳嗽病脉证并治第十二·二十五》）

【方药】

泽泻_{五两}　白术_{二两}

上二味，以水二升，煮取一升，分温再服。

【功用】

补脾利水，温中化湿。

【方解】

方中重用泽泻利水渗湿祛饮，以导浊阴下行；白术健脾燥湿，意在培土以绝饮停之源，二药合用，使水饮下走，新饮不生，则清阳上达，眩冒自愈。

【临证运用】

本方广泛用于美尼埃病、突发性耳聋、慢性支气管炎等病。有报道用泽泻汤加减治疗中耳积液者，因"泽泻能使清气上升，除头目诸疾"，配茯苓以减轻迷路水肿，石菖蒲通九窍，对耳部闷胀不适、耳鸣、听力下降者效佳。痰热者加黄芩、龙胆草；气虚者加党参、炙黄芪；阴虚者加生地黄、石斛、麦冬；外感风寒者加辛夷花、防风、苍耳子；外感风热者加桑叶、菊花。目前临床常用本方加山楂、丹参等治疗高脂血症。

【临证心悟】

（1）同为目眩，由于原因不同，目眩的程度也会有差别，临证应仔细区别。本条冒眩与苓桂术甘汤的目眩，产生的机制同中有异。苓桂术甘汤的病因是"心下有痰饮",饮邪弥漫于胸,溢淫于胁,故以胸胁支满为主症。目眩是饮邪中阻,清阳不能上达所致。泽泻汤的病因是"心下有支饮",支者,逆而向上也。"冒眩"的形成,既与饮阻清阳、不能上达有关,也与浊阴冒逆、蒙蔽清阳有联系。故仲景用一"冒"字阐明致眩的机制,用一"苦"字形容眩的程度。

（2）泽泻汤中泽泻与白术用量比例为5：2,体现了仲景利水除饮为主、健脾制水为辅的论治思路。

🌀 厚朴大黄汤方

【原文】

支饮胸满者,厚朴大黄汤主之。（《痰饮咳嗽病脉证并治第十二·二十六》）

【方药】

厚朴一尺　　大黄六两　　枳实四枚
上三味,以水五升,煮取二升,分温再服。

【功用】

涤热逐饮,下气宽中。

【方解】

方中厚朴下气除满涤饮为主药,大黄荡热行滞,以开邪去之路为辅药,枳实破结导滞消饮为佐药,三药合用,使饮热下走,结开气行,则胸满可愈。

【临证运用】

本方用于治疗支饮兼胸满者,常与化痰止咳方药合用;用于治疗实热脘痛时,可与消导药物同用;用于治疗渗出性胸膜炎时,可与柴胡陷胸汤同用。

【临证心悟】

本条支饮,据方测证,当有胸腹胀满、气急、大便秘结等症。

🌀 小半夏汤方

【原文】

呕家本渴,渴者为欲解,今反不渴,心下有支饮故也,小半夏汤主之。

（《痰饮咳嗽病脉证并治第十二·二十八》）

黄疸病，小便色不变，欲自利，腹满而喘，不可除热，热除必哕。哕者，小半夏汤主之。（《黄疸病脉证并治第十五·二十》）

诸呕吐，谷不得下者，小半夏汤主之。（《呕吐哕下利病脉证治第十七·十二》）

【方药】

半夏一升　生姜半斤

上二味，以水七升，煮取一升半，分温再服。

【功用】

豁痰降气，安胃止呕。

【方解】

方中半夏温燥蠲饮，生姜辛散开结，二药又皆能降逆止呕，合而用之，使饮去结开，胃气和降，则呕自止，原方"用水七升，煮取一升半"，意在久煎浓煎，既可减轻半夏的毒性，又能加强二药蠲饮降逆的作用。

【临证心悟】

小半夏汤被后世誉为治呕之祖方，临床上凡梅尼埃病、贲门痉挛、溃疡形成之幽门梗阻、胃扭转、胃癌、胃炎、胰腺炎、胆囊炎、尿毒症等病，或因放射治疗、化学治疗引起的呕吐，以及神经性呕吐，符合本方证者均可以小半夏汤为主随症加味。

己椒苈黄丸方

【原文】

腹满，口舌干燥，此肠间有水气，己椒苈黄丸主之。（《痰饮咳嗽病脉证并治第十二·二十九》）

【方药】

防己　椒目　葶苈（熬）　大黄各一两

上四味，末之，蜜丸如梧子大，先食饮服一丸，日三服，稍增，口中有津液。渴者加芒硝半两。

【功用】

利水消饮,泻热通便。

【方解】

方中防己、椒目、葶苈子辛宣苦泄,利水消饮从小便而去,大黄荡热通腑,逐饮从大便而出,诸药同用,使饮邪前后分消,肠中气机宣畅,则病症可愈。

【临证心悟】

本方证尚可兼见大便秘结、小便不利、浮肿、脉沉弦有力等症。病人服药后可泻出痰涎,并有舒适感。本方对肺源性心脏病、心包炎、胸膜炎、咳喘、肝硬化腹水、急性肾衰竭、幽门梗阻等属饮邪内结,痰热壅滞的实证,均有一定疗效。但脾虚饮停者不宜。

小半夏加茯苓汤方

【原文】

卒呕吐,心下痞,膈间有水,眩悸者,小半夏加茯苓汤主之。(《痰饮咳嗽病脉证并治第十二·三十》)

【方药】

半夏一升　生姜半斤　茯苓三两,一法四两
上三味,以水七升,煮取一升五合,分温再服。

【功用】

蠲饮降气,和胃止呕,温中利水。

【方解】

方中用温燥的半夏温化寒饮,降逆和胃,以辛温的生姜宣阳化饮,和胃止呕,再用甘淡的茯苓利水消饮,宁心安神,三药相协,使寒饮得祛,气机调和,则诸症自愈,本方与小半夏汤皆可治饮病呕吐,但本方证还兼见心下痞、眩悸,又多一味茯苓,可见本证较小半夏汤证病情为重,其蠲饮之力胜于小半夏汤。

【临证心悟】

同为呕吐,但病位不一,病机不同,治疗也有区别。本方与小半夏汤均治因饮邪导致的呕吐。但小半夏汤证为饮停心下,饮阻气逆致呕。本方证为饮停膈间,外邪偶触,胃气上逆致呕。一个"卒"字,表示病发突然,病势偏急,呕吐较剧,并有痞、眩、悸之症,用药又增导水下利之茯苓,由此可知,本方主治病症重于小半夏汤病症,本方蠲饮降逆之力胜于小半夏汤。

桂苓五味甘草汤方

【原文】

青龙汤下已,多唾口燥,寸脉沉,尺脉微,手足厥逆,气从小腹上冲胸咽,手足痹,其面翕热如醉状,因复下流阴股,小便难,时复冒者,与茯苓桂枝五味甘草汤,治其气冲。(《痰饮咳嗽病脉证并治第十二·三十六》)

【方药】

茯苓四两　桂枝四两(去皮)　甘草三两(炙)　五味子半升

上四味,以水八升,煮取三升,去滓,分温三服。

【功用】

温阳化饮,止冲降逆。

【方解】

方中桂枝平冲降逆,茯苓甘淡渗利,导饮下行,五味子味酸能敛气归元,炙甘草味甘,与桂枝相协,辛甘化阳,以助益阳气。诸药合用,使冲气下潜,阳气得助,则标急可缓。

【临证运用】

凡因气机逆乱所致的冲气、气厥、慢性支气管炎、低血压等病症,均可用本方加减治疗。后世治冲气夹肾中虚阳上逆喘急者,用四磨汤调纳逆气,亦本"桂苓五味甘草汤意"。

【临证心悟】

临床辨证只有注意辨别证候间细微差异,并对治疗方药作适当的调整,才能提高治疗的效果。本方证与苓桂甘枣汤证均有汗后伤阳,饮邪上逆的病机和气逆上冲,小便不利的症状,故均用茯苓、桂枝、甘草通阳化饮,平冲利尿。但前者属支饮变证,以敛气平冲,降逆缓急为主,故用五味子敛气归元;而后者乃欲作奔豚之证,治以补土泄水为主,故另用大枣崇土制水。二方仅一味之差,但功效主治不同,这充分体现了方药配伍的灵活性和重要性。

苓甘五味姜辛汤方

【原文】

冲气即低,而反更咳,胸满者,用桂苓五味甘草汤,去桂加干姜、细辛,以治其咳满。(《痰饮咳嗽病脉证并治第十二·三十七》)

【方药】

茯苓_{四两}　甘草、干姜、细辛_{各三两}　五味子_{半升}

上五味,以水八升,煮取三升,去滓,温服半升,日三服。

【功用】

止咳化痰,温肺散寒。

【方解】

因本证冲气已平,故于桂苓五味甘草汤中去掉平冲降逆的桂枝,加以功擅温肺散寒、化饮止咳的干姜、细辛,仍用茯苓渗利,以祛邪下出,并取酸收的五味子与辛开的干姜、细辛相伍,一开一合,有利于肺气的宣降。甘草与茯苓为伍,又可培土制饮。诸药同用,使寒饮得调,胸阳舒展,肺气宣降复常,则咳、满可除。

【临证运用】

本方可用于治疗慢性支气管炎、肺气肿等因痰湿、寒饮所致的迁延性咳喘之证。若咽痒甚,畏风鼻塞者可加苏叶、防风、杏仁;呛咳面红便秘者加大黄、石膏;有肺结核病史者,可加百部、紫菀等。

【临证心悟】

(1)药随证转反映了辨证施治的灵活性。本条因冲气已平则去桂枝,因寒饮复动则加干姜、细辛,一加一减,体现了"知犯何逆,随证治之"的治疗思想,正如唐宗海《金匮要略浅注补正》中所论仲景用药之法,"全凭乎证,添一证则添一药,易一证亦易一药"。

(2)方药配伍中的相反相成是张仲景用药的一大特色。苓甘五味姜辛汤中干姜、细辛温散以化寒饮,五味子酸收以敛气止咳。两者相伍,散寒蠲饮而无温燥之弊。

桂苓五味甘草去桂加姜辛夏汤方

【原文】

咳满即止,而更复渴,冲气复发者,以细辛、干姜为热药也。服之当遂渴,而渴反止者,为支饮也。支饮者,法当冒,冒者必呕,呕者复内半夏,以去其水。(《痰饮咳嗽病脉证并治第十二·三十八》)

【方药】

茯苓_{四两}　甘草、细辛、干姜_{各二两}　五味子、半夏_{各半升}

上六味,以水八升,煮取三升,去滓,温服半升,日三服。

【功用】

止咳化痰,温肺化饮。

【方解】

因本证冲气已平,故于桂苓五味甘草汤中去掉平冲降逆的桂枝,加以功擅温肺散寒、化饮止咳的干姜、细辛,仍用茯苓渗利,以祛邪下出,并取酸收的五味子与辛开的干姜、细辛相伍,一开一合,有利于肺气的宣降。甘草与茯苓为伍,又可培土制饮。诸药同用,使寒饮得调,胸阳舒展,肺气宣降复常,则咳、满可除。

【临证运用】

本方临床上常用于痰饮咳嗽、寒饮气喘、肺源性心脏病合并心力衰竭后属阳衰饮停、气滞血瘀者。

【临证心悟】

抓主症进行鉴别诊断是张仲景辨治特点之一,本条以渴与不渴区别支饮和冲气是其具体体现。

苓甘五味加姜辛半夏杏仁汤方

【原文】

水去呕止,其人形肿者,加杏仁主之。其证应内麻黄,以其人遂痹,故不内之。若逆而内之者,必厥,所以然者,以其人血虚,麻黄发其阳故也。(《痰

【方药】

茯苓_{四两}　甘草_{三两}　五味_{半升}　干姜_{三两}　细辛_{三两}　半夏_{半升}　杏仁_{半升（去皮尖）}

上七味，以水一斗，煮取三升，去滓，温服半升，日三服。

【功用】

温肺散寒，化痰止咳，温阳行水。

【方解】

本方是在苓甘五味姜辛半夏汤的基础上加杏仁组成的。因本证属寒饮在胸肺，肺卫不利，故除新增一味杏仁宣肺利气外，还将方中干姜、细辛的用量又各增至三两，意在加强本方辛温宣散的力量。诸药合奏温化寒饮、宣利肺气的功效，主治支饮形肿者。

【临证运用】

本篇治痰饮方中用杏仁行气顺气，盖气行则饮动也。叶天士擅用小青龙汤，往往去麻黄，而改杏仁，亦深得仲景本意。本方临床上可用于治疗慢性支气管炎、支气管哮喘、肺气肿、肺源性心脏病、慢性肾炎急性发作、心源性或肝源性腹水、胸膜炎所致之胸腔积液等见有本方证者，用之有效。

【临证心悟】

注意用药的宜忌是提高疗效、防止或减轻药物副作用的。仲景喜用麻黄，如治溢饮的大、小青龙汤中均有麻黄，而本证内有饮邪，外有形肿，为何不用麻黄？因前者无"尺脉微，手足痹"等体虚之征，故用麻黄宣之散之而无忧，而后者有上述体虚之症，误投则耗气伤血，必有厥逆之变，故仲景一再指明"以其人遂痹，故不内之。若逆而内之者，必厥"，旨在告诫医者，不要犯"虚虚"之戒。

苓甘五味加姜辛半杏大黄汤方

【原文】

若面热如醉，此为胃热上冲熏其面，加大黄以利之。（《痰饮咳嗽病脉证并治第十二·四十》）

【方药】

茯苓_{四两}　甘草_{三两}　五味子_{半升}　干姜_{三两}　细辛_{三两}　半夏_{半升}　杏仁_{半升}
大黄_{三两}

上八味,以水一斗,煮取三升,去滓,温服半升,日三服。

【功用】

温肺散寒,止咳化痰,通腑泄热。

【方解】

本方是在苓甘五味姜辛半杏汤的基础上加一味大黄所组成的,仍取前方诸药温化寒饮,宣利肺气,并用大黄苦寒清泄胃热,诸药同用,温而兼清,并行不悖,使寒饮得以温化,胃热能够清泄不行。

【临证运用】

本方在临床上常用于治疗慢性支气管炎、阻塞性肺气肿、肺源性心脏病、癫痫发作等,有较好的疗效。

【临证心悟】

疾病是发展变化的,证候也相应会发生变化,因而使用的药物也应做相应的调整。自"咳逆倚息不得卧,小青龙汤主之"始,至苓甘五味加姜辛半杏大黄汤止,共6条原文可以看作仲景治疗痰饮病一份医案。翔实地记载了张仲景运用小青龙汤治疗支饮"咳逆倚息不得卧"后,对其出现多种变证的处理方法,充分反映了仲景辨证施治、证变法变、药随证转的治疗灵活性。其中论及痰饮有虚寒与夹热的不同,饮逆与冲气有别,戴阳与胃热应该互勘等。随着疾病的发展,只有辨证细致准确,用药妥帖得当,才能取得好的疗效。

消渴小便不利淋病方

栝楼瞿麦丸方

【原文】

小便不利者,有水气,其人若渴,栝楼瞿麦丸主之。(《消渴小便不利淋病脉证并治第十三·十》)

【方药】

栝楼根_{二两} 茯苓 薯蓣_{各三两} 附子_{一枚(炮)} 瞿麦_{一两}

上五味,末之,炼蜜丸梧子大,饮服三丸,日三服;不知,增至七八丸,以小便利,腹中温为知。

【功用】

温阳化水,生津止渴。

【方解】

方中附子补下焦之火,振奋肾气,化气有权,既可通利水道,又可蒸津上承;茯苓、山药补中土以利水;栝楼根清上焦之燥以生津止渴;瞿麦一味专通水道,清其源并治其流。诸药相伍,攻补兼施,阴阳同调,寒热杂投,并行不悖,炼蜜为丸且服用剂、量由小渐大,可见治疗此种寒热虚实错杂之证,不能急于求成,法治之巧,足资后人仿效。

【临证运用】

因阳弱气化不利,水停不行,上喘、中胀、下癃的慢性肾炎、尿毒症、心源性水肿,在本方基础上,加椒目、沉香、车前子、牛膝。本方对脾肾虚寒的产后水肿、石淋及前列腺肥大所致的癃闭、小便不利亦有效。

【临证心悟】

(1)据方测证,栝楼瞿麦丸证在上可见眩晕、烦热、失眠;在下可有畏寒肢冷、腹冷、腰以下肿等症,属上热下寒证。

(2)栝楼瞿麦丸证,栝楼根润燥生津,附子温阳化气,山药健脾,瞿麦、茯苓淡渗利水。温阳不伤津,润燥不碍阳,淡渗不劫阴,温润利并行不悖,是其配伍特点。

蒲灰散方、滑石白鱼散方、茯苓戎盐汤方

【原文】

小便不利,蒲灰散主之,滑石白鱼散、茯苓戎盐汤并主之。(《消渴小便不利淋病脉证并治第十三·十一》)

厥而皮水者,蒲灰散主之。(《水气病脉证并治第十四·二十七》)

【方药】

1.蒲灰散方

蒲灰_{七分}　滑石_{三分}

上二味,杵为散,饮服方寸匕,日三服。

2.滑石白鱼散方

滑石_{二分}　乱发_{二分(烧)}　白鱼_{二分}

上三味,杵为散,饮服方寸匕,日三服。

3.茯苓戎盐汤方

茯苓_{半斤}　白术_{二两}　戎盐_{(弹丸大)一枚}

上三味,先将茯苓、白术煎成,入戎盐,再煎,分温三服。

【功用】

1.蒲灰散　泄热利湿,凉血行瘀。

2.滑石白鱼散　清热利尿,祛瘀止血。

3.茯苓戎盐汤　益肾清热,健脾利湿。

【方解】

1.蒲灰散　蒲灰凉血消瘀,通利小便,滑石清热利湿,对下焦湿热而致血瘀,见小便不利、尿赤涩痛,或见尿血者,此方有较好疗效。

2.滑石白鱼散　滑石清泄湿热,利窍止痛;乱发烧灰即血余炭,消瘀血利小便并止血;白鱼行血消瘀利小便。三味相伍,散瘀止血,清热利湿,适用于下焦湿热兼瘀血之小便不利证。

3.茯苓戎盐汤　方中戎盐即产于青海之大青盐,性味咸寒,疗溺血、吐血、助水脏、益精气;茯苓量重,健脾渗利湿浊,白术补脾燥湿,培土利水。三

味合用益肾清热,健脾利湿,曹颖甫认为"此方为膏淋、血淋阻塞水道通治之方。"

【临证运用】

蒲灰散加味后可治疗慢性肾炎、肾病综合征、热淋、血淋、妇人经闭水肿等病症,治热淋,酌加栀子、车前子;治血淋,宜加生地黄、白茅根;若治妇人经闭水肿者,可加用蒲黄、滑石、牛膝、益母草、泽兰、茯苓、桂枝、桃仁等药。滑石白鱼散治淋偏于阴虚热盛者,若热甚者加大黄、栀子;腹痛者加当归、芍药;茎中疼痛者加琥珀末、三七、甘草梢。茯苓戎盐汤治疗脾肾虚弱,湿重热轻的劳淋或膏淋,若偏气虚宜加党参、黄芪;肾虚加熟地黄、山药;有热加地骨皮、车前子。

【临证心悟】

病同证异则当同病异治,即使证候相同,但有程度差异者,也应异治。本条小便不利,共出三方,就是说明这一问题。三方虽都能治疗小便不利,但其证候有轻重虚实之异,滑石白鱼散和蒲灰散,均能泄热化瘀利窍,但前者重在消瘀止血,后者利湿通尿作用较强,茯苓戎盐汤健脾益肾、渗湿清热,是通中兼补之剂。

水气病方

越婢加术汤方

【原文】

里水者,一身面目黄肿,其脉沉,小便不利,故令病水。假如小便自利,此亡津液,故令渴也。越婢加术汤主之。(《水气病脉证并治第十四·五》)

【方药】

麻黄六两　石膏半斤　生姜三两　大枣十五枚　甘草二两　白术四两

上六味,以水六升,先煮麻黄,去上沫,内诸药,煮取三升,分温三服。恶风加附子一枚,炮。

【功用】

清宣郁热，运中行水。

【方解】

本方药物组成有麻黄、石膏、生姜、甘草、白术、大枣，方中重用麻黄、石膏，二者相伍宣散发泄水气，兼清郁热；麻黄配生姜发散解表，祛除水气；麻黄配甘草能宣畅肌表之气，表气通而小便通利，水气得去；白术补脾燥湿，麻黄配之，能除表里之水气，亦能防麻黄发汗太过之弊。诸药相配，共奏发汗利水、宣泄郁热之功。本方由越婢加术而成，前方主治风水，后者主治风水重证或皮水，即表里水气兼顾。

【临证心悟】

麻黄是仲景治病常用的药物也是治疗水气病主要的药物。因麻黄能上宣肺气，外散皮毛之邪，下利水道，内除脏腑之湿，上下通达，内外相协，则外邪易解，脏腑功能也容易恢复。从本篇用方来看，甘草麻黄汤、杏子汤（麻杏石甘汤或后世的三拗汤）、越婢汤和越婢加术汤均有麻黄，这些方剂一般用在水气病的初期。同时据其石膏的用否，又可了解郁热之有无。另外篇中的麻黄附子汤和桂枝去芍药加麻辛附子汤都反映了仲景灵活应用麻黄的规律，在临床上有相当的价值。

越婢汤方

【原文】

风水恶风，一身悉肿，脉浮不渴，续自汗出，无大热，越婢汤主之。（《水气病脉证并治第十四·二十三》）

【方药】

麻黄六两　石膏半斤　生姜三两　大枣十五枚　甘草二两

上五味，以水六升，先煮麻黄，去上沫，内诸药，煮取三升，分温三服。恶风者加附子一枚炮，风水加术四两（《古今录验》）。

【功用】

发汗散水，清宣郁热。

【方解】

方中以麻黄配生姜宣散水湿,配石膏清肺胃郁热而除口渴,配甘草、大枣以补益中气,若水湿过盛,再加白术健脾除湿,表里同治,以增强消退水肿的作用。恶风者加附子,以汗多阳伤,附子有温经、复阳、止汗之力。

【临证运用】

越婢汤及越婢加术汤多用于急性肾炎所引起的水肿,有较好的疗效,临证时常可加连翘、益母草、生姜皮、茯苓等以增强清热利水消肿之功。

【临证心悟】

本方证除了原文所述之外,在临床上当有头面部及上半身浮肿,并伴恶寒、发热、身痛,咳喘胸闷,咽痛口渴,尿少色黄,苔薄白或黄白相间而润,脉浮数或弦滑等症。

麻黄附子汤方

【原文】

水之为病,其脉沉小,属少阴;浮者为风。无水虚胀者,为气。水,发其汗即已。脉沉者宜麻黄附子汤,浮者宜杏子汤。(《水气病脉证并治第十四·二十六》)

【方药】

麻黄_{三两}　甘草_{二两}　附子_{一枚(炮)}

上三昧,以水七升,先煮麻黄,去上沫,内诸药,煮取二升半,温服八分,日三服。

杏子汤方未见,恐是麻黄杏仁甘草石膏汤。

【功用】

发汗散湿,温肾助阳。

【方解】

方中麻黄发汗宣肺解表;附子温经散寒,助阳行水;甘草调和诸药,既可解附子之毒,亦可防麻黄发散太过,诸药合用,可以发汗宣肺,通阳行水。

【临证心悟】

水气病属表证,应使用汗法,但需分析其病机及兼证,采用不同的发汗法治疗。脉沉者多为肾阳虚不能化气行水,故用麻黄附子汤温阳发汗;脉浮者,多与肺有关,应采用杏子汤宣肺发汗。

芪芍桂酒汤方

【原文】

问曰:黄汗之为病,身体肿,发热汗出而渴,状如风水,汗沾衣,色正黄如檗汁,脉自沉,何从得之?师曰:以汗出入水中浴,水从汗孔入得之,宜芪芍桂酒汤主之。(《水气病脉证并治第十四·二十八》)

【方药】

黄芪_{五两} 芍药_{三两} 桂枝_{三两}

上三味,以苦酒一升,水七升,相合,煮取三升,温服一升,当心烦,服至六七日乃解。若心烦不止者,以苦酒阻故也。

【功用】

通阳利水,调和营卫。

【方解】

方中桂枝、芍药调和营卫,配苦酒以增强泄营中郁热的作用,黄芪实卫走表祛湿,使营卫调和,水湿得祛,气血畅通,则黄汗之证可愈。

【临证心悟】

以本方加减治疗黄汗病证,临床个案报道不少。在具体应用时,如清利用茵陈、山栀子、车前子、虎杖;渗利用茯苓、薏苡仁、泽泻;敛汗用浮小麦、龙骨、牡蛎等。本方也有用于急性黄疸型肝炎见黄汗者。

桂枝加黄芪汤方

【原文】

黄汗之病,两胫自冷;假令发热,此属历节。食已汗出,又身常暮盗汗出者,此劳气也。若汗出已反发热者,久久其身必甲错;发热不止者,必生恶疮。若身重,汗出已辄轻者,久久必身𥆧,𥆧即胸中痛,又从腰以上必汗出,下无汗,腰髋弛痛,如有物在皮中状,剧者不能食,身疼重,烦躁,小便不利,此为黄汗,桂枝加黄芪汤主之。(《水气病脉证并治第十四·二十九》)

诸病黄家,但利其小便;假令脉浮,当以汗解之,宜桂枝加黄芪汤主之。(《黄疸病脉证并治第十五·十六》)

【方药】

桂枝　芍药各三两　甘草二两　生姜三两　大枣十二枚　黄芪二两

上六味,以水八升,煮取三升,温服一升,须臾饮热稀粥一升余,以助药力,温服取微汗;若不汗,更服。

【功用】

调和营卫,温中祛湿,益气固表。

【方解】

方中以桂枝汤调和营卫,解肌表之邪,恐其药力未逮,更啜稀粥以助其汗出,使邪从表而散;加黄芪益气固表,托邪外出,且杜绝外邪复入。本方具有调和营卫、益气固表之功,这就是张璐在《张氏医通》中所曰:"以桂芍和荣散邪,即兼黄芪司开合之权,杜邪复入之路也。"

【临证运用】

本方除用于黄疸初起,伴有恶寒发热、脉浮自汗的表证外,还常用于虚人外感汗多、湿疹、中耳炎、蓄脓症、痔瘘、脐炎、化脓症、小儿汗多易外感、放化疗后以及原因不明的白细胞减少者。

【临证心悟】

(1)治黄疸应知常达变。黄疸由湿热蕴结,"诸病黄家,但当利其小便",这是常法;假令黄疸初起伴恶寒发热、脉浮,属表虚内热不重者,可用桂枝加黄芪汤,这是变法。

(2)异病可同治:桂枝加黄芪汤,在《水气病脉证并治》篇用治黄汗,本条则用治黄疸表虚。

🌀 桂枝去芍药加麻辛附子汤方

【原文】

气分,心下坚,大如盘,边如旋杯,水饮所作,桂枝去芍药加麻辛附子汤主之。(《水气病脉证并治第十四·三十一》)

【方药】

桂枝_{三两}　生姜_{三两}　甘草_{二两}　大枣_{十二枚}　麻黄　细辛_{各二两}　附子_{一枚(炮)}

上七味,以水七升,煮麻黄,去上沫,内诸药,煮取二升,分温三服,当汗出,如虫行皮中,即愈。

【功用】

温阳散寒,通利气机,宣饮消结。

【方解】

方中用桂枝去芍药汤,振奋卫阳;麻辛附子汤,温发里阳,两者相协,可以通彻表里,使阳气通行,阴凝解散,水饮自消。

【临证运用】

本方温阳散寒之力强,临床上凡内脏功能衰退而见水肿,如风湿性心脏病、肺源性心脏病、肝硬化腹水等属阳虚阴凝,并与本方证相符者皆可加减运用。《金匮方歌括》在本方基础上加一味知母,称为消水圣愈汤,为治水肿所常用。

【临证心悟】

方药的化裁应根据病情的轻重而定。本条阳衰阴凝的气分病用桂枝去芍药加麻黄细辛附子汤治疗。桂枝汤去芍药,一是芍药性微寒非本证所宜;二是去芍药则甘辛温通之力增,再加麻黄细辛附子汤则温经散寒之效更强,此方体现了"大气一转,其气乃散"的精神。

🌀 枳术汤方

【原文】

心下坚,大如盘,边如旋盘,水饮所作,枳术汤主之。(《水气病脉证并治

第十四·三十二》)

【方药】

枳实_{七枚}　白术_{二两}

上二味,以水五升,煮取三升,分温三服,腹中软,即当散也。

【功用】

行气散结,健脾利水。

【方解】

方中枳实为君,行气散滞,佐以白术健脾化饮,二者相配,功在行气散滞,健脾化饮,消中兼补,使气行饮化,则心下痞坚得消。

【临证运用】

本方治疗脾虚气滞饮停所致的心下痞满,临床上如内脏弛缓无力(包括胃下垂、消化不良等),均可参考应用。本方加人参、茯苓、陈皮、生姜,即是《痰饮咳嗽病》篇中的《外台》茯苓饮,可"消痰食,令能食",有益气健脾、行气蠲饮之效。后世在枳术汤中加荷叶以升胃气,并改为丸剂,方便使用。

【临证心悟】

本方原治水饮气滞结于心下,按之坚硬如盘,现常用于胃下垂、慢性胃炎、消化不良等消化系统疾病。用本方治疗胃下垂,其效果较枳术丸为佳,且应重用枳实消痞,以白术为辅,如治疗一般性消化不良而引起的腹胀等症,则应重用白术健脾,以枳实为辅。目前临床较少单独使用本方,一般常配于其他方中治疗痰饮、胃痛、胁痛、眩晕、腹胀等病症。

黄疸病方

硝石矾石散方

【原文】

黄家日晡所发热,而反恶寒,此为女劳得之。膀胱急,少腹满,身尽黄,额上黑,足下热,因作黑疸。其腹胀如水状,大便必黑,时溏,此女劳之病,非

周雪林经方心悟

水也。腹满者难治。硝石矾石散主之。(《黄疸病脉证并治第十五·十四》)

【方药】

硝石　矾石(烧)等分

上二味,为散,以大麦粥汁和服方寸匕,日三服,病随大小便去,小便正黄,大便正黑,是候也。

【功用】

清瘀逐湿。

【方解】

方中硝石即火硝,《本经》谓:"味苦寒",能消坚散积;矾石,《本经》谓:"味酸寒",能消痰去湿,解毒,二药皆为石药,用之伤胃,故方中加大麦粥汁和服,以护胃气,三药合奏消坚化瘀、祛湿之功。

【临证运用】

本方常用于急性黄疸型肝炎、慢性肝炎、肝硬化腹水、血吸虫病、胆石症、囊虫病、钩虫病、蛔虫病等病症。

方中矾石可用皂矾,大麦可以小麦代替。因本方对胃有刺激,故不宜空腹服用。在初服本方的 4~5 d 中,如胃部觉有阵发性嘈杂,可将剂量减轻,待无嘈杂感觉时,再逐渐增加剂量。

【临证心悟】

(1)本证属瘀血夹湿热,症见黄疸反复不退,腹胀满,大便时溏或呈灰暗色,面色灰滞或面额黑,巩膜黄染,牙龈出血,肝脾大,舌质有紫斑,苔白腻等。

(2)用药注意顾护胃气。硝石、矾石均为石药,有碍胃之弊,用大麦粥汁和服,旨在和胃。

栀子大黄汤方

【原文】

酒黄疸,心中懊恼,或热痛,栀子大黄汤主之。(《黄疸病脉证并治第十五·十五》)

【方药】

栀子_{十四枚}　大黄_{一两}　枳实_{五枚}　豉_{一升}

上四味,以水六升,煮取二升,分温三服。

【功用】

泄热祛湿,开郁除烦。

【方解】

方中栀子清热除烦而利小便;大黄泻热开郁,大黄与栀子相伍更能导热下行,使湿热郁结从二便分消,配枳实破气行结,使浊气下行;豆豉轻清,升散宣郁而去懊恼,诸味相伍,以使湿热得下,壅郁得开,则酒疸得愈。

【临证运用】

本方主要用于治疗热重湿轻之肝胆疾患或心经郁热者。如急性黄疸型病毒性肝炎以及其他黄疸病,也可用于无黄疸型肝炎。本方亦可用于热扰胸膈兼有腑气不通的神经症,外用可治疗痛证、软组织损伤、关节扭伤等。

临证使用本方,可加茯苓、猪苓、滑石等渗湿之品,以助泄热通瘀、荡涤热结;黄疸明显可加茵陈;若腹胀满,加郁金、大腹皮、香附、川楝子,以疏肝理气;若恶心呕吐,加橘皮、竹茹,以降逆止呕;恶热甚,苔黄厚者,加黄柏、黄芩,以助清热燥湿之力;若兼心烦失眠、衄血者,酌加赤芍、牡丹皮,以凉血止血。

本方之豆豉应为淡豆豉,但目前市场上常见为甜豆豉或咸豆豉,不宜使用。

【临证心悟】

联系原文,本方证的主要症状为一身尽黄如橘子色,身热口渴,心中热痛或足下热,懊恼不宁,不思饮食,小便短赤,或大便秘结,苔黄或黄腻,舌质红,脉沉或兼数。

茵陈五苓散方

【原文】

黄疸病,茵陈五苓散主之。(《黄疸病脉证并治第十五·十八》)

【方药】

茵陈蒿末_{十分}　五苓散_{五分}

上二物和,先食饮方寸匕,日三服。

【功用】

利水祛湿,清热除黄。

【方解】

方中茵陈倍于五苓散,重在分利湿热而退黄;五苓散发汗利小便以除湿,二者相协,利湿之功重于清热,制散剂,药力较缓,可知本方治黄疸之轻证。

【临证运用】

本方治疗湿重于热之黄疸,常加藿香、蔻仁、佩兰等芳香化浊之品,以宣利气机而化湿浊;若湿热交蒸较甚,可加栀子柏皮汤,以增强泄热利湿之功;若兼呕逆者,乃因胃浊上逆,宜酌加半夏、陈皮降逆止呕;若兼食滞不化,而大便尚通者,加枳实、神曲等消食和胃;若腹胀较甚,加大腹皮、香附、木香行气消胀。

【临证心悟】

以方测证,其临床表现应有全身面目皆黄,黄色鲜明,小便不利,食纳减退,舌苔白腻,脉浮缓。或见形寒发热、头痛、恶心呕吐、大便溏等症。

大黄硝石汤方

【原文】

黄疸腹满,小便不利而赤,自汗出,此为表和里实,当下之,宜大黄硝石汤。(《黄疸病脉证并治第十五·十九》)

【方药】

大黄　黄柏　硝石_{各四两}　栀子_{十五枚}

上四味,以水六升,煮取二升,去滓,内硝,更煮取一升,顿服。

【功用】

泻热通腑,兼以利尿。

【方解】

方中大黄泄胆胃之瘀热而除中焦之滞;黄柏、栀子清上下焦之热邪;硝石寓于苦寒泄热诸味中,以逐瘀消坚,诸味相协,使三焦之邪热从大便而出,为泄下之重剂。

【临证运用】

本方常用于急性病毒性肝炎大便燥结者。黄疸鲜明者常合用茵陈蒿汤,加强其清热利湿退黄之功。如症见胁痛胀满者,加郁金、川楝子、青皮等;小便短赤而少者,宜加滑石、冬葵子等;若阳明热结、潮热谵语、便秘、黄疸色深、脉沉实者,可用芒硝软坚泻热,以急下存阴。

【临证心悟】

(1)本方适用于黄疸热重于湿、里热成实者。结合原书第8条原文,常见临床表现有身黄如橘子色,自汗出,溲赤,腹部满胀疼痛拒按,大便干结,苔黄脉沉实,或见发热烦喘、胸满口燥、肚热等症。

(2)"表和里实"说明无表证,里热已成实,故云"当下之"。反之,里热未成实者,则不可使用本方。

惊悸吐衄下血胸满瘀血病方

半夏麻黄丸方

【原文】

心下悸者,半夏麻黄丸主之。(《惊悸吐衄下血胸满瘀血病脉证治第十六·十三》)

【方药】

半夏 麻黄_{等分}

上二味,末之,炼蜜和丸小豆大,饮服三丸,日三服。

【功用】

宣通阳气,降逆除饮。

【方解】

方中半夏蠲饮降逆,麻黄宣发阳气,若阳气不能宣发,则停饮难以速消,故蜜丸与服,缓以图之。

【临证心悟】

(1)"弱者为悸"乃因气虚血少,心失所养,故应补益气血,此为其常。本条之悸则因水饮上逆所致,故用蠲饮降逆、宣发阳气的半夏麻黄丸,此为其变。

(2)痰饮心悸,仲景一般多采用桂枝、茯苓,而本证属于饮盛而阳郁,故用半夏降逆和胃蠲痰饮,麻黄通阳宣肺泄水气。

柏叶汤方

【原文】

吐血不止者,柏叶汤主之。(《惊悸吐衄下血胸满瘀血病脉证治第十六·十四》)

【方药】

柏叶、干姜_{各三两}　艾_{三把}

上三味,以水五升,取马通汁一升,合煮取一升,分温再服。

【功用】

温中止血。

【方解】

方中柏叶收敛止血,并清降上逆之势,干姜温中散寒,艾叶温经止血,两药相合可振奋阳气,温阳守中而止血;马通汁性微温,止血并能引血下行,四味合用,共奏温中止血之效。

【临证运用】

柏叶汤为虚寒出血常用之方,临床应用并不限于吐血,对衄血、咳血或下血等均可使用。本方临床上可用于上消化道出血、胃溃疡、十二指肠溃疡、肝硬化、食管静脉曲张出血、肺结核出血、血小板减少性紫癜等属中气虚寒失于统摄者。马通汁古人常用于止血，目前临床上常用童便代之，其效亦佳。为了加强本方的止血效果，也可将柏叶、干姜、艾叶三药炒炭应用。

【临证心悟】

柏叶汤治虚寒吐血，以方测证，当见面色萎黄或苍白，血色淡红或暗红，神疲体倦，舌淡苔白，脉虚无力等症。

黄土汤方

【原文】

下血，先便后血，此远血也，黄土汤主之。（《惊悸吐衄下血胸满瘀血病脉证治第十六·十五》）

【方药】

甘草　干地黄　白术　附子_炮　阿胶　黄芩_{各三两}　灶中黄土_{半斤}

上七味，以水八升，煮取三升，分温二服。

【功用】

温脾摄血。

【方解】

方中灶中黄土，又名伏龙肝，有温中涩肠止血的作用；白术、甘草补中健脾；阿胶、干地黄滋阴养血止血；炮附子温阳散寒，配黄芩苦寒反佐，防止温燥太过，损伤阴血，并有抑肝扶脾之功。

【临证运用】

本方常用于脾气虚寒、不能统血所致的各种出血证。出血多者酌加三七、阿胶、白及、艾叶；气虚甚者加党参、黄芪；虚寒甚者加炮姜、肉桂、补骨脂，去黄芩或改用黄芩炭。本方还可加赤石脂，以增强温补涩血之效。

【临证心悟】

黄土汤用治虚寒便血，据方测证，其出血可见血色紫暗，并伴腹痛，喜温喜按，面色无华，神疲懒言，四肢不温，舌淡脉细虚无力等症。

黄土汤之证治,仲景论述简要,仅为治远血而设,实际功能不限于此,此方具有阴阳俱补之功。脾阳虚衰、阴血不足是本方的主要病机,凡吐血、衄血、便血、下血、皮下瘀血等症皆可以本方加减施治。

对本方的运用,既要分看,更应合看,分看有止血之功,合看有阴阳俱补之效。在临床中除治疗血症外,此方治疗老年坐骨神经痛,血虚寒盛之久痢,腹痛,老年气血虚寒所致的风湿性关节炎、类风湿关节炎等病多能取效。

掌握药物的煎服法,亦是提高疗效的关键,灶中黄土煎汤代水,附子先煎半小时以祛其毒,阿胶需烊化,以免沉着,黄芩以后下为宜,大剂浓煎,混匀频服,才能达到预期的效果。

泻心汤方

【原文】

心气不足,吐血、衄血,泻心汤主之。(《惊悸吐衄下血胸满瘀血病脉证治第十六·十七》)

妇人吐涎沫,医反下之,心下即痞,当先治其吐涎沫,小青龙汤主之。涎沫止,乃治痞,泻心汤主之。(《妇人杂病脉证并治第二十二·七》)

【方药】

大黄_{二两}　黄连、黄芩_{各一两}

上三味,以水三升,煮取一升,顿服之。

【功用】

清热泄火,凉血止血。

【方解】

方中黄连专攻心火,黄芩善清上焦热,大黄则引火下行,止血而不留瘀,三味均为苦寒之品,能直折其热,泄火热而血自止。

【临证运用】

本方是治疗三焦热盛的常用方。本方对血热妄行的吐血、衄血、便血、尿血等多种出血有较好的疗效。对上消化道出血其效尤佳。本方还广泛用于火热所致的急性扁桃体炎、尿毒症、紫癜、黄疸型肝炎、急性胆囊炎、胆石症、口腔炎等多种疾病。

【临证心悟】

本方特点是药味少而作用专一。药仅三味,即大黄、黄连、黄芩,均为苦寒泻火之品,三药合用,直折其热,使火降血止。

呕吐哕下利病方

猪苓散方

【原文】

呕吐而病在膈上,后思水者,解,急与之。思水者,猪苓散主之。(《呕吐哕下利病脉证治第十七·十三》)

【方药】

猪苓、茯苓、白术各等分
上三味,杵为散,饮服方寸匕,日三服。

【功用】

健脾利水。

【方解】

方中白术益气健脾运湿,茯苓、猪苓淡渗利水,导湿下行,脾胃健运,则呕吐自愈。

【临证运用】

本方临床上常用于急慢性胃炎之呕吐或神经性呕吐等。

【临证心悟】

病后初愈,脾胃虚弱,饮食只能逐渐恢复,不可太过。本条呕后思水,只宜少饮,正如《伤寒论·太阳病》篇第71条所说"少少与饮之,令胃气和则愈"。

大半夏汤方

【原文】

胃反呕吐者,大半夏汤主之。(《呕吐哕下利病脉证治第十七·十六》)

【方药】

半夏二升(洗完用)　　人参三两　　白蜜一升

上三味,以水一斗二升,和蜜扬之二百四十遍,煮药取升半,温服一升,余分再服。

【功用】

降逆止呕,养阴和胃。

【方解】

方中人参益气养胃而生津,半夏开痞降逆止呕,白蜜入水扬之二百四十遍,使甘味散入水中,水与蜜合为一体。以润大肠而通腑气,腑气通则胃气降,胃气降则水谷得以转输,饮食正常,病可望愈。

【临证运用】

本方加减后可治神经性呕吐、急性胃炎、胃及十二指肠溃疡、贲门痉挛、胃扭转、胃癌等。久病血亏而大便如羊屎者,加当归、火麻仁、郁李仁;若郁久化热伤阴,热伤阴络而便血,兼见口干者,加黄芩、麦冬、白及;上腹部隐痛、大便色黑而无热者,为气虚便血之证,加生黄芪、白及;胸腹胀满、便秘者,加枳实、厚朴、槟榔;因情志不畅,时发呕吐、嗳气者,加乌药、青皮、陈皮;面色白、畏寒肢冷明显者,加川椒、生姜。

【临证心悟】

应用大半夏汤方的主症是"朝食暮吐,暮食朝吐,宿谷不化"。但据证分析,当兼见面色不华、倦怠乏力、舌淡苔白脉弱等症状。

大黄甘草汤方

【原文】

食已即吐者,大黄甘草汤主之。(《呕吐哕下利病脉证治第十七·十七》)

【方药】

大黄_{四两}　甘草_{一两}

上二味,以水三升,煮取一升,分温再服。

【功用】

和胃治呕,清热通便。

【方解】

方中大黄苦寒降泄,通腑泻热去实;甘草和中缓急,且防大黄苦寒败胃,使攻下而不伤正。

【临证运用】

本方常用于治疗呕吐属胃肠实热者。呕甚者加竹茹、瓦楞子、芦根等;热甚者加山栀子、黄连、黄芩等;大便秘结者加芒硝;吐出物酸苦者宜合用左金丸。此外,本方加减对疔疮发背、尿路感染等,亦有良效。

【临证心悟】

"食已即吐"是应用本方的关键,但据证分析,临床当有胃肠实热的见症,如口渴、口臭、便秘、苔黄、脉实等。

茯苓泽泻汤方

【原文】

胃反,吐而渴欲饮水者,茯苓泽泻汤主之。(《呕吐哕下利病脉证治第十七·十八》)

【方药】

茯苓_{半斤}　泽泻_{四两}　甘草_{二两}　桂枝_{二两}　白术_{三两}　生姜_{四两}

上六味,以水一升,煮取三升,内泽泻,再煮取二升半,温服八合,日三服。

【功用】

利水通阳,化饮和胃。

【方解】

方中茯苓、泽泻淡渗利水,导饮下行;生姜温胃化饮,降逆止呕;桂枝辛温通阳,并降逆气,与茯苓相伍,以化气利水;白术健脾运湿以升清,与甘草相伍,培土制水。

【临证运用】

本方常用于治疗急性胃炎、胃肠炎、胃神经症和其他消化道疾患。呕吐甚者,加砂仁、半夏以理气降逆止呕;呕吐清水不止,加吴茱萸以温中降逆止呕;脘腹胀满、苔厚者,去白术,加苍术、厚朴以行气除满;脘闷不食者,加白蔻仁、砂仁,以化浊开胃。

【临证心悟】

辨治呕吐,重在求本,不能见呕止呕。本方止呕,在于化饮止呕,故临证可兼有头眩、心下悸等饮邪内停的症状。

半夏干姜散方

【原文】

干呕,吐逆,吐逆沫,半夏干姜散主之。(《呕吐哕下利病脉证治第十七·二十》)

【方药】

半夏、干姜_{各等分}
上二味,杵为散,取方寸匕,浆水一升半,煮取七合,顿服之。

【功用】

温中散寒,化饮降逆。

【方解】

方中干姜辛热,温中散寒,化饮降逆;半夏温燥,燥湿化饮,降逆止呕;浆水酸甘,调中和胃止呕。"顿服之"是使药力宏厚而收效捷速。

【临证运用】

本方常用于急慢性胃炎而见干呕吐逆者。

生姜半夏汤方

【原文】

病又胸中似喘不喘,似呕不呕,似哕不哕,彻心中愦愦然无奈者,生姜半夏汤主之。(《呕吐哕下利病脉证治第十七·二十一》)

【方药】

半夏_{半升}　生姜汁_{一升}

上二味,以水三升,煮半夏取二升,内生姜汁,煮取一升半,小冷,分四服,日三夜一服。止,停后服。

【功用】

散寒化饮,舒展气机。

【方解】

方中重用生姜汁宣散水饮,行气散结,半夏化痰散结,降逆和胃。

【临床应用】

生姜半夏汤常用于胃寒、胃虚、痰饮上犯而作呕吐,亦可用于梅尼埃病之眩晕、呕吐,或慢性消化道疾病而见呕吐等。

橘皮汤方

【原文】

干呕,哕,若手足厥者,橘皮汤主之。(《呕吐哕下利病脉证治第十七·二十二》)

【方药】

橘皮_{四两}　生姜_{半斤}

上二味,以水七升,煮取三升,温服一升,下咽即愈。

【功用】

散寒理气,和胃降逆。

周雪林经方心悟

【方解】

方中橘皮理气和胃,生姜温胃散寒,降逆止呕,合而用之,使阳通寒去,胃气和降,则干呕、哕与厥冷自愈。

【临证运用】

本方用于治疗里虚气逆所致呃逆、呕吐。若呕哕胸满、虚烦不安者,加人参、甘草;里寒甚,四肢厥冷明显者,加吴茱萸、肉桂以温阳散寒而降逆;夹有痰滞,脘闷嗳腐,泛吐痰涎,加厚朴、半夏、枳实、陈皮、麦芽等以行气祛痰导滞;兼气机阻滞,胃脘闷胀,呃逆频作,加木香、旋覆花、代赭石以增其理气降逆,和胃止呃之力;哕逆久作不愈,夹瘀血者,酌加桃仁、红花、当归、川芎、丹参。

【临证心悟】

本证之厥非阴盛阳微,乃胃阳抑郁不能伸展,一般表现为轻度的寒冷感,为暂时性的,且无恶寒之象。呃声沉缓,得热则减,得寒则剧。

橘皮竹茹汤

【原文】

哕逆者,橘皮竹茹汤主之。(《呕吐哕下利病脉证治第十七·二十三》)

【方药】

橘皮二升　竹茹二升　大枣三十个　生姜半斤　甘草五两　人参一两
上六味,以水一斗,煮取三升,温服一升,日三服。

【功用】

补虚清热,和胃降逆。

【方解】

方中橘皮行气和胃止呃,竹茹清热除烦,安胃止呃,人参、大枣、甘草益气补虚,生姜和胃降逆,诸药合用,使气虚复,虚热除,胃气降,则哕逆自平。

【临证运用】

本方常用于治疗慢性消化道疾病、妊娠恶阻、幽门不全梗阻及胃炎之呕吐,以及神经性呕吐、腹部手术后呃逆不止等属于胃虚夹热之证者。呃逆不止者,加枳实、柿蒂等;胃热较重者,加黄连、山栀子;兼痰热者,加竹沥、天竺黄、鱼腥草;兼瘀血者,加桃仁;因呕吐胃阴不足,口渴,舌红苔少,脉细数者,加麦冬、石斛、芦根、沙参以滋养胃阴,降逆止咳。

【临证心悟】

本条哕逆,应伴有少气乏力、口干、心烦肢热、脉虚而数等症。

疮痈肠痈浸淫病方

薏苡附子败酱散方

【原文】

肠痈之为病,其身甲错,腹皮急,按之濡,如肿状,腹无积聚,身无热,脉数,此为腹内有痈脓,薏苡附子败酱散主之。(《疮痈肠痈浸淫病脉证并治第十八·三》)

【方药】

薏苡仁_{十分}   附子_{三分}   败酱_{五分}
上三味,杵为末,取方寸匕,以水二升,煎减半,顿服。

【功用】

排脓消痈,通阳散结。

【方解】

方中重用薏苡仁排脓消痈,祛湿利肠;败酱解毒,破瘀,排脓;轻用附子振奋阳气,辛散行滞而散结。服后污脓败血从大便排出,为下焦气血通畅,肠痈可愈之兆象,方后注"小便当下"恐有错简。

【临证运用】

薏苡附子败酱散常用于治疗阑尾脓肿、慢性阑尾炎,也用于治疗腹壁、腹腔、盆腔内的多种慢性化脓性炎症,如慢性盆腔炎、慢性附件炎、卵巢囊肿、前列腺炎、精囊炎。有的将本方扩大到腹部以外的痈脓,如用治支气管胸膜瘘、肝脓疡等。腹痛甚者加白芍,发热加金银花;局部化脓明显者加天花粉、金银花、白芷;大便干者加大黄;瘀血明显者加桃仁;热毒明显者加蒲公英、紫花地丁、红藤;脘闷口黏、纳差者加藿香、砂仁、土茯苓;腹胀明显者加木香、厚朴、炒莱菔子等。

【临证心悟】

(1)肠痈应与腹内积聚相鉴别。肠内痈脓,按之如肿状,濡软不坚,积聚则按之肿块较硬。

(2)痈脓已成,气血损伤,应注意顾护阳气,但又不可过于辛热助邪,故仲景轻用附子,有其深意。

肠痈是内痈,痈者,气血为毒邪壅塞而不通也;若气血畅流,痈无由生,所以毒和邪是导致肠痈形成的根源。

由于肠道受损,运化失职,糟粕积滞,壅塞不通,邪无出路,毒邪郁蒸,化为痈脓。究其原因,毒和邪的宿主则由于湿盛,水湿内蕴,毒邪泛滥,诸症蓬生。湿和热是其主要病机,若湿化热清,邪有出路,其病自愈。

气血的运行,全凭着阳气的鼓动;气血之为性,喜温而恶寒,寒则泣不能流,温则消而去之。今湿盛邪郁,阳郁不达,气血不能畅流,痈脓自生。唐祖宣认为其病机主要是寒、湿、热。临床表现亦多见,舌多黄腻,有津不渴,疼痛阵发,其脚蜷屈,疼痛时呈肢厥舌青,时呈面色潮红,四肢烦热,小便短赤,脉象多滑数。初以发热疼痛为主,后以脓肿多见,所以寒热兼见,温热并存。

此方薏苡仁健脾利湿;败酱草咸寒可清积热,使毒邪可清,水湿可利,邪有出路,毒邪自去;附子回阳补火,散寒除湿,能走肠中曲曲之处,湿淫腹痛用之多效,使气血畅流疼痛自止;附子、薏苡仁合用,温阳祛湿,使气血畅流,邪有出路;附子、败酱合用,既温又清,阳鼓而使气血周流,热清使毒邪消退,药虽三味,毒邪可清,湿邪可化,寒邪可去,故用之每获捷效。

大黄牡丹汤方

【原文】

肠痈者,少腹肿痞,按之即痛如淋,小便自调,时时发热,自汗出,复恶寒。其脉迟紧者,脓未成,可下之,当有血。脉洪数者,脓已成,不可下也。大黄牡丹汤主之。(《疮痈肠痈浸淫病脉证并治第十八·四》)

【方药】

大黄_{四两}　牡丹皮_{一两}　桃仁_{五十个}　瓜子_{半升}　芒硝_{三合}

上五味,以水六升,煮取一升,去滓,内芒硝,再煎沸,顿服之,有脓当下,如无脓,当下血。

【功用】

解毒排脓,荡热消痈,逐瘀攻下。

【方解】

方中大黄、芒硝泄热攻积,宜通肠中壅滞;牡丹皮、桃仁凉血逐瘀;瓜子(瓜蒌子、冬瓜仁、甜瓜子均可)排脓消痈,五味相合,最宜未成脓的肠痈急证、实热证。

【临证运用】

本方用于急性阑尾炎,包括急性单纯性阑尾炎、早期化脓性阑尾炎、急性阑尾炎合并局限性腹膜炎、阑尾周围脓肿等。还可用于治疗急性胆囊炎、急性肝脓疡、盆腔残余脓肿、急慢性盆腔炎、血栓性外痔等。腹痛明显者,加芍药、制乳香、制没药以和营止痛;腹胀明显者,加厚朴、木香、枳实、槟榔以宽肠行气,破积去滞;腹壁紧张疼痛者,加青皮、延胡索、川楝子以行气止痛;伴大便下血者,加地榆、槐角、荆芥炭以凉血止血;脓已成未溃者,加白花蛇舌草、败酱草、薏苡仁、天花粉以清热解毒,消肿排脓;肿块久结不散者,加炮穿山甲(鳖甲代)、皂角刺、白芷、牡蛎以散结消肿。

【临证心悟】

(1)肠痈与淋证鉴别的关键在于小便是否通利,小便自调,即非淋证。
(2)治疗肠痈应把握攻下时机。肠痈已成未化脓可用攻下,肠痈成脓者,则慎用攻下。

跌蹶手指臂肿转筋阴狐疝蛔虫病方

甘草粉蜜汤方

【原文】

蛔虫之为病,令人吐涎,心痛发作有时,毒药不止,甘草粉蜜汤主之。
(《跌蹶手指臂肿转筋阴狐疝蛔虫病脉证治第十九·六》)

【方药】

甘草_{二两}　粉_{一两}　蜜_{四两}

上三味,以水三升,先煮甘草,取二升,去滓,内粉、蜜,搅令和,煎如薄粥,温服一升,差即止。

【功用】

安胃和中,杀蛔治虫。

【方解】

方中铅粉甘、辛,寒,有毒,能杀虫,治虫积腹痛,《本经》说:"杀三虫"用量宜 1.0～1.5 g,甘草缓解铅粉毒性,白蜜和胃。本方铅粉和甘草、白蜜同用,一方面,杀虫而不伤正气;另一方面,诱使虫食,甘味既尽,毒性旋发,而虫患可除。本方是毒药,中病即止,不宜多服,所以方后说"差即止"。

【临证心悟】

蛔虫腹痛剧烈时,宜先安蛔止痛,当用米粉类,"甘以缓之"。如虫静时,宜杀蛔驱蛔,可用铅粉,但铅粉剧毒,用时宜慎。

妇人妊娠病方

桂枝茯苓丸方

【原文】

妇人宿有症病,经断未及三月,而得漏下不止,胎动在脐上者,为症痼害。妊娠六月动者,前三月经水利时,胎也。下血者,后断三月衃也,所以血不止者,其症不去故也,当下其症,桂枝茯苓丸主之。(《妇人妊娠病脉证并治第二十·二》)

【方药】

桂枝　茯苓　牡丹皮_(去心)　芍药　桃仁_{(去皮尖,熬)各等分}

上五味,末之,炼蜜和丸,如兔屎大,每日食前服一丸。不知,加至三丸。

【功用】

消症化瘀。

【方解】

方中桂枝化气消其本寒,温通血脉;茯苓健脾化湿,引湿下行,与桂枝同用,可以通阳化气,利水除湿;牡丹皮、赤芍清郁热,合桃仁,活血化瘀,以攻症瘤,芍药与桂枝相伍,又可调和气血;五味相协,破症行瘀,调和营卫,瘀去则漏下恶血自除矣,用丸剂以其渐磨其症而不伤胎。

【临证运用】

桂枝茯苓丸临床应用非常广泛。凡病机与瘀血阻滞、寒湿(痰)凝滞有关的病症,都可用本方化裁治疗。如子宫肌瘤常加三棱、莪术、鳖甲、牡蛎等,卵巢囊肿常加香附、泽兰、苇茎汤、消瘰丸等,慢性盆腔炎或伴积液常加泽泻、益母草、薏苡仁、生黄芪,慢性附件炎常加芦根、冬瓜子、桃仁,附件炎性包块常加红藤、刘寄奴、蒲公英、败酱草、黄芪等,子宫内膜异位症可加血竭、川楝子、元胡、夏枯草,输卵管阻塞及其引起的不孕常加莪术、王不留行、贯众、丹参、皂角刺、路路通、金银花、连翘、土茯苓等,人工流产后恶露不尽合失笑散,痛经、前列腺肥大及其引起的尿潴留常加牛膝、大黄、益母草、泽兰、海藻、土鳖虫,盆腔瘀血综合征、闭经常加郁金、菖蒲、橘络,直肠子宫陷凹积液可加三棱、莪术、贯众、金银花、连翘、甘草,面部斑块加当归、香附、薏苡仁、红花、甘草,异位妊娠(宫外孕)加乳香、没药、丹参、昆布、海藻、生蒲黄等。

【临证心悟】

(1)类似症状的鉴别在临床上具有重要作用。本条妊娠与症病的鉴别,应从三方面考虑:即停经前月经是否正常、胎动出现的时间及部位是否与停经月份相符合、小腹按之柔软不痛还是疼痛有块。

(2)症病下血的辨证要点有三:一是素有症病史,如常见小腹胀满疼痛,或有症块;二是经行异常,如闭经数月后又出现漏下不止;三是伴下血色暗夹块及舌质紫暗等瘀血症状。

(3)本方体现了治血兼治水(湿)的特点。因为症病瘀积既久,必然阻遏气机,妨碍津液代谢,常可继发水湿停聚。因此治疗时不仅要活血化瘀,还应兼以渗利水湿。方中桃仁、茯苓就是为了发挥这些作用。

(4)治疗症瘕瘤疾宜用丸剂缓消。原方炼蜜为丸,意在缓消症积。因症积为有形癥疾,非短期能除。若用汤剂,既恐药力偏急,久服伤正,又虑服之不便而难以坚持,故多选择丸剂。他如治疟母用鳖甲煎丸、治虚劳用大黄蛰虫丸,皆寓有此意。

(5)该方服药量小,值得注意。原文方后注指出的服药量,提示本方用于癥病漏下不止时,药量宜轻,以免量大力猛,导致崩中,因本方毕竟属于化瘀消癥之剂。

胶艾汤方

【原文】

师曰:妇人有漏下者,有半产后因续下血都不绝者,有妊娠下血者。假令妊娠腹中痛,为胞阻,胶艾汤主之。(《妇人妊娠病脉证并治第二十·四》)

【方药】

芎䓖　阿胶　甘草各二两　艾叶　当归各三两　芍药四两　干地黄四两

上七味,以水五升,清酒三升,合煮,取三升,去滓,内胶,令消尽,温服一升,日三服。不差,更作。

【功用】

调补冲任,固经养血。

【方解】

方中阿胶甘平养血止血,《本经》曰:"女子下血,安胎";艾叶苦辛温,温经止血安胎,二味皆为调经安胎,治崩止漏要药,以四物汤养血和血,化瘀生新,以防止血留瘀,血不自生,生于阳明水谷之海,甘草补中,即所以养血,且能调和诸药,甘草配阿胶善于养血,酌芍药则酸甘化阴,缓急止痛;加入清酒同煎煮,引药入于血脉,并使血止而不留瘀,为妇科常用良方。

【临证运用】

本方常用于治疗多种妇科出血病,包括崩漏、产后恶露不绝、胎漏、胎动不安、滑胎等,涉及功能性子宫出血、异位妊娠、先兆流产、习惯性流产等疾病。其病机多与冲任脉虚、气血两亏、血分虚寒有关。但临床应随症化裁,如治下血时,腹不痛者,可去川芎;血多者,酌减当归用量,并加贯众炭、地榆炭;气虚伴少腹下坠者,加党参、黄芪、升麻;腰酸痛者加杜仲、续断、桑寄生;胎动不安者,加苎麻根。本方还可用于胎位不正等。

【临证心悟】

（1）本方所治三种下血病，以冲任虚损、血虚兼寒最适宜。因为方中的艾叶、当归、川芎皆为辛温之品，又有辛温行滞的清酒同煎。若纯属血分有热或癥瘕为害导致下血者，则非本方所宜。

（2）芎归胶艾汤主治的妇女下血，其临床表现都具有下列特点：所下之血色多浅淡，或暗淡，质清稀，并常伴头晕目眩、神疲体倦、舌淡、脉细等。

🌥 当归芍药散方

【原文】

妇人怀妊，腹中疠痛，当归芍药散主之。（《妇人妊娠病脉证并治第二十·五》）

妇人腹中诸疾痛，当归芍药散主之。（《妇人杂病脉证并治第二十二·十七》）

【方药】

当归三两　芍药一斤　茯苓四两　白术四两　泽泻半斤　川芎半斤,一作三两

上六味，杵为散，取方寸匕，酒和，日三服。

【功用】

养血疏肝，健脾利湿，止痛安胎。

【方解】

方中重用芍药以调肝缓急止痛，配伍当归、川芎以养血柔肝，并可疏利气机；白术、茯苓健脾益气，合泽泻以淡渗利湿，如此配合，则肝脾两调，气血水同治，腹痛诸症自解。

【临证运用】

本方广泛用于妇科、内科、五官科、外科等的病症，但其病机都与肝脾失调，气郁血滞湿阻有关。妇科病如胎位不正可加续断、菟丝子、桑寄生、大腹皮、苏叶、陈皮等，先兆流产可加续断、桑寄生、菟丝子、苎麻根，功能性子宫出血以及多种原因引起的妇科前阴出血可加茜草、仙鹤草、黑蒲黄等，慢性盆腔炎可加白花蛇舌草、红藤、薏苡仁，特发性浮肿、痛经、不孕、妊娠高血压综合征、妊娠贫血、妊娠坐骨神经痛、子宫肿瘤、更年期综合征、羊水过多可

加猪苓、陈皮、大腹皮、广木香、砂仁。内科病如心绞痛可加太子参、丹参、水蛭。外科病如慢性阑尾炎可加败酱草。

【临证心悟】

（1）当归芍药散的临床表现可包括两方面，一是肝血虚少的表现，如面唇少华，头昏，目眩，爪甲不荣，肢体麻木，腹中拘急而痛，或绵绵作痛，或月经量少，色淡，甚至闭经等。二是脾虚湿阻的见症，如纳少体倦，白带量多，面浮或下肢微肿，小便不利或泄泻等。同时，可见舌淡苔白腻或薄腻，脉弦细。

（2）本方养血调肝，渗湿健脾，体现了肝脾两调、血水同治的特点。

（3）当归芍药散治妊娠病时，应注意方中川芎的用量宜小。因其为血中气药，味辛走窜。

干姜人参半夏丸方

【原文】

妊娠呕吐不止，干姜人参半夏丸主之。（《妇人妊娠病脉证并治第二十·六》）

【方药】

干姜　人参各一两　半夏二两

上三味，末之，以生姜汁糊为丸，如梧子大，饮服十丸，日三服。

【功用】

温补脾胃，蠲饮降逆。

【方解】

方中干姜温中散寒，人参扶正益气，重用半夏、生姜汁蠲饮和胃，降逆止呕，综合功效，使中阳得振，寒饮蠲化，胃气顺降，则呕吐可止。方中干姜、半夏均为妊娠禁忌药，但胃虚寒饮的恶阻，非此不除，故方中人参一味，既可补益中气，又可监制半夏、干姜，正如陈修园所说："半夏得人参，不惟不碍胎，且能固胎。"

【临证运用】

本方临床主要用于脾胃虚寒，痰饮上逆之妊娠恶阻，常加陈皮、白术、砂仁等。若兼伤阴者,可加石斛、乌梅。本方也可治疗寒饮停胃的腹痛、呕吐、痞证、眩晕等。

【临证心悟】

(1)胃虚寒饮恶阻重证的辨证要点,除见呕吐不止,呕吐物多为清水或涎沫外,常多伴口淡不渴,或渴喜热饮,纳少,头眩心悸,倦怠嗜卧,舌淡苔白滑,脉弦或细滑等。

(2)妊娠时应慎用半夏。对于用半夏治疗妊娠恶阻,历代医家均有争议。后世一些医家曾将其列为妊娠忌药。然半夏止呕作用明显,凡属胃虚寒饮的恶阻,临证也可谨慎使用。一是使用制半夏,二是要与人参(或党参)、白术、甘草、生姜等配伍应用。

(3)原方制剂特点值得借鉴。本方以生姜汁糊为丸剂,一是借生姜汁化饮降逆之功,增强疗效;二是便于受纳。现在临床多改作汤剂,在服药时加入生姜汁数滴。若呕吐剧烈,汤丸难下,可将诸药碾为细末,频频用舌舔服。

当归贝母苦参丸方

【原文】

妊娠小便难,饮食如故,当归贝母苦参丸主之。(《妇人妊娠病脉证并治第二十·七》)

【方药】

当归、贝母、苦参各四两

上三味,末之,炼蜜丸如小豆大,饮服三丸,加至十丸。

【功用】

养血润燥,清利下焦。

【方解】

方中当归养阴血润燥,贝母宣肺利气解郁,以清宣水之上源;苦参入下焦,利湿热除热结,与贝母合用,清肺热而散膀胱郁热;炼蜜为丸,增加其润燥之力,用之可使血虚得养,津燥得润,湿热得清,则小便自利,男子或妇人非妊娠期小便不利时,可加滑石,以增强利尿通淋效果,盖滑石药性滑利,故妇女妊娠期当慎用。

【临证运用】

本方除能治疗妊娠膀胱炎、妊娠尿潴留外，还可用于慢性支气管炎、肾盂肾炎、急慢性前列腺炎等疾病。运用时应随证加味，如治疗妊娠膀胱炎，偏阴虚者可加生地黄、枸杞子、车前子、木通；偏实热者，可加黄柏、淡竹叶、栝楼；兼气虚者，可加黄芪、党参、续断等。

【临证心悟】

（1）本方体现了下病上取的治疗思路。原方治"妊娠小便难"，除清热利湿治下焦外，还用贝母开郁下气治上焦，体现了正本清源，下病上取，故临床治疗小便难，若单纯清利下焦无效时，可资借鉴。

（2）妊娠小便难，虽与湿热有关，但不可通利太过。因妊娠后阴血下聚胞中养胎，全身阴血相对不足，若渗利太过，不仅耗伤津血，还恐引起滑胎。所以原方后注"男子加滑石四两"，说明虽同属一病，但妊娠妇女与男子用药有别。

（3）本条"小便难"，可表现为小便短黄不爽，或尿频尿急，淋漓涩痛，伴小便灼热，小腹胀痛。

葵子茯苓散方

【原文】

妊娠有水气，身重，小便不利，洒淅恶寒，起即头眩，葵子茯苓散主之。（《妇人妊娠病脉证并治第二十·八》）

【方药】

葵子一斤　茯苓三两

上二味，杵为散，饮服方寸匕，日三服，小便利则愈。

【功用】

利水通窍，渗湿通阳。

【方解】

方中冬葵子滑利通窍，茯苓淡渗利湿，全方合用，可使小便通行，水有去路，阳气得以布展，则诸症可愈，此即后世所谓"通阳不在温，而在利小便"的方法。

【临证运用】

本方可用于妊娠 8~9 个月属于实证子肿,心腹胀急,或为子痫先兆者。临床运用本方时,若见腹满,可加紫苏、砂仁;头面四肢皆肿者,可加泽泻、猪苓;喘者可加葶苈子、桑白皮。本方亦可与当归贝母苦参丸化裁合用,治疗急性肾炎。

【临证心悟】

(1)辨识本证的要领在于抓住病机。本证属于膀胱气化受阻,水气内停的实证,故以身肿、身重、小便不利、洒淅恶寒、起则头眩为辨证要点。

(2)运用本方的注意事项。方中的葵子,又名冬葵子,性滑利,后世列为妊娠慎用药。此处用之,取"有病则病当之"之意。不过临床须谨慎使用,一是服药量不可太大。原方虽用 1 斤,但每次只服方寸匕,用量并不大。二是不可久服,小便利则宜停服,以免造成滑胎。此外,若孕妇素体虚弱或有滑胎史者,则不宜用本方。

当归散方

【原文】

妇人妊娠,宜常服当归散主之。(《妇人妊娠病脉证并治第二十·九》)

【方药】

当归　黄芩　芍药　芎䓖_{各一斤}　白术_{半斤}

上五味,杵为散,酒饮服方寸匕,日再服。妊娠常服即易产,胎无苦疾。产后百病悉主之。

【功用】

养血健脾,清化湿热。

【方解】

方中当归、白芍补肝养血,川芎调肝理血、解郁行滞,使肝气调达;黄芩清热坚阴,灭壮火而反于少火,则可生气;白术健脾祛湿,益胃气以养胎,养胎全在于脾肾,如梁悬钟,胎系于肾,肾恶燥,白术燥湿生津,滋养于肾,使胎儿安稳得养;酒以温和之,使气血足,流行于周身,诸药相伍,而后注于胞中养胎中之气血,丹溪称白术、黄芩为安胎圣药,但此二味仅用于脾虚不化有湿热者。

【临证运用】

临床上本方常用治妊娠腹痛和胎漏（先兆流产）。本方加补肾之品如地黄、桑寄生、续断、菟丝子、阿胶、杜仲等可预防习惯性流产。如长期服用,以散剂为佳;短期服用,以汤剂为宜。本方加茵陈、大黄、丹参等,还可预防母婴血型不合之新生儿溶血病。

【临证心悟】

（1）后世医家将白术、黄芩视为安胎圣药,其源概出于此。但这 2 味药仅适宜于脾虚失运、湿热内蕴而致胎动不安者,并非安胎通用之品。

（2）当归散证的临床表现应有胎动下坠或妊娠下血,或腹痛,或曾经半产等,并伴神疲肢倦,口干口苦,纳少,面黄形瘦,大便或结或溏,舌尖微红或苔薄黄,脉细滑。

（3）本方用于胎动不安或预防滑胎时,方中川芎用量宜小,一般为 3 ~ 6 g。

白术散方

【原文】

妊娠养胎,白术散主之。（《妇人妊娠病脉证并治第二十·十》）

【方药】

白术_{四分}　芎䓖_{四分}　蜀椒_{三分（去汗）}　牡蛎_{二分}

上四味,杵为散,酒服一钱匕,日三服,夜一服。但苦痛,加芍药;心下毒痛,倍加芎䓖;心烦吐痛,不能食饮,加细辛一两,半夏大者二十枚。服之后,更以醋浆水服之;若呕,以醋浆水服之;复不解者,小麦汁服之。已后渴者,大麦粥服之。病虽愈,服之勿置。

【功用】

健脾温中,散寒除湿,安胎。

【方解】

方中白术健脾温中除湿,主安胎为君;川芎活血止痛,主养胎为臣;蜀椒温中散寒止痛,主温胎为佐;牡蛎除湿利水,主固胎为使,四味相协,以奏健脾温中,除湿养胎之功。《金匮要略直解》曰:"芍药能缓中,故苦痛加之,川芎能温中,故毒痛者倍之(川芎能行气血,下入血海运动胎血,破旧生新,阴血不利,直冲心而痛,川芎加倍,温中通阳止痛)痰饮在心膈,故令心烦吐痛不能食饮,加细辛破痰下水,半夏消痰去水(并有和胃降逆止呕,治心下急痛之功),更服浆水以调胃;若呕者,复用浆水服药以止呕,呕不止,再易小麦汁和胃(养肝气和胃),呕止胃无津液作渴者,服大麦粥以生津液,以大麦粥能调中补脾,故可常服,非指上药可常服也。"

【临证心悟】

(1)妊娠养胎宜重视肝脾。这从当归散与白术散皆借调理肝脾以去病养胎可以看出,因为胎赖母血以养,而肝主藏血,脾为气血生化之源,故应注意调养肝脾。

(2)妊娠病用白术散的常见症状应包括脘腹疼痛,恶心,呕吐,不思饮食,肢倦,便溏,带下量多,甚至胎动不安,舌淡,苔白润或滑,脉缓滑。

妇人产后病方

枳实芍药散方

【原文】

产后腹痛,烦满不得卧,枳实芍药散主之。(《妇人产后病脉证治第二十一·五》)

【方药】

枳实(烧令黑,勿太过)　芍药等分
上二味,杵为散,服方寸匕,日三服,并主痈脓,以麦粥下之。

【功用】

破气散结,和血止痛。

【方解】

方中枳实,破气散结,炒黑可入血分,行血分之气,气为血帅,气行血行;芍药和营柔肝,缓中止痛,防止枳实攻伐太过,而又引气分药达血分;大麦粥和胃安中,鼓舞气血运行,三味合用,共奏破气散结、和血止痛之功。

【临证心悟】

枳实芍药散为行气和血散结之剂,对气滞血凝,恶露不尽者有良效。临床上除用于产后气血郁滞之腹痛外,凡气血郁滞,气机不畅的腹痛均可加减使用。

下瘀血汤方

【原文】

师曰:产妇腹痛,法当以枳实芍药散,假令不愈者,此为腹中有干血着脐下,宜下瘀血汤主之。亦主经水不利。(《妇人产后病脉证治第二十一·六》)

【方药】

大黄_{二两}　桃仁_{二十枚}　䗪虫_{二十枚(熬,去足)}

上三味,末之,炼蜜合为四丸,以酒一升,煎一丸,取八合,顿服之。新血下如豚肝。

【功用】

破血散积,逐瘀痛经。

【方解】

方中桃仁活血化瘀,润燥破结;大黄入血分,荡逐瘀血,不伤新血;䗪虫善攻于血,破结逐瘀。三药合用,逐瘀破血之力峻猛,为防伤正,炼蜜为丸,使其缓缓发挥药力,蜜还可补润;酒煎丸剂是酒可引诸药入血分,增强丸剂通经和血之功。

【临证运用】

下瘀血汤常用于产后恶露不下、闭经、盆腔炎、异位妊娠等病症。产后恶露不下属正虚邪实者,可与人参汤、四君子汤、当归补血汤合用。本方作为活血化瘀的基础方,适当加减还可治疗多种与瘀血有关的病症,如慢性肝炎、肝硬化、跌打损伤、肠粘连等。

【临证心悟】

(1)试探性治疗是临床应用的治法之一。临床证候是十分复杂的,有时辨证一时难以明确即可采用试探性治疗,根据治疗后的反应来辨清证候,调整治法。本条产后腹痛似属气血郁滞腹痛,投以枳实芍药散,然药后症情改善不明显,再仔细审察,才明确"此为腹中有干血着脐下",故改用下瘀血汤治疗。这个过程就是应用试探性治疗后,重新辨清证候,调整治法的过程。

（2）下瘀血汤证,属于干血着于脐下,故临床当有少腹刺痛不移、拒按,或按之有块,舌暗脉涩等症。

竹叶汤方

【原文】

产后中风发热,面正赤,喘而头痛,竹叶汤主之。(《妇人产后病脉证治第二十一·九》)

【方药】

竹叶一把　葛根三两　防风　桔梗　桂枝　人参　甘草各一两　附子一枚(炮)　大枣十五枚　生姜五两

上十味,以水一斗,煮取二升半,分温三服,温覆使汗出。颈项强,用大附子一枚,破之如豆大,煎药扬去沫。呕者,加半夏半升洗。

【功用】

扶正祛邪,表里兼治。

【方解】

方中竹叶、葛根、桂枝、防风、桔梗解外邪,其中竹叶清热降火,因外受之风邪为阳邪,易化热灼筋成痉病,于温散药中用竹叶直折热势,并能清胆热,胆居中道,清其交接之缘,则标本俱安;人参、附子扶正固脱;甘草、生姜、大枣调和营卫。若汗出过多,阳伤而防止寒邪乘虚侵入成痉病,则改用大附子一枚;加半夏降逆止呕。

【临证运用】

竹叶汤为扶正祛邪之剂,为产后发热常用方。临证时可用于产后外感、虚人外感、产后缺乳等病。

【临证心悟】

本证的辨证要点包括两方面:一是太阳中风表证的症状,如发热、头痛等;二是阳虚上逆的症状,如面赤、气喘等。

竹皮大丸方

【原文】

妇人乳中虚,烦乱呕逆,安中益气,竹皮大丸主之。(《妇人产后病脉证治第二十一·十》)

【方药】

生竹茹二分　石膏二分　桂枝一分　甘草七分　白薇一分

上五味,末之,枣肉和丸,弹子大,以饮服一丸,日三夜一服。有热者,倍白薇;烦喘者,加柏实一分。

【功用】

安中益气,清热止呕。

【方解】

方中竹茹、石膏甘寒清胃,除心中烦乱;桂枝降冲逆之气,利荣气,通血脉,桂枝配竹茹达心通脉络以助心血,止烦乱;甘草、酸枣仁以填补中宫,补益中焦,化生汁液,以资血源;白薇性寒退虚热,也可入阳明治狂惑之邪气,配石膏可清胃降逆,则气得安养,呕逆除。诸药相辅而行,不可分论,必合致其用,乃能调阴和阳,成其为大补中虚之妙剂也。烦喘者,为心中虚火动肺,柏子仁主恍惚虚烦,安五脏,益气,宁心润肺;热重者倍用白薇,本方亦常用于更年期综合征。

【临证运用】

本方除用于产后气阴两虚心烦呕逆外,还可用于妊娠呕吐、神经性呕吐等属阴虚有热者。近年用本方治疗更年期综合征、癔症、失眠、小儿夏季热、男性不育症、阳痿等病症。

【临证心悟】

竹皮大丸的组方有两个特点值得重视。首先,方中甘草用量重达七分,而余药相合仅六分,且以枣肉和丸,旨在安中益气。竹茹、石膏、白薇三味相合共五分,意在清热降逆。其次,桂枝辛温用量极少,仅占全方药量1/13(不包括枣肉用量),既能平冲降逆,又佐寒凉之品从阴引阳。

白头翁加甘草阿胶汤方

【原文】

产后下利虚极,白头翁加甘草阿胶汤主之。(《妇人产后病脉证治第二十一·十一》)

【方药】

白头翁_{二两}　黄连、柏皮、秦皮_{各三两}　甘草、阿胶_{各二两}

上六味,以水七升,煮取二升半,内胶,令消尽,分温三服。

【功用】

补血益气,清热止利。

【方解】

白头翁汤清热止利,甘草、阿胶滋阴养血,缓中止利。热利下重而阴血虚弱者,皆可用之。此处若用参、术壅而燥非所宜;若苓、泽淡渗利湿,恐伤津液也。

【临证运用】

本方除可用于产后热利下重外,对于久利伤阴或阴虚血弱而病热利下重者,均可使用。

【临证心悟】

产后热利伤阴的主要症状有发热腹痛,里急后重,下利脓血黏液,口干喜饮,脉细数或虚数。

妇人杂病方

半夏厚朴汤方

【原文】

妇人咽中如有炙脔,半夏厚朴汤主之。(《妇人杂病脉证并治第二十二·五》)

【方药】

半夏_{一升}　厚朴_{三两}　茯苓_{四两}　生姜_{五两}　干苏叶_{二两}

上五味,以水七升,煮取四升,分温四服,日三夜一服。

【功用】

开结化痰,顺气降逆。

【方解】

方中半夏辛温开结,与淡渗之茯苓同伍,则功淡渗利痰;厚朴之苦温,苦以降逆理气,温以散结化饮;生姜散饮宣阳,用半夏之辛以开,妙在苏叶一味,其气辛香而轻浮,借以宣肺开郁,促使肝气调达,肺气宣通,郁结得解,痰自散,而凝结焉有不化者哉。

【临证运用】

临床上本病病人常精神抑郁,并伴有胸闷、喜叹息等肝郁气滞之症,可合逍遥散加减使用,或加入香附、陈皮、郁金等理气之品;也可加化痰药,如栝楼仁、杏仁、海浮石等以提高疗效。朱丹溪认为"痰结核在咽喉中,燥不能出入,用化痰药加咸味软坚之品,栝楼仁、杏仁、海浮石、桔梗、连翘,少佐芒硝,以姜汁蜜和丸,噙服之"有参考价值。半夏厚朴汤除治疗梅核气外,还可用以治疗因痰凝气滞而致的精神病、咳喘、脘痛、呕吐及胸痹等病。

【临证心悟】

梅核气临床表现可有多种多样,其主症当为咽中如有异物梗阻不适,咯之不出,吞之不下,但饮食吞咽无碍。

半夏厚朴汤为治疗梅核气的主方,临床运用,实际功能远不限于此,凡痰湿郁结,气机痹阻,胃失和降所致之咳喘、胃脘痛、胸脘痞闷、呕吐及慢性咽炎、肝炎、支气管炎、食管炎等具有上述症状者均可以本方加减施治。

甘麦大枣汤方

【原文】

妇人脏躁,喜悲伤欲哭,象如神灵所作,数欠伸,甘麦大枣汤主之。(《妇人杂病脉证并治第二十二·六》)

【方药】

甘草_{三两}　小麦_{一升}　大枣_{十枚}

上三味,以水六升,煮取三升,温分三服。亦补脾气。

【功用】

养心安神,润燥缓急。

【方解】

方中小麦味甘微寒入心经,调心阴,养心气而安神,又能养肝安神,为主药;甘草甘平性缓,补脾益气而养心气,为臣药;大枣性温而甘,质润而性缓,补中益气,和缓柔肝,既补心脾又能养肝,为使药,诸药配伍,温凉并备,清补兼使,有甘润滋补,养心安神之功。有时合用百合地黄汤,有时合用酸枣仁汤,其疗效更佳。

【临证运用】

脏躁病多见于妇女,亦可见于男子。临床常用本方治疗神经精神疾患,如神经衰弱、癔症、更年期综合征、精神分裂症等疾病。还可治疗小儿盗汗、夜啼、厌食等多种儿科疾病。临床上本方常与小柴胡汤、百合地黄汤、六味地黄汤、半夏厚朴汤、温胆汤、酸枣仁汤等方合用。临床应用本方时,小麦用量宜大。

【临证心悟】

(1)脏躁的临床主症为情志不宁,如无缘无故的悲伤欲哭;其次是体倦,如数欠伸。

(2)治疗脏躁应该运用甘润之品,因甘润之品能"滋脏气而止其燥也"。

温经汤方

【原文】

问曰:妇人年五十所,病下利数十日不止,暮即发热,少腹里急,腹满,手掌烦热,唇口干燥,何也? 师曰:此病属带下,何以故? 曾经半产,瘀血在少腹不去。何以知之? 其证唇口干燥,故知之,当以温经汤主之。(《妇人杂病脉证并治第二十二·九》)

【方药】

吴茱萸三两　当归二两　芎劳二两　芍药二两　人参二两　桂枝二两　阿胶二两
生姜二两　牡丹皮(去心)二两　甘草二两　半夏半升　麦冬一升(去心)

上十二味,以水一斗,煮取三升,分温三服。亦主妇人少腹寒,久不受胎,兼取崩中去血,或月水来过多,及至期不来。

【功用】

温经散寒,养血化瘀。

【方解】

方中吴茱萸、桂枝、生姜温经散寒,以暖胞宫;当归、川芎、芍药、阿胶、麦冬、牡丹皮滋阴养血,行血祛瘀;人参、甘草益气健脾,以资阴血生化之源;半夏温燥除湿,以防寒凝血瘀湿浊停滞,诸药同用,既能补冲任之虚,暖胞宫之寒,又可祛少腹之瘀,治本为主,兼顾及标,故亦可主治由于冲任虚寒夹瘀导致的少腹寒冷,久不受孕者或月经至期不来者,而对"崩中去血或月水来过多"者,欲使用温经汤,必须辨证准确,确非气虚不摄或冲任伏火者,方可使用。

【临证运用】

本方是妇科调经的祖方,经少能通,经多能止,子宫虚寒者能受孕。如方后注云,本方亦疗"妇人少腹寒,久不受胎,兼取崩中去血,或月水来过多,及至期不来。"临床上温经汤常用于月经不调,痛经,赤白带下,崩漏,胎动不安,不孕等病症。也有用于男子精室虚寒、精少、精子活动率差所致的不育症,以及睾丸冷痛、疝气等,颇有效验。

【临证心悟】

(1)温经汤证的辨证要点是,在瘀血内阻出现腹满痛、崩漏不止的基础上,兼有气血不足的症状。

(2)血得温则行,凡瘀血不属热证的均可适当加用温药,发挥祛瘀的协同作用。

(3)治瘀血内阻的崩漏,除辨清瘀血的部位、程度外,还要分清是否有其他兼证,综合而治。本方证兼虚,故采用温养、温通方法,达到祛瘀的目的。

(4)治疗妇科杂病同样应遵循辨证施治的原则,证候相同,异病可以同治。因此凡属瘀血内阻、冲任气血不足的痛经、月经不调、崩漏、不孕,均可用温经汤治疗。

大黄甘遂汤方

【原文】

妇人少腹满如敦状,小便微难而不渴,生后者,此为水与血俱结在血室也。大黄甘遂汤主之。(《妇人杂病脉证并治第二十二·十三》)

【方药】

大黄四两　甘遂二两　阿胶二两

上三味,以水三升,煮取一升,顿服之,其血当下。

【功用】

破血利水,逐瘀散结。

【方解】

方中大黄攻瘀,甘遂逐水,配伍阿胶养血扶正,使攻邪而不伤正。

【临证运用】

本方可用于产后恶露不尽、经水不调、癥闭、臌胀等病症。有报道用大黄甘遂汤改丸剂,治疗肝硬化腹水实中夹虚证,药用大黄40 g,生甘遂20 g,阿胶珠20 g,研末,温开水调为丸如梧桐子大,每日2 g,效果良好。亦有治附睾瘀积症验案的报道。

【临证心悟】

(1)辨别水血互结于血室的主要依据是少腹胀满,甚则突起如敦状,小便微难,伴产后恶露量少或平素经闭等瘀血内阻症状。

(2)治实证当辨实邪之性质及其所在,并注意祛邪不伤正。本条实邪为水与血,部位在血室,故当逐水攻瘀,然大黄、甘遂攻逐之品,多易伤正,因而加阿胶养血护正。

(3)病情复杂,用药尤需注意精练。本证症状复杂,然所用大黄甘遂汤药仅三味,大黄攻瘀,甘遂逐水,阿胶护正。唯药力精专,方收效明显。

参考文献

［1］吴瑭.黄帝内经素问［M］.田代华,整理.北京:人民卫生出版社,2005.

［2］张仲景.伤寒论［M］.钱超尘,郝万山,整理.北京:人民卫生出版社,2005.

［3］张仲景,金匮要略［M］.何任,何若苹,整理.北京:人民卫生出版社,2005.

［4］成无己.伤寒明理论［M］.北京:学苑出版社,2009.

［5］柯琴.伤寒来苏集［M］.北京:学苑出版社,2009.

［6］柯琴.伤寒附翼［M］.北京:学苑出版社,2013.

［7］吴谦.医宗金鉴［M］.北京:人民卫生出版社,1963.

［8］尤在泾.伤寒贯珠集［M］.北京:学苑出版社,2009.

［9］尤怡.金匮要略心典［M］.北京:中国中医药出版社,2009.

［10］曹颖甫.经方实验录［M］.北京:中国中医药出版社,2012.

［11］汤本求真.皇汉医学［M］.周子叙,译.北京:人民卫生出版社,1978.

［12］江苏省中医研究所.伤寒论方解［M］.南京:江苏人民出版社,1959.

［13］王琦.经方应用［M］.银川:宁夏人民出版社,1981.

［14］刘献琳.金匮要略语释［M］.济南:山东科学技术出版社,1981.

［15］刘渡舟.伤寒论诠解［M］.天津:天津科技出版社,1983.

［16］吴葆杰.中草药药理学［M］.北京:人民卫生出版社,1983.

［17］王占玺.张仲景药法研究［M］.北京:科学技术文献出版社,1984.

［18］颜正华.临床实用中药学［M］.北京:人民卫生出版社,1984.

［19］邢锡波.伤寒论临床实验录［M］.天津:天津科学技术出版社,1984.

［20］辽宁省中医研究院.伤寒论方证研究［M］.沈阳:辽宁科学技术出版社,1984.

［21］段富津.金匮要略方义［M］.哈尔滨:黑龙江科学技术出版社,1984.

［22］陈宝田.经方的临床运用［M］.广州:广东科技出版社,1985.

［23］贺有琰.伤寒论纵横［M］.武汉:湖北科学技术出版社,1986.

［24］陈亦人.伤寒论求是［M］.北京:人民卫生出版社,1987.

［25］李培生.伤寒论［M］.北京:人民卫生出版社,1987.

［26］杨医亚.方剂学［M］.上海:上海科学技术出版社,1988.

［27］李文瑞.伤寒论汤证论治［M］.沈阳:人民军区出版社,1989.

［28］张恩勤.经方研究［M］.济南:黄河出版社,1989.

[29]程昭寰.伤寒心语[M].北京:学苑出版社,1989.

[30]邓文龙.中医方剂药理与应用·解表剂[M].重庆:重庆出版社,1990.

[31]刘渡舟.伤寒论校注[M].北京:人民卫生出版社,1991.

[32]王付,秦德水,庞景三.《伤寒杂病论》汤方现代研究及应用[M].西宁:青海人民出版社,1993.

[33]陆云平,关庆增.伤寒论古今研究[M].沈阳:辽宁科学技术出版社,1994.

[34]李嘉璞,吴修符,姚秀琴.伤寒论临床辨略[M].济南:山东科学技术出版社,1995.

[35]陈明,刘燕华,张保伟.刘渡舟伤寒临证指要[M].北京:学苑出版社,1996.

[36]柯雪帆.伤寒论选读[M].上海:上海科学技术出版社,1996.

[37]杨百茀,李培生.实用经方集成[M].北京:人民卫生出版社,1996.

[38]陈瑞春.伤寒实践论[M].北京:人民卫生出版社,2003.

[39]熊曼琪.伤寒学[M].北京:中国中医药出版社,2003.

[40]范永升.金匮要略[M].北京:中国中医药出版社,2003.

[41]中国中医研究院.岳美中医案集[M].北京:人民卫生出版社,2005.

[42]黄煌.黄煌经方使用手册[M].北京:中国中医药出版社,2010.

[43]赖海标.经方源流临证探微[M].北京:中国中医药出版社,2010.

[44]李翰卿.伤寒论113方临床使用经验[M].北京:学苑出版社,2011.

[45]李克绍.伤寒解惑论[M].北京:中国医药科技出版社,2012.

[46]刘渡舟.新编伤寒论类方[M].北京:人民卫生出版社,2013.

[47]刘渡舟.经方临证指南[M].北京:人民卫生出版社,2013.

[48]刘渡舟,苏宝刚.金匮要略诠解[M].北京:中国中医药出版社,2013.

[49]何任.金匮要略校注[M].北京:人民卫生出版社,2013.

[50]南京中医药大学.伤寒论译释.[M].4版.上海:上海科学技术出版社,2014.

[51]刘志龙,黎崇裕.100首经方方证要点[M].北京:中国中医药出版社,2015.

[52]郑卫平,冀文鹏.唐祖宣金匮要略解读[M].北京:科学出版社,2015.

[53]冯世纶,张长恩.经方传真[M].3版.北京:中国中医药出版社,2017.

[54]唐静雯,胡秋伟,董建生,等.唐祖宣伤寒论类方解[M].北京:科学出版社,2017.

[55]周雪林.周雪林医案医话集[M].郑州:郑州大学出版社,2020.

周雪林经方心悟